不留遗憾
协和专家
教你坐好月子
养好孩儿

马良坤 编著

中国轻工业出版社

图书在版编目（CIP）数据

不留遗憾协和专家教你坐好月子养好孩儿 / 马良坤编著.
—北京：中国轻工业出版社，2018.8
ISBN 978-7-5184-1887-9

Ⅰ.①不… Ⅱ.①马… Ⅲ.①产褥期－妇幼保健－基本知识②新生儿－护理－基本知识 Ⅳ.① R714.6 ② R174

中国版本图书馆CIP数据核字（2018）第042566号

责任编辑：付佳　王芙洁

策划编辑：翟燕　付佳　王芙洁　　责任终审：张乃东　　封面设计：齐文云海
版式设计：悦然文化　　　　　　　　责任校对：李靖　　　责任监印：张京华

出版发行：中国轻工业出版社（北京东长安街6号，邮编：100740）

印　　刷：北京瑞禾彩色印刷有限公司

经　　销：各地新华书店

版　　次：2018年8月第1版第1次印刷

开　　本：720×1000　1/16　印张：15

字　　数：280千字

书　　号：ISBN 978-7-5184-1887-9　定价：49.80元

邮购电话：010-65241695

发行电话：010-85119835　传真：85113293

网　　址：http://www.chlip.com.cn

Email: club@chlip.com.cn

如发现图书残缺请与我社邮购联系调换

170163S3X101ZBW

前言

想要写这本关于"遗憾"的书，原因出于门诊时的经历：一位妈妈月子里犯过的错误、有过的遗憾，其他妈妈也会接二连三地发生。不同的人在不同的时间里犯着同样的错误！如果把这位妈妈的遗憾讲给其他妈妈听，并附上科学有效的处理方法，那其他新妈妈不就可以规避这些遗憾了吗？

我越来越觉得，将这些"前车之鉴"公之于众是十分必要的，希望它们能起到提示的作用，提醒即将坐月子的孕妈妈们，不要掉进"遗憾的坑"。

每个即将走进月子生涯的孕妈妈都会兴奋和喜悦，但紧张和焦虑也会随之而来，并且很有可能会伴随月子始终。为什么？因为每个妈妈都想给宝宝最完美的呵护，可是初为人母难免有点笨笨的，不敢抱这个软绵绵的小家伙，突发性阵哭不知该怎么处理，脐带没脱落时突然红肿了不知该怎么办……

遗憾的是，没有一个过来人将月子里的经验与教训详细又不失客观地解释给你听，而平时听到的很可能是断章取义、主观性很强的忠告："我的宝宝得了枕秃，补钙之后就好了，一定要记得给宝宝补钙啊！"……

面对这样的"经验"，你能做出正确判断吗？

这本书针对众多妈妈关注的问题进行了详细"批注"，同时，针对每一天、每个阶段提出了个性化的营养和护理方法，还对特殊妈妈、特殊宝宝给出了个性化的护理方案。希望看到这本书的新妈妈，都能给宝宝和自己最好的呵护，安心、充实地度过月子期！

编辑手记

我是本书的编辑,也是一位3岁男宝的妈妈。遗憾的是,我是在孩子3岁的时候才看到这本书稿的。书中很多实用的坐月子知识我都错过了,比如坐月子期间也是能洗澡、能适量运动的;产后催奶不能过早,乳腺管未通就催奶,容易造成产后乳房胀痛;宝宝应该按需喂养,而不能太在意喂养时间……这些我都没做好,真是很遗憾。我衷心希望更多的新手爸妈可以看到本书,不要在坐月子及新生儿喂养方面留下遗憾!

这本书是"不留遗憾"系列中的一本。为什么要以"不留遗憾"这个主题来策划这套图书?因为如我一样有很多"过来人"在怀孕期间及刚刚当父母之时没有注意一些科学、实用的孕产育儿知识,留下这样那样的遗憾。当了妈妈之后,特别想把自己的经验教训分享给"后来人",于是,就有了我们这套"不留遗憾"系列图书,真心希望能让准爸妈及新手爸妈少留遗憾。

在策划这套书的过程中,我们通过多种方式收集了大量"过来人"在怀孕、坐月子、育儿方面留下的各种遗憾,还搜索了众多准爸妈和新手爸妈想要了解的问题。针对这些调查,我们做了层层筛选,选择的这些遗憾和关注点都是准爸妈和新手爸妈最关心的。我们联系了知名的妇产科专家、营养专家、儿科专家对这些大家非常关注的点进行了系统的整理、回答,希望给读者朋友带来详细、靠谱又实用的内容。同时我自己也是一名妈妈,对准妈妈或新妈妈的很多问题都感同身受,在编辑的时候格外用心、用情,特别不想让你们再留遗憾了!

最后,衷心祝愿小宝贝们都能健康成长!

付佳

目录 CONTENTS

坐月子篇 女人唯坐月子不可将就

不该留下遗憾的事儿 16
坐月子，女人的第二件终身大事，怎样才能不留遗憾
知识上的准备：不要因没主见而留遗憾 18
思想上的准备：有筹划，让体质升级 18
物质上的准备：想用时，伸手就有，省心 18

Part 1 坐好月子，一生受益

产后第1天：
产后30分钟内及时开奶 20
不该留下遗憾的事儿 20
妈妈需要注意的事情 22
顺产妈妈：注意侧切伤口和排尿 24
剖宫产妈妈：排气后再进食 25

产后第2天：
注意观察恶露颜色 26
不该留下遗憾的事儿 26
妈妈需要注意的事情 28
顺产妈妈：尝试下床活动 30
剖宫产妈妈：练习翻身坐起 31

产后第3天：
喂奶姿势正确，妈妈更轻松 32
不该留下遗憾的事儿 32
妈妈需要注意的事情 34
顺产妈妈：正常情况下，可以出院了 36
剖宫产妈妈：尽早下床活动 37

产后第4天：
可进食普通饭食，但不能大补 38
不该留下遗憾的事儿 38
妈妈需要注意的事情 40
顺产妈妈：可以喝催奶汤了 42
剖宫产妈妈：不吃易产气的食物 43

产后第5天：
奶水开始增多，注意乳房保养 44
不该留下遗憾的事儿 44
妈妈需要注意的事情 45

顺产妈妈：可以做提肛运动、可以洗头	47	产后第3周：刺激奶阵，增加泌乳	64
剖宫产妈妈：多下床走走	48	不该留下遗憾的事儿	64
产后第6天：促食欲，增强免疫力	49	妈妈需要注意的事情	65
不该留下遗憾的事儿	49	膳食多样化	65
妈妈需要注意的事情	50	**产后第4周：身体基本恢复了**	67
顺产妈妈：弄清会阴疼痛原因，帮助伤口尽快恢复	52	不该留下遗憾的事儿	67
剖宫产妈妈：多吃含铁的食物	53	妈妈需要注意的事情	69
产后第7天：重视夜间喂奶	54	多吃提高免疫力的食物	70
不该留下遗憾的事儿	54	**产后第5周：适当发汗促恢复**	71
妈妈需要注意的事情	56	不该留下遗憾的事儿	71
顺产妈妈：注意清洗会阴	58	妈妈需要注意的事情	73
剖宫产妈妈：护理好伤口	59	注意营养补充，应对脱发	74
产后第2周：泌乳多，储存起来	60	**产后第6周：按摩乳房，适量运动**	75
不该留下遗憾的事儿	60	不该留下遗憾的事儿	75
妈妈需要注意的事情	62	妈妈需要注意的事情	77
母乳储存要注意什么	63	重视产后42天检查	78

Part 2 也许月子病正悄悄靠近你，防与治是关键

产后便秘	80	饮食原则	81
不该留下遗憾的事儿	80	常按按天枢穴，促进排便	81
产后为什么会便秘	81	重点推荐食物	82

产后贫血 84
不该留下遗憾的事儿 84
产后贫血的原因和后果 85
轻度贫血的调养 85
重度贫血的应对 85
重点推荐食物 86

产后失眠 88
不该留下遗憾的事儿 88
产后为什么容易失眠 89
产后失眠如何调养 89
重点推荐食物 90

产后恶露不尽 92
不该留下遗憾的事儿 92
产后为什么恶露不尽 93
不同体质的调养 93
恶露异常，需及时就医 93
重点推荐食物 94

产后尿失禁 96
不该留下遗憾的事儿 96
产后为什么会尿失禁 97
进行憋尿练习 97
尿失禁时的紧急措施 97
凯格尔运动锻炼骨盆肌 97
重点推荐食物 98

产后尿潴留 99
不该留下遗憾的事儿 99
产后为什么会尿潴留 100
尿潴留的应对小妙招 100
饮食原则 100
穴位按摩防治产后尿潴留 100

重点推荐食物 101

产后手腕关节痛 102
不该留下遗憾的事儿 102
产后手腕关节痛的护理 103
饮食原则 103
重点推荐食物 104

产后水肿 105
不该留下遗憾的事儿 105
产后为什么会水肿 106
如何防水肿 106
如何治水肿 106
重点推荐食物 107

产后乳房胀痛 109
不该留下遗憾的事儿 109
乳房胀痛有哪些症状 110
产后乳房胀痛的原因 110
及时排空乳房 110
按压肩井穴，活血通络 110
热敷乳房 110
饮食原则 110
重点推荐食物 111

产后足跟痛 113
不该留下遗憾的事儿 113
后跟垫、醋泡脚，帮你应对足跟痛 114
蹬踏动作 114
如何预防足跟痛 114
重点推荐食物 115

产后抑郁	116
不该留下遗憾的事儿	116
产后抑郁的两大原因	117
产后抑郁的心理调节	117
饮食原则	117
重点推荐食物	118

Part 3 月子里的身体恢复与锻炼，健康、苗条、不落病

顺产妈妈产后第1周：尽快恢复元气	120
不该留下遗憾的事儿	120
床上小动作，促进产后恢复	121
顺产妈妈产后第2周：合理控制体重	122
不该留下遗憾的事儿	122
让精油瓦解腹部顽固脂肪	123
顺产妈妈产后第3周：保证充足的睡眠	124
不该留下遗憾的事儿	124
弯腰时不要用力过猛	125
一个健身球帮助矫正骨盆	125
顺产妈妈产后第4周：适当增加运动量	126
不该留下遗憾的事儿	126
做做颈部运动，缓解哺乳引起的颈部酸痛	127
双臂运动，预防肩部疼痛	127
顺产妈妈产后第5周：简单家务也是活动	128
不该留下遗憾的事儿	128
蹬腿运动，修炼纤腿	129
运动后做些放松动作	129
顺产妈妈产后第6周：开启瘦身黄金期	130
不该留下遗憾的事儿	130
虎式瑜伽，让臀部翘起来	131
剖宫产妈妈前4周：不适合运动	132
不能运动，但可以适当活动	132
深呼吸练习	132
剖宫产妈妈产后第5~6周：可以做伸展运动	133
适合月子里的运动	133
适合满月后的运动	133
来自天南地北的问题大汇集	134

Part 4 特殊新妈妈的月子护理，坐月子有时也需私人订制

高血压妈妈	136
不该留下遗憾的事儿	136
高血压妈妈的饮食对策	137
采用低盐烹调方法	137
减少"隐形盐"	137
重点推荐食物	138
血脂异常妈妈	139
不该留下遗憾的事儿	139
遵循"一少三多"的饮食原则	140
减少饱和脂肪酸和反式脂肪酸的摄入	140
重点推荐食物	141
糖尿病妈妈	142
不该留下遗憾的事儿	142
糖尿病妈妈的饮食原则	143
蔬果能生吃不熟吃	143
重点推荐食物	144
中重度肥胖妈妈	145
不该留下遗憾的事儿	145
坚持哺乳，有利于减肥	146
饮食清淡少油，保证基础热量	146
不要暴饮暴食	146
"催奶"时如何控制体重	146
重点推荐食物	147
甲状腺疾病妈妈	148
不该留下遗憾的事儿	148
甲亢、甲减妈妈的饮食调养	149
保护眼睛，防止眼部并发症	149
妈妈甲状腺激素缺乏，宝宝需要补充吗	149
重点推荐食物	150
素食妈妈	151
不该留下遗憾的事儿	151
多食豆制品，补充优质蛋白质	152
加强 B 族维生素的摄取	152
选择富含铁的植物性食物	152
加强锻炼，按摩乳房	152
重点推荐食物	153

新生儿养育篇　和育儿生活谈恋爱

不该留下遗憾的事儿　　　　　156
宝宝来了，该准备什么　　　　158

Part 1　科学养护，宝宝吃得好、少哭闹、少生病

**产后第1天：第一口食物
——初乳，不可替代**　　　160
不该留下遗憾的事儿　　　　　160
给宝宝珍贵的母乳　　　　　　162
金水水银水水，不如妈妈的奶水水　163
喝配方奶的宝宝需要喝水吗　　163

**产后第2天：
小小瞌睡虫**　　　　　　　　164
不该留下遗憾的事儿　　　　　164
怎样准确判断宝宝是否吃饱了　166
新生儿睡觉的那些事儿　　　　166

**产后第3天：
请别破坏有菌喂养**　　　　　168
不该留下遗憾的事儿　　　　　168
有菌喂养别着急消毒　　　　　170
及时更换尿布或纸尿裤　　　　170

解读宝宝的哭　　　　　　　　170
软绵绵的宝宝，抱和放有技巧　171

**产后第4天：
乳汁够宝宝吃吗**　　　　　　172
不该留下遗憾的事儿　　　　　172
仔细观察，就知道宝宝吃得够不够　174
宝宝睡觉时，家人不需要蹑手蹑脚　174
宝宝睡觉时，要不要叫起来吃奶　175

**产后第5天：
做好宝宝眼部和私处的护理**　176
不该留下遗憾的事儿　　　　　176
宝宝"惊跳"是怎么回事　　　178
宝宝眼部护理不容忽视　　　　178
男宝宝私处的清洁　　　　　　179
女宝宝私处的清洁　　　　　　179

产后第 6 天：
脐带护理要细心 180
- 不该留下遗憾的事儿 180
- 脐带脱落前要小心护理 182
- 奶水不足，及时补充奶粉 183

产后第 7 天：
护理好宝宝的"天窗"——囟门 184
- 不该留下遗憾的事儿 184
- 什么是囟门 186
- 前囟门是反映宝宝健康与否的窗口 186
- 清理头垢有技巧 186
- 宝宝的精神状态反映宝宝的健康状况 187

产后第 2 周：
纸尿裤的学问 188
- 不该留下遗憾的事儿 188
- 给宝宝用纸尿裤还是尿布 190
- 宝宝屁屁护理要点 191

产后第 3 周：
抚触，让宝宝增强体质，获得安全感 192
- 不该留下遗憾的事儿 192
- 抚触前的准备 194
- 抚触——爱的传递 195

产后第 4 周：满月头，剃吗 196
- 不该留下遗憾的事儿 196
- 满月头还是不剃为好 198
- 头睡偏了应及时矫正 199
- 宝宝拍照要谨慎 199
- 宝宝流泪不止，别大意 199

产后第 5 周：
如何给宝宝量体温 200
- 不该留下遗憾的事儿 200
- 给宝宝量体温的几种方法 202
- 宝宝发热怎么办 202
- 发热未必是坏事儿，家长不要太惊慌 203
- 宝宝耳朵黏糊糊的，是得了什么病吗 203
- 防止宝宝的耳道进水 203

产后第 6 周：
天气晴朗，宝宝可以出门喽 204
- 不该留下遗憾的事儿 204
- 根据季节调整户外活动的时间 206
- 外出需做哪些准备 206
- 外出时，避免他人亲吻宝宝 206
- 隔着窗户晒太阳不能补钙 207
- 宝宝戴脖圈游泳不可取 207

来自天南地北的问题大汇集 208

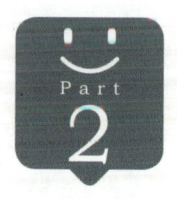

Part 2 常见异常情况与应对，爸妈不慌张，宝宝少遭罪

溢奶、呛奶 210	**脐疝、脐炎** 218
不该留下遗憾的事儿 210	不该留下遗憾的事儿 218
溢奶、呛奶是怎么回事 211	脐疝的症状 219
宝宝吐奶的原因 211	脐疝有哪些并发症 219
喂奶后拍拍嗝，防止宝宝溢奶、吐奶 211	脐疝如何治疗 219
吐奶情况不同，应对方法不同 211	脐疝的护理 219
遇到以下情况应及时就医 211	新生儿脐炎怎么护理 219
红臀 212	**阴囊水肿** 220
不该留下遗憾的事儿 212	不该留下遗憾的事儿 220
宝宝为什么会出现红臀 213	什么是阴囊水肿 221
红臀了，怎么办 213	阴囊水肿和疝气的区别 221
选对尿布或纸尿裤 213	阴囊水肿需要手术吗 221
大小便后的处理 213	**斜颈** 222
红臀的预防 213	不该留下遗憾的事儿 222
湿疹 214	什么是斜颈 223
不该留下遗憾的事儿 214	如何判断宝宝是不是斜颈 223
湿疹的特点 215	小儿斜颈用手术吗 223
婴儿湿疹的三种类型 215	斜颈需要及时矫正 223
湿疹宝宝的日常护理 215	**便秘** 224
黄疸久久不退 216	不该留下遗憾的事儿 224
不该留下遗憾的事儿 216	配方奶喂养的宝宝为什么容易便秘 225
新生儿为什么会出现黄疸 217	揉揉肚子防便秘 225
如何应对生理性黄疸 217	什么情况下需要看医生 225
病理性黄疸要及时治疗 217	宝宝便秘如何使用开塞露 225
怎样在家自测黄疸 217	

腹泻	226
不该留下遗憾的事儿	226
新生儿腹泻早发现	227
腹泻宝宝的护理	227
咳嗽	228
不该留下遗憾的事儿	228
宝宝的咳嗽有多种	229
宝宝咳嗽，排痰比止咳更重要	229
肺炎导致的咳嗽如何护理	229
来自天南地北的问题大汇集	230

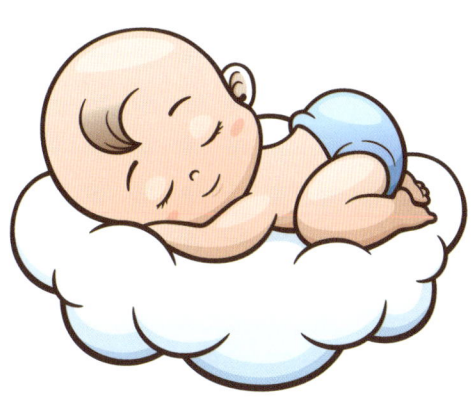

Part 3 特殊宝宝的养育与护理，健康发育没遗憾

早产儿	232	不该留下遗憾的事儿	236
不该留下遗憾的事儿	232	早期足量喂养，防止低血糖	237
早产儿有点弱、有点轻	233	充足营养，尽快增加体重是关键	237
早产儿的喂养	233	不同体重小样儿的喂养	237
巨大儿	234	**无论宝宝是否特殊，**	
不该留下遗憾的事儿	234	**都用生长曲线陪伴他成长**	238
遗传和妊娠糖尿病容易导致巨大儿	235	生长曲线说明什么	240
加强巨大儿的护理	235	造成曲线下落的原因	240
巨大儿容易血糖低，会影响母乳喂养	235	当生长曲线出现以下情况时，	
如何喂养巨大儿	235	应给予关注	240
足月小样儿	236	这些情况不用担心	240

" 坐月子了，婆婆一再叮嘱："要捂""再捂""坚持捂"，我都感觉自己要捂"馊了"，怎么办啊？

我是高龄产妇，听说年龄大的妈妈奶水少，不够宝宝吃！是这样吗？

喜爱美食的我即将坐月子，听母亲说月子里的饭菜不能放盐，天啊，这几十天的饭我该怎么吃？

悲催了，我乳头凹陷，该怎么喂奶呢？

闺蜜坐月子时得了乳腺炎，好害怕啊，我在月子里该注意什么，该怎么护理乳房呢？

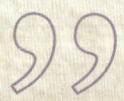

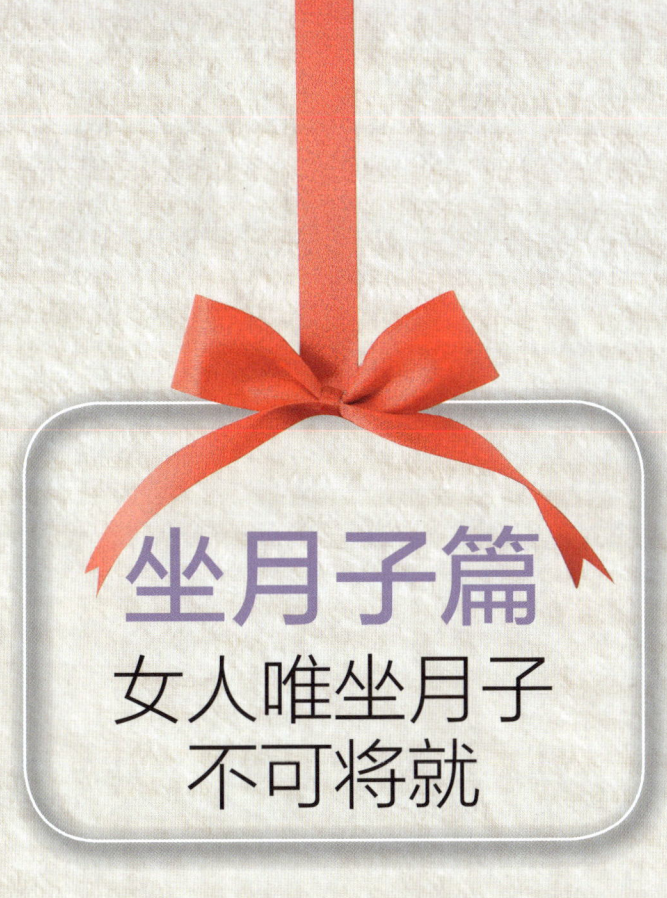

坐月子篇
女人唯坐月子不可将就

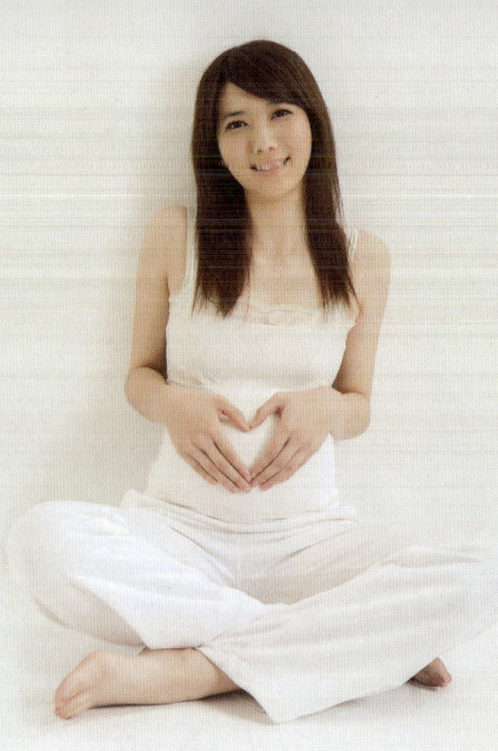

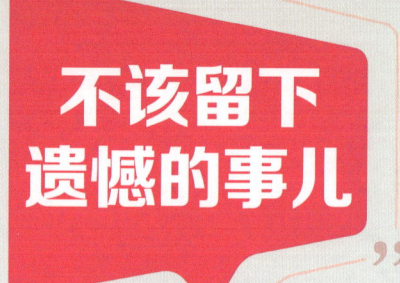

将"捂月子"坚持到底

好遗憾呀

宝妈：记得我坐月子的时候，虽然正值7月，但婆婆和妈妈还是坚持把我的房间弄得密不透风，也不给开空调，还得包头巾。我想终归是为自己和宝宝好，还是忍了下来。后来听说这种做法并不科学，想想真是挺遗憾的，徒劳地煎熬了一个月。

月子里可以适当通风

不留遗憾

马大夫：对于这种情况，你不必照单全收。要知道，不管是哪个季节，你和宝宝都需要新鲜的空气，否则更容易感冒、患肺炎。通风可谓是一种简单、方便、有效的空气消毒方法。因此，主张把门窗关得紧紧的来"捂月子"是不科学的。

但需要注意，通风时你可以和宝宝换到另外一个房间去，或者每次只开一扇窗户，别形成对流风，不要让风直接吹到你和宝宝。

在夏天，没必要包头巾，感觉舒服很重要。

一个月没下床活动，十分难受还影响恢复

好遗憾呀

宝妈：我坐月子时，妈妈叮嘱我一个月不能下床活动，尽量减少体力损耗，尽快恢复。但这样做并未对身体恢复起到什么作用，反而倍感虚弱，绵软无力。后来妹妹坐月子时，在医生的指导下适当下床走动，恢复得不错，精气神也挺足的。现在想想，当时多咨询一下就好了。

适当活动，更有利于身体恢复

不留遗憾

马大夫：正常分娩的新妈妈产后6~8小时、剖宫产新妈妈产后48小时后便可以下床活动。可以在力所能及的范围内，沿着床边走动走动。如果一个月卧床不起，肯定会让你没有食欲、没有力气，可能还会导致便秘、子宫内膜炎、血管栓塞等疾病。此外，家人也可以给新妈妈做些腿部、背部按摩，不仅利于身体恢复，还能促进乳汁分泌。

红糖水喝太多，不仅没排尽恶露，还伤了牙齿

好遗憾呀

宝妈：我坐月子时，只知道红糖水在产后喝比较补身体，能补血，还能促进恶露排出和子宫复位等，便坚持喝了半个月。但是，不仅恶露没干净，而且牙齿还有些敏感了，于是给医生打了电话，结果医生说喝红糖水并不是越多越好。真后悔一开始没把这事儿弄清楚。

红糖水喝7~10天为宜

不留遗憾

马大夫：红糖水并不是喝得越久越好。因为过量饮用红糖水，会损坏牙齿，夏天会导致出汗过多，使身体更加虚弱。喝得太多还会增加恶露中的血量，从而引起贫血。

　　顺产、剖宫产妈妈都可以在产后第一天喝红糖水，剖宫产妈妈切记在排气后喝。产后喝红糖水的时间以7~10天为宜。当新妈妈产后血性恶露和浆性恶露转为白色恶露时，就不宜再用红糖，以免延长血性恶露排出的时间。

坐月子，女人的第二件终身大事，怎样才能不留遗憾

经常听身边朋友说，她就是因为月子坐得好，出了月子后，身体的一些小毛病有了显著改善。当然，也有人抱怨和感慨，月子没坐好，如今不仅特别怕冷，而且月经通常来两天就没了，很不正常。

所以，月子坐得好不好是一辈子的事，别让小遗憾误终身。

知识上的准备：不要因没主见而留遗憾

坐月子时，婆婆、妈妈齐上阵，各种意见、分歧往往令新妈妈手足无措。多储备坐月子知识、了解过来人的遗憾、勤与医生沟通，有助于新妈妈科学而果断地做出判断。

思想上的准备：有筹划，让体质升级

坐月子不是"苦熬的一个月"，而是用知识、思想、饮食、保健、医生指导来保养身心的过程。如果身体以前存在着某些小毛病，那么此时是最佳的调理时机。

物质上的准备：想用时，伸手就有，省心

妈妈需要的用品

用品	数量	用品	数量
纯棉、哺乳睡衣	2件	软底鞋	1双
哺乳用胸罩	2件	棉袜	3双
防溢乳垫	若干	热水袋	1个
大号内裤	4件	吸奶器	1个
产褥垫	2个	湿巾、毛巾、纱布	若干
产妇专用卫生巾	4包		

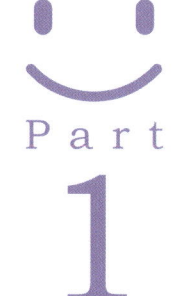

Part 1

坐好月子，一生受益

产后第1天：产后30分钟内及时开奶

不该留下遗憾的事儿

好遗憾呀 产后30分钟没分泌初乳，也没及时让宝宝吸吮乳头

宝妈：分娩后，乳房迟迟没有分泌乳汁，我担心宝宝饿坏了，便给宝宝喂了奶粉。后来即使有了奶水，宝宝也十分抵触，便一直以喝奶粉为主。虽然宝宝现在很健康，但还是觉得很可惜，当时让他及时吸吮乳头就好了。

不留遗憾 吸吮乳头可以促进乳汁分泌

马大夫：顺产的新妈妈要记住：产后30分钟让宝宝吃上第一口奶，且每次吸吮时间足够长！即使没有乳汁也要让宝宝吸吮乳头。这样做，不仅有利于促进乳腺通畅，增加乳汁的分泌，还有利于子宫的收缩。而且，母乳中的有益菌和抗体能尽快帮助宝宝建立肠道菌群和免疫系统。

此外，此时宝宝的吸吮欲望强烈，且妈妈乳头还没有发胀，宝宝容易吸吮，能快速学会吃奶。

好遗憾呀 以为宝宝没松开乳头就是没吃饱

宝妈：认为宝宝吃饱了就会自己松开乳头的，没松开就是没吃饱，就由着他吃了，结果导致宝宝很容易呕吐。唉，原来宝宝吃奶需要限制时间的！

不留遗憾 每次喂奶的时间，最好不超过30分钟

马大夫：哺乳时间是每侧乳房10~15分钟，两侧20~30分钟一般就够了，不宜时间过长。否则，宝宝会吸入较多的空气，容易引起呕吐、腹胀等不适。同时，也容易使妈妈的乳头糜烂。

好遗憾呀 担心宝宝吸吮会影响子宫恢复，刻意控制吸吮时间

宝妈：产后30分钟内及时开奶还是挺顺利的，不过，我担心宝宝的吸吮会刺激子宫收缩引起疼痛，万一影响子宫和伤口恢复就不好了。于是在宝宝吸吮过程中刻意控制时间，将乳头拉出来，结果宝宝哭了好久。后来听医生说，实际上宝宝吸吮对子宫恢复是有益的。唉，感觉很对不起宝宝。

不留遗憾 宝宝吸吮能促进子宫复旧

马大夫：与一些新妈妈的担心恰恰相反，宝宝吸吮乳头是可以促进子宫收缩的。因为在吸吮过程中，新妈妈的子宫出血量会减少，子宫收缩得也更快，有利于复旧，从而降低产后感染的风险。因此，新妈妈要让宝宝多多吸吮乳头。

好遗憾呀 担心高龄奶水少，而没有坚持母乳喂养

宝妈：生宝宝时我35岁，担心自己奶量不够，在产后第一天便直接给宝宝喂了奶粉。后来有位与我年龄相仿的同事，生宝宝后却进行了全母乳喂养。她说自己问了医生，使用了好多促进乳汁分泌的方法，如今她的宝宝快2岁了，还在吃奶呢。我真是又羡慕又后悔！

不留遗憾 身体健康的高龄妈妈，进行全母乳喂养没问题

马大夫：请记住，年龄不是影响母乳分泌的重要因素。除了一些特殊情况，如妈妈身体较虚弱、患病等，大多数妈妈的母乳是够宝宝食用的，当然，这里也包括高龄妈妈。

经过分娩，妈妈虚弱疲劳、失血过多、少食等，容易导致乳腺管平滑肌痉挛，减少乳汁分泌。所以，高龄妈妈要注意多休息，保持愉悦的心情，补充足够的营养，这样实现母乳喂养完全不是问题。

妈妈需要注意的事情

密切关注 24 小时内的出血量

产后第一天,新妈妈需要特别注意的就是产后出血的问题。由于刚经历了分娩,新妈妈身体非常虚弱疲乏,这时家人就要密切关注新妈妈的出血量,以防万一。因为产后出血是导致新妈妈死亡的第一原因。

新妈妈产后 2 小时内最容易发生产后出血,顺产妈妈产后 2 小时内出血 400 毫升、24 小时内出血 500 毫升,剖宫产妈妈产后 24 小时内出血量 1000 毫升,就可被诊断为产后出血。

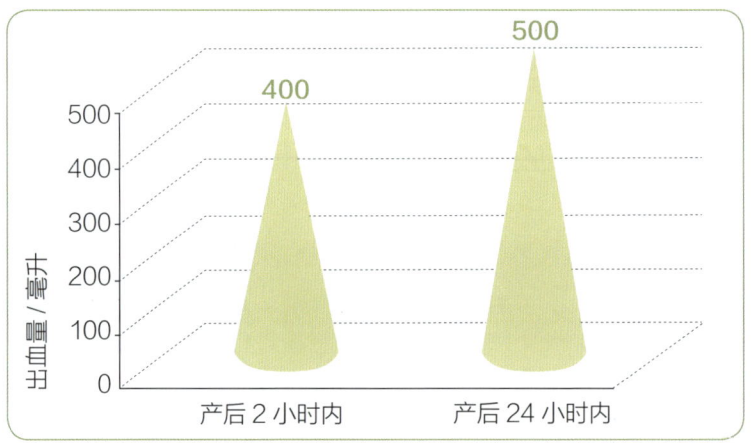

产后出血过多可导致休克、弥漫性血管内凝血,甚至死亡,所以分娩后仍需在产房内观察。临床中有几个比较常见的原因可能导致新妈妈产后出血,如子宫收缩乏力、软产道的裂伤、宫颈感染等。

正常情况下,胎盘应该在分娩后 30 分钟娩出,但由于人流次数过多、多胎妊娠等,导致胎盘粘连在子宫壁,不娩出。或者由于出血过多,导致凝血机制出现障碍,无法止血。所以,一旦阴道出血较多,家人应该及时通知医生,及时处理。

自然分娩后宜采取半坐卧姿势,可预防大出血

经历了痛并快乐的分娩,看到了可爱的宝宝,完成了人生中的一件大事,这时大多数新妈妈都会感到非常幸福和满足。与此同时,强烈的疲惫感袭来,想好好睡一觉。但专家建议,新妈妈产后不宜马上睡觉,应该取半坐卧位姿势闭目养神,这样可以消除产后疲劳,促进子宫、脏器等恢复原位。此外,这种姿势还有利于气血下行,

促进恶露的排出，预防大出血。

剖宫产后 6 小时内要去枕平躺，头侧向一边，能防止麻醉之后出现恶心呕吐后呕吐物误吸到气管里面，还可以减少头痛、恶心等颅内低压的出现。

产后 30 分钟内及时开奶

所有的妈妈都要记住：产后 30 分钟内要及时开奶，让宝宝吃上第一口奶，且每次吸吮足够长时间，24 小时内喂 10～12 次；出生第 1 周，喂奶间隔可适当缩短，1～2 小时一次；出生第 4 周后，可间隔 2～3 小时喂一次。

吃好产后第一餐

新妈妈分娩后，体内激素水平大大降低，身体过度耗气失血，很虚弱，这种情况下很容易受到疾病侵袭。同时，肠胃功能也随之减弱。因此，产后第一餐的饮食调养非常重要，应选择营养好、易消化的流质食物：

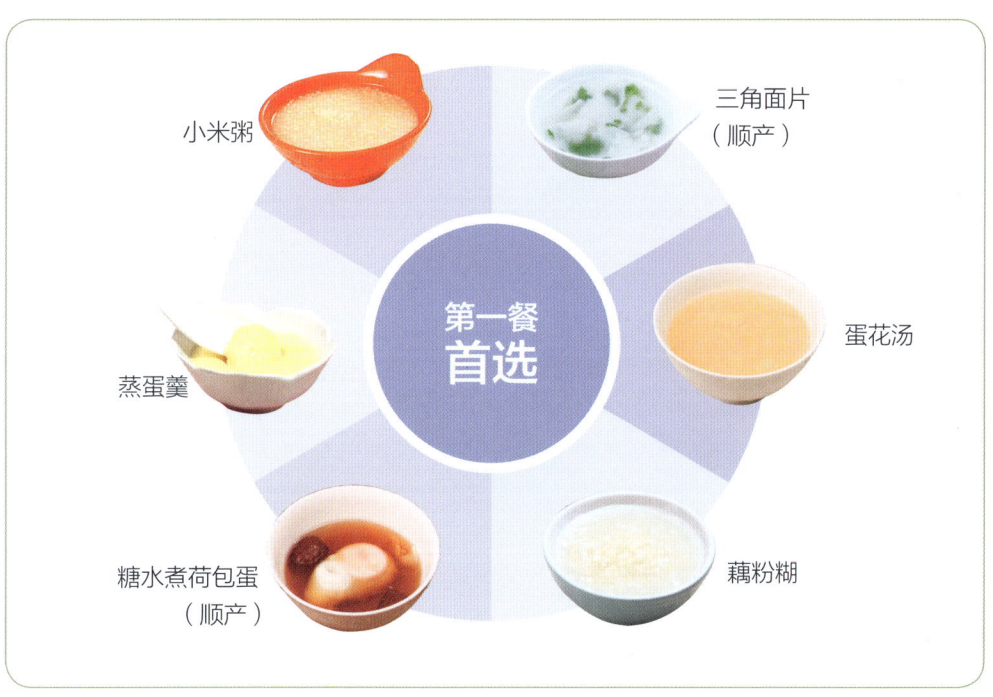

第一餐首选：小米粥、三角面片（顺产）、蛋花汤、藕粉糊、糖水煮荷包蛋（顺产）、蒸蛋羹

需要注意的是，新妈妈如果实在吃不下，也要强迫自己慢慢吃点东西，至少要喝点姜糖水、红枣汤，否则可能会脱水。

此外，别着急喝鸡汤等大补之品，否则虚不受补，难以消化，甚至影响乳汁分泌。

顺产妈妈：注意侧切伤口和排尿

侧切妈妈要每天用温水冲洗外阴2次

会阴侧切术虽然是一个小手术，但也需要打麻药，然后切开皮肤、皮下脂肪、黏膜肌层，而麻药过后，伤口也会疼痛，更怕感染。所以，会阴侧切的妈妈在医院每天都有护士帮忙清洗外阴，如有必要，还会增加清洗次数。此外，每次便后要用消毒棉擦拭冲洗外阴。注意应该由前往后，不能由后往前。

侧切妈妈产后1~2小时出现严重疼痛，应及时通知医生

如果会阴侧切的妈妈在产后1~2小时出现严重疼痛，且情况越来越糟糕，伴有肛门坠胀感，要及时通知医生。如遇到这种情况，一般需要拆开缝线，消除血肿，止住血点，然后重新缝合伤口，疼痛很快就会消失，且绝大多数都会正常愈合。

及时补水，产后6~8小时一定要解小便

自然分娩的新妈妈第一次排尿非常重要。因为膀胱受到分娩过程的挤压，导致敏感度降低，容易出现排尿困难，而充盈的膀胱会影响子宫的收缩，所以产后6~8小时最好进行第一次排尿，以有效防止产后尿潴留。如果出现排尿困难，可以采取下面的方法进行缓解：

- 放松心情，多喝水，促进排尿。
- 打开水龙头，诱导尿感。
- 帮助新妈妈按摩小腹下方。
- 用热水袋敷小腹。

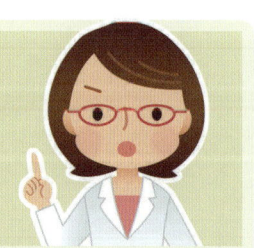

按摩关元穴、气海穴，促进排尿

按摩关元穴能促进尿液排出，预防产后尿潴留的发生。关元穴位于前正中线上，脐下3寸。按摩时以关元穴为圆心，逆时针或顺时针方向摩动3~5分钟，然后随呼吸按压关元穴3分钟。

按摩气海穴能辅助治疗产后小便不利等症状。气海穴位于前正中线上，脐下1.5寸。按摩时用拇指或食指指腹按压气海穴3~5分钟，力度适中。

剖宫产妈妈：排气后再进食

6 小时后喝些排气的汤，促进排气

剖宫产手术 6 小时后，妈妈可以喝些排气的汤，如萝卜汤、鸽子汤等，增强肠胃蠕动，减少腹胀，促进排气，预防肠粘连。

伤口愈合前，哪些食物应禁忌

忌食辛辣刺激性食物
辣椒、浓茶、咖啡、酒精等辛辣刺激性食物，容易伤津、耗气、损血，加重气血虚弱，还容易导致便秘。

忌食酸涩收敛食物
如乌梅、柿子等，新妈妈进食这些食物容易阻滞血行，不利于恶露排出。

横切、竖切的调养相同吗

剖宫产分为竖切和横切两种刀法，从美观度上说，横切留下的伤口位置在下腹部，这个位置并不明显，竖切口恢复后会留下较明显的痕迹。从医学上看，横切口的肌肉分离，组织创伤稍大一点。而从恢复的周期和注意事项上来看，横切口和竖切口没有太大区别。但现在医院多选择横切口。

需要用止痛药吗

术后麻醉药的药效逐渐消失，腹部伤口的痛楚越来越难以忽略。一般在产后 12 小时内，伤口就会传来阵阵疼痛。但这种疼痛在几十分钟后会有所缓解，不需要使用止痛药。情况特殊的新妈妈，比如血小板数量较低，医生会根据具体情况使用止痛药。

产后定时查看伤口和恶露

剖宫产后生下了可爱的宝宝，但家人不要忘了定时查看新妈妈伤口腹带上有无渗血。产后新妈妈都会有恶露排出，通常恶露在产后 1~3 天量最多，其后几天的量与月经量差不多。血量过多或者无恶露排出都属于不正常的现象，应及时告知医生。

产后第2天：注意观察恶露颜色

不该留下遗憾的事儿

 生气时哺乳，导致宝宝爱哭闹
好遗憾呀

宝妈： 宝宝出生后，我本想一直坚持母乳喂养。但是，刚开始坐月子很不习惯，心情烦躁，一点小事不合心意就生闷气。常常是心情还未平复就给宝宝喂奶。后来，因为宝宝哭闹得很频繁，便去咨询了医生。医生说我这是在拿宝宝的健康开玩笑：生气时哺乳，会导致宝宝爱哭闹，甚至消化功能减退。

 别在生气时哺乳，尽量保持平和心态
不留遗憾

马大夫： 从西医角度来讲，哺乳妈妈生气时，身体处于应激状态，会使肾上腺素分泌增加，影响乳汁的分泌，所以此时不宜给宝宝哺乳。从中医角度来讲，哺乳妈妈生气容易肝郁气滞，甚至产生血瘀，使得乳汁量减少甚至变色，宝宝吃了这种奶会心跳加速，变得爱哭闹、烦躁不安，夜晚睡觉不安宁，还会伴有消化功能紊乱等，所以此时不宜喂奶。

哺乳的新妈妈多听听音乐、读一些好书、适当运动运动，通过各种方式稳定自己的情绪，尽量保持心情愉悦。

饭菜不放盐,导致营养不良

好遗憾呀

宝妈：我坐月子时,每顿饭都是我妈亲自做,她不在饭菜里放盐,说是坐月子吃盐不下奶。我想她一定是为我好,便坚持吃着,但每顿饭都吃得比较少。产后42天检查时,我和宝宝都营养不良。后来从医生那得知,坐月子是可以少量吃盐的,否则影响食欲容易导致营养不良,继而影响乳汁分泌。真后悔没有早点咨询,耽误了宝宝发育！

坐月子可以适量吃盐,增食欲、促吸收

不留遗憾

马大夫：坐月子是可以适量吃盐的。传统观念认为月子里不应该吃盐,是因为盐吃多了会加重肾脏负担,容易导致高血压,不利于产后恢复。但是也不能完全"忌盐",不吃盐会影响钠元素的吸收,容易出现低钠血症,且菜肴中不放盐会影响新妈妈食欲,不利于营养吸收,还会减少乳汁分泌。因此,坐月子时可以适量吃盐,以清淡为主就好。

因担心恶露不正常而情绪不稳

好遗憾呀

宝妈：坐月子时被恶露弄得晕头转向,稍有一点变化就惴惴不安：颜色变暗了,是不是子宫感染了？变淡了,是气血不足吗？产后42天检查时,才得知这些变化都是正常的,身体也恢复得很好。唉,早点知道这些常识,就不会那么紧张害怕了！

事先了解恶露常识,不用紧张不安

不留遗憾

马大夫：恶露分为三个阶段：产后1～3天：红恶露,呈鲜红色,量较多,有血腥味；产后4～10天：浆液性恶露,为淡红色血液,有黏液和较多的阴道分泌物；产后2周后：白恶露,其中含有白细胞、胎膜细胞、表皮细胞等,分泌物呈淡褐色或白色,量稍多一些。

妈妈需要注意的事情

产后 2~3 天没奶水别着急

有些新妈妈会因为自身的原因，在产后 2~3 天没有初乳分泌，这会让新妈妈焦急万分。其实，新妈妈大可不必担心，因为新生儿头 3 天是不需要什么食物的，新生儿从母体中已经带够了维持 3 天的粮食，这也是新妈妈初乳量分泌很少的原因。新妈妈可以通过热敷乳房促进泌乳反射，增加乳汁分泌量。

需要强调的是，产后 2~3 天，有些新妈妈乳腺管还未通畅，因此不要着急喝催奶汤，否则容易引起涨奶，甚至患上乳腺炎等疾病。再加上此时肠胃功能没有完全恢复，急于进补，会使得新妈妈"虚不受补"，反而给身体增加负担，干扰本来就较弱的代谢功能。

产后第 1~3 天恶露量较多，注意观察颜色

产后 1~3 天，护士和家人要密切关注新妈妈的恶露情况，正常的恶露应该呈鲜红色且量较多，有血腥味；但如果恶露颜色灰暗且不新鲜，有异味，并伴有子宫压痛时，说明子宫合并感染，应该及时请医生检查，用抗生素控制感染。

生化汤喝得对，既排恶露又调养

生化汤能生血祛瘀，帮助排出恶露。但是产后不宜立即服用，一般顺产新妈妈在产后第 2~3 天可以饮用，剖宫产新妈妈则最好产后 7 天再开始饮用。生化汤要温热饮用，不宜长时间服用，以 7 天为宜，不要超过 2 周。因为分娩 2 周后，新妈妈的子宫内膜已经开始新的生长期，这时喝生化汤有排瘀血的功效，不利于子宫内膜的新生，容易导致出血不止。不同体质的新妈妈在饮用前最好先咨询医生。若产后血热且有瘀滞的新妈妈不宜饮用；若恶露过多、出血不止的新妈妈也不宜饮用。

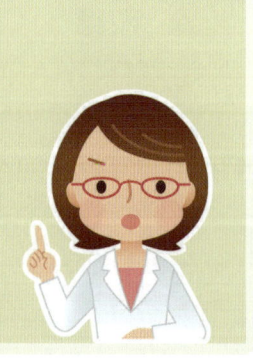

恶露多、出汗多，要及时更换卫生巾、衣服、床单

产后第 2 天，新妈妈的恶露和出汗量都比较多，要注意及时更换卫生巾、衣服、被单、被套等，以保证周身的清爽、洁净。此外，新妈妈身体虚弱，自己力所不及的事情一定要及时找护士或家人来帮忙，不要因怕麻烦而忍耐湿黏的衣物，以免对身体不利。

适当擦浴

新妈妈身体虚弱,容易出虚汗,但不适合洗澡,不过可以用温水擦擦身子,让自己变得干干净净,心情自然也会轻松很多。擦浴后,要穿上清洁、舒服、薄厚合适的衣服。夏天要注意保持凉爽,冬天要注意保暖。

体温稍微升高先别急

分娩24小时后,新妈妈由于过度疲劳,体温可能会到37.5℃,但之后体温慢慢会恢复正常。有些新妈妈出现涨奶也可能引起发热,但随着乳汁的排出,体温也会慢慢降下来。所以,产后新妈妈体温稍高先别急,要定时测体温,且注意多喝水。

不过,如果发现体温超过38℃,则要及时告知医生,以免贻误最佳治疗时间。

高龄妈妈要注意补气血

高龄产妇产后身体比较弱,因为年龄比较大,身体恢复也慢,更要重视调养,尤其要注重补气血,可以吃些补气血的食物,比如桂圆、小米等。但不能吃人参等大补的食物,以防虚不受补。

哺乳妈妈不宜吃的药

生活中,哺乳妈妈会因某些原因服用药物,这些药物可能会通过血液循环进入乳汁,进而被宝宝摄入体内,影响宝宝的健康,还会影响妈妈的产奶量。所以,对于一些可能会影响宝宝健康的药物(见下表)要谨记。

药物种类	具体种类
抗生素	红霉素、庆大霉素、氯霉素等
镇痛药	美沙酮、安乃近、去痛片、安痛定等
催眠药	苯巴比妥、安定等
抗甲状腺药	碘剂、硫氧嘧啶等
抗肿瘤药	氟尿嘧啶等
其他药	多潘立酮、阿司匹林、利血平等

顺产妈妈：尝试下床活动

下床活动需陪同，避免摔倒

新妈妈要尽快活动起来。分娩时可能会因失血过多和用力过多而伤元气，导致脑部供血不足，出现眩晕的情况。经过一天的恢复，这种情况已经有所缓解，但妈妈下床时仍要有家人陪同，避免眩晕摔倒的发生。

牢记"动作放缓"，避免晕倒

1. 新妈妈下床前应先在床头坐5分钟，确定没有不舒服再起身。
2. 下床排便前要先吃点东西恢复体力，避免晕倒在厕所内。此外，上厕所的时间不要太久，蹲下站起动作要慢。
3. 一旦出现头晕现象，新妈妈要立刻坐下来，在原地休息，并喝点热水，等不适感消失后再回到床上。

保持会阴清洁卫生，预防感染

每次大小便后用清水清洗外阴，清洁外阴时可用棉球蘸生理盐水或清水，按照从前向后、从内向外的顺序，即先擦阴阜及两侧阴唇，最后擦肛门，切忌由肛门开始向前擦。此外，不要加入清洁液或洗护液，否则会使皮肤干燥，加重伤口疼痛。

注意会阴卫生，可选用孕妇专用卫生巾

产后1~3天是新妈妈恶露量最多的时期，这时新妈妈应该及时更换卫生巾，避免会阴部感染。通常我们选择的产妇专用卫生巾分为XL、L、M三个型号，产后第2天适合用L型号的卫生巾。需要注意，产妇专用卫生巾和产妇体形无关，只是分别对应恶露的不同时期。

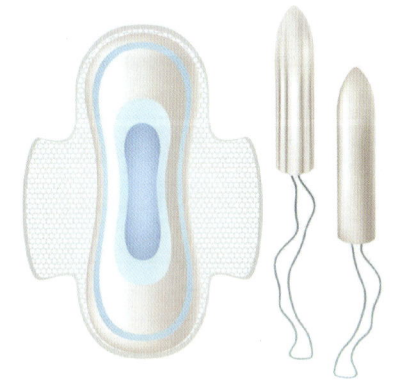

剖宫产妈妈：练习翻身坐起

剖宫产妈妈拔掉导尿管后要及时排尿

剖宫产妈妈在手术前就会被放置导尿管，一般在术后 24～48 小时待膀胱肌恢复排尿功能后将其拔出。导尿管拔出后，新妈妈要尽快排尿，以降低排尿困难的可能性，以及因长时间使用导尿管而引起尿路感染的危险。

剖宫产妈妈不要一直静卧，要练习翻身坐起

剖宫产手术后，新妈妈恢复知觉后就要适当进行肢体活动，24 小时后就要在家人或护士的帮助下多做翻身动作，甚至在身体允许的情况下练习坐起，以促进肠道功能的恢复，同时帮助尽快排气，缓解腹胀，还能预防肠粘连及血栓形成而引起的其他部位的栓塞。

具体做法是：

爸爸坐在床头，与妈妈背靠背，并承受着她的重量。妈妈也可以把身体侧过来，由爸爸扶持坐起来。有条件的医院也可以把床头摇起来，让妈妈呈半坐卧位。

不同情况下，缓解伤口疼痛

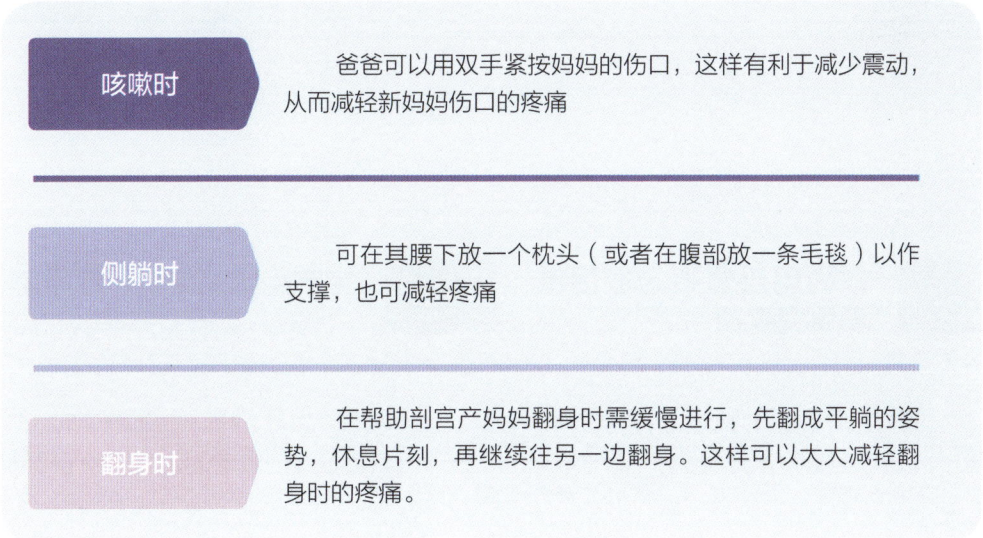

咳嗽时	爸爸可以用双手紧按妈妈的伤口，这样有利于减少震动，从而减轻新妈妈伤口的疼痛
侧躺时	可在其腰下放一个枕头（或者在腹部放一条毛毯）以作支撑，也可减轻疼痛
翻身时	在帮助剖宫产妈妈翻身时需缓慢进行，先翻成平躺的姿势，休息片刻，再继续往另一边翻身。这样可以大大减轻翻身时的疼痛。

此外，平时给新妈妈播放轻柔的音乐，也可缓解其紧张情绪，分散注意力，有助于减轻疼痛的感受。

产后第3天：喂奶姿势正确，妈妈更轻松

不该留下遗憾的事儿

 攒奶水，越攒越少

好遗憾呀

宝妈："奶胀了喂奶，攒多了喂奶"。月子里，亲友们一直这样教导我，我也一直这样做。结果奶水却越来越少，有时候等一个白天都没有涨奶的感觉。后来问了医生才知道，这种做法很不科学，对乳汁分泌没有丝毫益处。

 **宝宝吮吸的过程，才能促进乳汁分泌**

不留遗憾

马大夫：有的妈妈会说自己的奶很少，要攒多一点、胀一点再给宝宝吃。千万不要这样做。因为奶水是吸出来的，不是攒出来的。乳房是一个奇怪的构造，只有及时排空才能及时生产。宝宝吮吸的时候，妈妈的大脑会接收到"宝宝的胃口很大，快生产"的信号，于是奶水在源源不断生产着。如果总是堆着攒着，乳腺管堵住了不仅会乳房胀痛，还会影响乳汁的分泌。

 以为用奶瓶喂奶很简单，没讲究姿势

好遗憾呀

宝妈：宝宝出生后采取的混合喂养方式，用奶瓶喂奶时，我为了省事，让其平躺着，结果每次宝宝都会吐奶，开始还以为宝宝肠胃不适应，后来医生告诉我是喂奶姿势不对！

 宝宝用奶瓶喝奶不能平躺

不留遗憾

马大夫：人工喂养宝宝吃奶时，不能让宝宝平躺着，这样很容易导致吐奶，甚至窒息。正确的做法是，应取斜坡位，喂养的奶瓶要高于奶嘴，防止吸入空气，从而避免吐奶等现象。

好遗憾呀 由于乳头扁平而没能母乳喂养

宝妈：我奶头扁平，怀孕前奶头就很小，当时老公还担心奶头这么小，宝宝以后吃不到。我一点也不担心，以为生了宝宝后奶头自然就出来了。现在想想，我太天真了！产后第2~3天，乳房胀得厉害，致使奶头更加平了，而且发硬，便给宝宝喂了奶粉。

不留遗憾 凹陷乳头和扁平乳头的妈妈，可借助特殊工具喂奶

马大夫：妈妈可以戴一种像塑料贝壳一样的特殊胸罩，里面一层多是塑料材质或橡胶材质，可以让乳头突出来，一天戴几小时，脱下来就可以直接喂奶了。也可以拿一个大一点的针管，把针尖的一部分切掉后，用针管来吸乳汁，然后给宝宝吃。如果乳头凹陷，怎么也弄不出来，妈妈还想母乳喂养，可以买一个双头电动吸奶器，每天将奶吸出来后用奶瓶喂宝宝。

好遗憾呀 睡软床导致骶髂关节错缝

宝妈：我第3天出院回家，老公为了让我睡得舒适，特意给我准备的席梦思软床。可没睡几天就觉得腰骶部疼痛，到医院检查，结果是骶髂关节错缝。医生询问了我的起居情况后，便说很可能是睡软床导致的。真后悔没有提高这方面的意识！

不留遗憾 选择较硬的床垫，有助于骨骼恢复

马大夫：女性在妊娠末期会分泌一种叫松弛素的激素，可以使生殖道的韧带和关节松弛，有利于产道扩张，从而有助于胎宝宝的顺利娩出。分娩后，妈妈的骨盆尚未恢复，缺乏固定性，如果睡在过软的床上，起床或翻身稍有不慎，都可能造成骨盆损伤，引起腰骶部疼痛、下肢运动困难等后遗症。因此，妈妈坐月子期间不要睡过软的床，最好选择床垫较硬、坚固、透气性好、防潮的床。

妈妈需要注意的事情

情绪低落要学会调适，请家人多帮忙

产后，妈妈的身体还没有彻底地从生产的疲倦中恢复过来，就又要面临角色的突然转换、宝宝的哭闹、家人关注度的转移……很多因素致使新妈妈一时难以接受生活的重大转变，再加上产后激素发生的巨大变化，因而很容易出现产后情绪低落。

对此，建议妈妈要请家人多帮忙，尽可能多休息，同时学会调适自己的心情，不要事事追求完美。

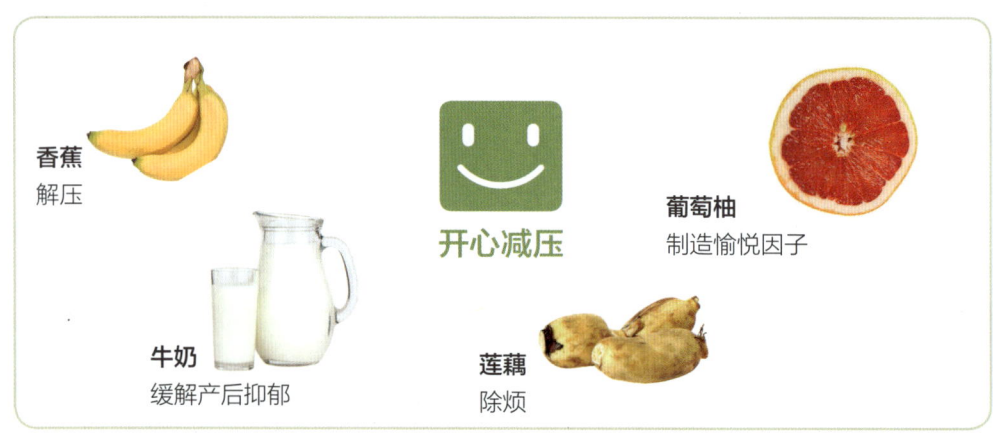

香蕉 解压

牛奶 缓解产后抑郁

开心减压

葡萄柚 制造愉悦因子

莲藕 除烦

吃软烂的面条

产后第3天，新妈妈的肠胃功能尚未恢复，仍然要以清淡、易消化的流质或半流质食物为主。此时除了喝粥外，还可以吃点煮得软烂的面条等。

吃鸡蛋可促进恢复，每天 1~2 个为宜

鸡蛋富含蛋白质、卵磷脂、钾、镁等成分，易消化吸收，产后新妈妈食用可促进伤口愈合，补充体力。但是吃鸡蛋以一天 1~2 个为宜，过量食用会增加消化系统的负担。此外，最好吃白水煮蛋或蒸蛋羹，不宜采用油炸、油煎等方式，以免口感硬，并且影响消化吸收。

不要过早吃醪糟煮鸡蛋

醪糟煮鸡蛋是民间传统的增乳食物，营养丰富，吸收率高。不过，醪糟含有一定量的酒精，有活血作用。恶露未尽、伤口没愈合的新妈妈不宜吃醪糟煮鸡蛋，以免刺激子宫，引起出血。

正确的喂奶姿势

选择合适的哺乳姿势,既可以避免妈妈出现腰酸背痛等问题,还能让妈妈轻松喂奶,宝宝吃得顺利。

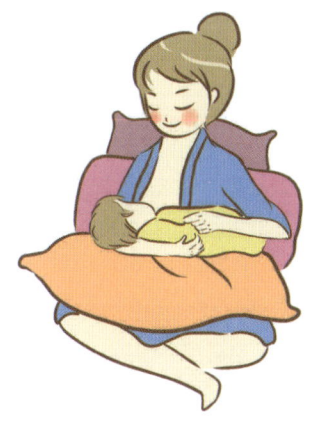

摇篮式哺乳

在有扶手的椅子上(也可靠在床头)坐直,把宝宝抱在怀里,胳膊肘弯曲,宝宝后背靠着妈妈的前臂,用手掌托着宝宝的头颈部(喂右侧时用左手托,喂左侧时用右手托),不要弯腰或者探身。另一只手放在乳房下呈"U"形支撑乳房,让宝宝贴近乳房,喂奶。这是早期喂奶比较理想的方式。

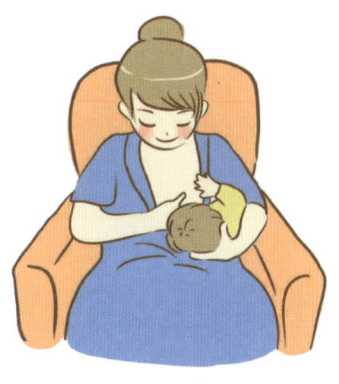

足球抱式哺乳

将宝宝抱在身体一侧,胳膊肘弯曲,用前臂和手掌托着宝宝的身体和头部,让宝宝面对乳房,另一只手帮助将乳头送到宝宝嘴里。妈妈可以在腿上放个垫子,宝宝会更舒服。剖宫产、乳房较大的妈妈适合这种喂奶方式。

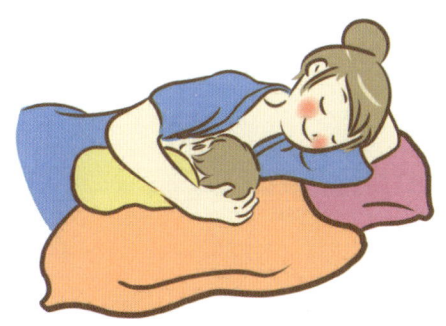

侧卧式哺乳

妈妈侧卧在床上,让宝宝面对乳房,一只手揽着宝宝的身体,另一只手将乳头送到宝宝嘴里,然后放松地搭在枕侧。这种方式适合早期喂奶,妈妈疲倦时喂奶,也适合剖宫产妈妈喂奶。

两侧轮换着喂奶,可避免大小乳

妈妈给宝宝喂奶时,要注意两侧乳房轮流喂奶,先从一侧开始,一侧乳房排空后再喂另一侧。下次喂则变换喂奶的先后顺序。这样可以避免大小乳。

顺产妈妈：正常情况下，可以出院了

提前准备，从容出院

家人应该将新妈妈出院的衣服提前准备好，接到医生的出院通知时，可以从容地回家。要根据季节的不同，选择合适的衣服，但要保证衣服能遮盖住身体重要部位。此外，上衣尽量选择开襟的，因为回家途中可能会给宝宝哺乳，开襟的衣服方便哺乳。上衣要接触宝宝娇嫩的皮肤，最好选择刺激性小的棉质面料。

需要提醒的是，因床位紧张，对产后恢复较好的新妈妈，有些医院会提前让其出院。顺产2天后、剖宫产3天后即可出院。

保持室内空气清新
新妈妈要避风寒和潮湿，但不等于紧闭窗户。不管什么季节，都要适时开窗，保持空气流通和干燥，以免室内滋生细菌，侵害妈妈和宝宝的健康。

温湿度要适宜
做到"寒无凄怆，热无出汗"，冬天室内温度为18~25℃，相对湿度40%~60%；夏天温度为23~26℃，相对湿度为50%~60%。

保持室内安静
减少噪声，不大声喧哗。避免过多亲朋好友探望或其他人来回走动，以免造成空气污染和影响新妈妈休息。

要清洁卫生
出院前，家里最好用84消毒液湿擦或喷洒地板、家具和2米以下的墙壁。卧具家具也要消毒。

新妈妈的居室——好的休养环境很重要

新妈妈月子里大多数时间是在居室内度过的。空间有限，但要安静、舒适，好的环境是妈妈休养、恢复的前提条件。

可以开始使用腹带了

顺产妈妈可以使用腹带了。因为子宫呈倒三角形，当宝宝生出来后，子宫就空了，内脏失去了支撑，自然就会下垂，容易出现大肚腩，影响美观。

剖宫产妈妈：尽早下床活动

早下床活动，有利于积血排出

剖宫产后，新妈妈消耗了大量的体力，感到非常疲劳，确实需要好好休息。但长期卧床休息不活动也不好，一般来说，新妈妈无特殊情况，剖宫产后 2~3 天就可以下床活动了。

早下床活动可以促进瘀血排出，减少感染的发生，还可促进肠蠕动和排气，防止肠粘连，这对剖宫产的新妈妈是很重要的。另外，还有利于防止便秘、尿潴留的发生。

保持腹部伤口清洁

剖宫产妈妈在术后 1 周内，要避免弄湿腹部的伤口，所以这个时候妈妈不宜进行淋浴或盆浴，可以采用擦浴。剖宫产 1 周后就可以淋浴了，不过恶露没有排尽之前一定要禁止盆浴。

适当多吃促进伤口愈合的食物

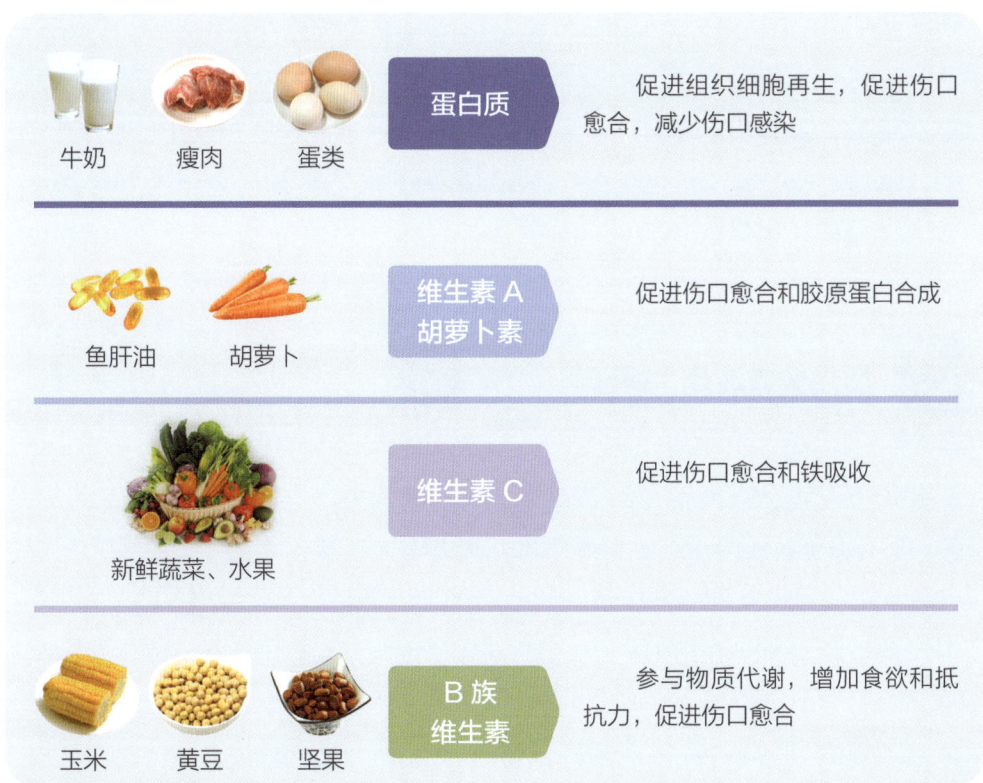

食物	营养素	作用
牛奶、瘦肉、蛋类	蛋白质	促进组织细胞再生，促进伤口愈合，减少伤口感染
鱼肝油、胡萝卜	维生素 A 胡萝卜素	促进伤口愈合和胶原蛋白合成
新鲜蔬菜、水果	维生素 C	促进伤口愈合和铁吸收
玉米、黄豆、坚果	B 族维生素	参与物质代谢，增加食欲和抵抗力，促进伤口愈合

产后第4天：可进食普通饭食，但不能大补

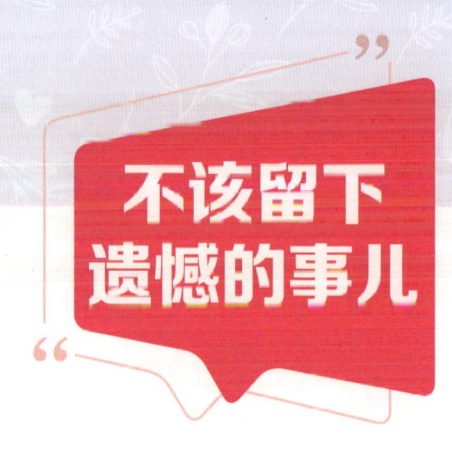

好遗憾呀 月子里直接对着空调吹，现在身体特别怕冷

宝妈：坐月子时正值夏季，担心宝宝长痱子，家里便经常开着空调。我也是大大咧咧的，经常在距离空调很近的地方给宝宝喂奶。可自从满月后直到现在，感觉身体特别怕冷，天气稍凉，就觉着有凉风往骨缝里钻。回想起来，当初真不该那么随意地吹空调。

不留遗憾 可以使用空调，但不可离得很近且直接对着吹

马大夫：夏季闷热，新妈妈可以偶尔使用空调，但要有一定的限制。（1）温度在23~26℃为宜，且妈妈和宝宝都要穿长衣长裤、袜子。（2）注意不要让空调的冷风直接对着妈妈和宝宝吹，否则很容易感冒。（3）睡觉时最好不要开空调，如果一定要开，就要盖好被子，避免着凉。

好遗憾呀 服用偏方治疗"褥汗"

宝妈：产后头几天，睡醒后总满身是汗，担心落下月子病，便寻来偏方服用。后来才知道，这是正常现象。哎，喝了那么多偏方也不知道对宝宝有没有影响！

不留遗憾 有褥汗时注意个人卫生即可

马大夫：分娩头几天，新妈妈出汗特别多，尤其在睡觉时和刚醒后，被称为"褥汗"。这是自身调节的生理现象，不属于病态，勤换衣服，避免受凉，并注意个人卫生即可。

月子里碰冷水，导致手指一直疼
好遗憾呀

宝妈： 月子里的某一天，为了省事，直接用凉水洗手。其实只是沾了沾，但手指没过多久就疼了。用热水烫过，好了一些，可后来总容易指关节疼，没想到这种行为会立竿见影，只是一下子，就一直这样了。

尽量少接触冷水等冰凉、寒冷的环境
不留遗憾

马大夫： 月子里，新妈妈气血不足、元气亏损，如果经常碰冷水，冷气就会侵袭到骨头里，很可能会落下月子病。所以，月子里不能碰冷水，即使在夏天，洗东西仍然要用温水。此外，如果想去冰箱取东西，最好请家人帮忙，因为冰箱散发出来的冷气也容易进入骨头里。

大补致肥胖，还引发了糖尿病
好遗憾呀

宝妈： 产后第4天，胃口还不错，于是开始了大补计划，鱼汤、肉汤、参汤等来者不拒。出了月子明显胖了好多，心想等以后再减肥也不迟。后来检查时，竟然得了糖尿病！医生解释说：体重增得太多，肥胖引起的。

正常饮食，不要大补，避免引发各种疾病
不留遗憾

马大夫： 过早吃大补食物，容易导致肥胖。在体重增加后，体内糖和脂肪代谢失调，易引发各种疾病。此外，如果宝宝消化能力强，也易造成肥胖；如果宝宝消化能力较差，不能充分吸收，会导致腹泻。

妈妈需要注意的事情

作息尽量与宝宝同步

到了今天,妈妈的身体已经有所恢复,能做的事情也多了,如喂奶、换尿布、哄宝宝睡觉等,这些都让妈妈的休息睡眠时间大打折扣。睡眠质量下降加上劳累,让很多妈妈疲惫不堪。所以,为了自己和宝宝的健康,妈妈要根据宝宝的生活规律调整自己的作息时间,尽量与宝宝同步。当宝宝睡觉的时候,妈妈也要抓紧时间休息,这样才能保证有足够的精力照顾宝宝。

经常梳头,防止脱发

传统观念认为,月子里梳头会引起头痛,其实,新妈妈梳头不仅可以美容,而且具有保健作用。经常梳头可以去掉头发中的灰尘、污垢,保持头发的卫生清洁;同时,通过刺激头皮,促进局部皮肤血液循环,以满足头发生长所需要的营养物质,有效防止产后脱发、早生白发、发丝断裂等情况的发生。

乳房胀痛要及时按摩,疏通乳腺管

产后乳房在雌激素、催乳素的刺激下,乳腺组织会进一步发育,双侧乳房会充血而开始发胀、膨大,有胀痛感及触痛。新妈妈在产后第一时间就要掌握正确的乳房按摩手法,可以促进乳腺管通畅,刺激乳汁的分泌,预防乳腺炎。

仰卧、侧卧睡姿交替有利于产后恢复

分娩结束后,妈妈的子宫会迅速回缩,但韧带很难在短时间内恢复原状,再加上盆底肌肉、筋膜在分娩时过度拉伸或撕裂,导致子宫在盆腔内的活动范围较大,进而容易随着体位的变化而变动,所以月子期间,新妈妈休息时要注意躺卧的姿势。为了避免子宫向后或一侧倾倒,妈妈应尽量避免长时间仰卧,而应该仰卧和侧卧交替,有利于产后身体恢复。

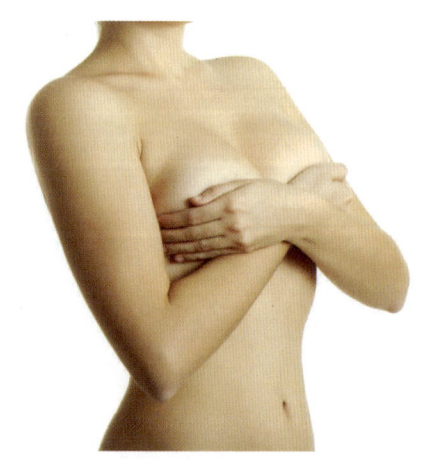

新妈妈不要因为乳房疼痛而停止喂奶,而应该找出引起乳胀的原因,是因为乳房先天发育不良还是因为没有及时排出乳汁,对症处理可以有效避免乳胀问题。

可以进食软食或普通饭食，但不要大补

新妈妈今天可根据自身的消化情况，继续吃软而烂的食物或进食普通饮食。当妈妈自解大便后，即可适当多吃些瘦肉、鱼肉、动物血等肉类食物，但大补的食物还是不要吃。

菜里能放酱油

在我国传统的月子理念中，一般都会要求月子里禁食酱油，理由是：酱油通过乳汁进入宝宝身体后，会使宝宝长斑、皮肤变黑等。这是没有科学依据的。

其实，新妈妈是可以吃酱油的，而且这与宝宝皮肤颜色没有一丁点关系。饴糖加热熬成焦糖，与酱油调配后所显现的颜色即为成品酱油的颜色。这种色素有深有浅，不会被血液吸收，更不可能通过乳汁输送进宝宝体内，自然不会对宝宝的皮肤产生任何影响。因此，新妈妈可以根据个人口味选择是否添加酱油，但是要少放一点，不要吃过咸的食物。

少吃味精、鸡精

一般而言，吃味精、鸡精对成人是无害的，而对婴儿，尤其是12周内的婴儿是有害无利的。

味精、鸡精的主要成分是谷氨酸钠，食用后会与血液中锌结合并从尿中排出，味精食入过多会消耗体内大量的锌，导致体内缺锌。哺乳妈妈如果食用味精、鸡精过多会导致宝宝体内也缺锌，进而容易造成宝宝智力减退、生长迟缓等不良后果。因此，哺乳期的妈妈尤其是哺乳期的前3个月，一定要少吃味精、鸡精。

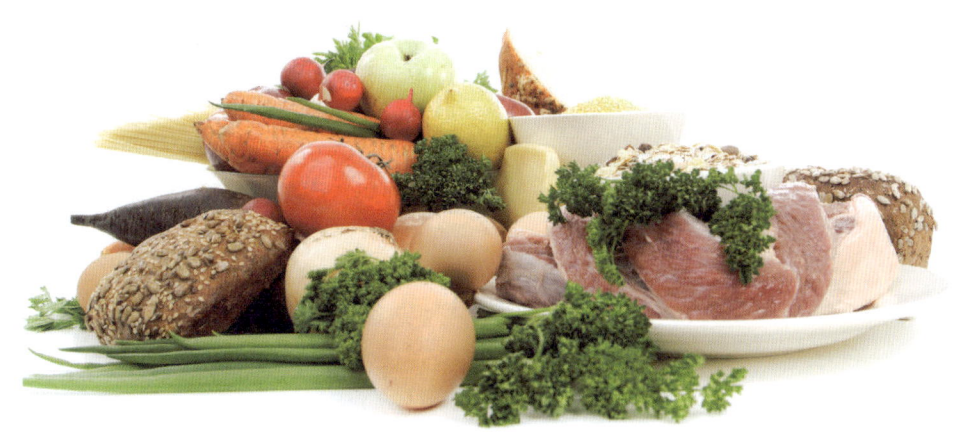

顺产妈妈：可以喝催奶汤了

正式泌乳了，可适当喝些催奶汤

一般产后第 4 天，妈妈开始正式分泌乳汁了，也有的会稍晚些。开始泌乳后，新妈妈可适当多喝点汤（比如花生鸡爪汤、木瓜鲫鱼汤等），但要将汤内的浮油去除，以免摄入过多脂肪阻塞乳腺，而且过早进食太多的脂肪也会使乳汁内脂肪含量过高，易引起宝宝腹泻。

侧切妈妈要多吃富含膳食纤维的蔬菜，促进排便

侧切妈妈易因术后肛门不适而出现排便困难，因此建议产后新妈妈选择的食物应以易消化的半流质为主，并注意多吃一些芹菜、菠菜等富含膳食纤维的新鲜蔬菜，可适量食用加温后的猕猴桃、梨子等水果，或是将水果榨汁，适当加温后连渣饮用。

> **产后 4 天一直未排便，可尝试这些方法**
> 1. 适当做腹部按摩，有利于排便。
> 2. 开塞露塞肛，帮助排便。

侧切妈妈，回家后每天冲洗会阴至少 2 次

侧切妈妈回家后，每天应用 1∶5000 高锰酸钾温水坐浴，每天至少 2 次，每次 10～15 分钟，有利于会阴部消毒，促进伤口愈合。

> **可以用矿泉水瓶自制冲洗器**
> 回家后如果妈妈不方便坐浴清洗会阴，可以用矿泉水瓶自制一个冲洗器，里面放入高锰酸钾溶液，冲洗会阴时，用力挤压即可冲洗会阴，十分方便。

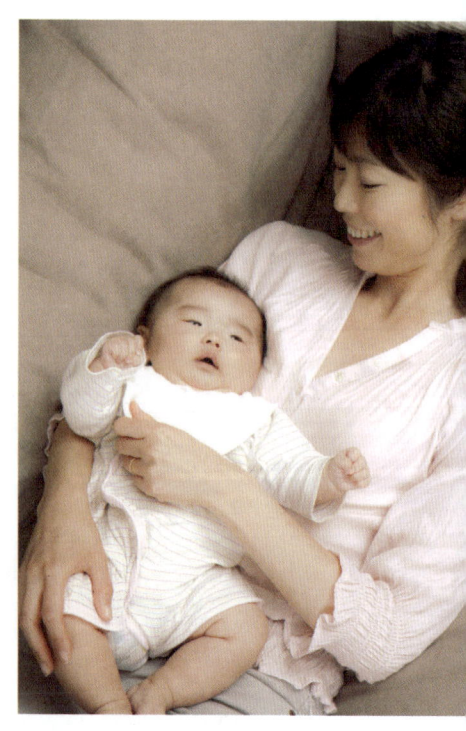

剖宫产妈妈：不吃易产气的食物

剖宫产妈妈注意保护好伤口

术后一定要注意保护好伤口，咳嗽时最好用双手压住伤口，同时采取平卧位，以免突然增大的压力将伤口的缝线崩开。

此外，大笑、弯腰、起床等日常行为都会牵拉扯动伤口而引起疼痛。为了伤口的良好恢复，建议新妈妈要尽量避免大笑，弯腰、起床时最好有人在身边帮忙。

刀口疼痛的护理

手术刀口在愈合的过程中，疤痕处会出现痒痛、刺痛的感觉。为了避免伤口疼痛，在护理方面新妈妈要注意以下几点：

1. 要保持伤口及其周围的干燥和清洁，及时擦去汗液，以免因汗液刺激而疼痛。即使出院后也要保护好伤口，否则很容易导致伤口出现疼痛和感染。

2. 如果刀口出现痒痛，可以在医生的指导下使用一些药物。此外，还要避免过度运动和压迫腹部。

不要吃易产气和难消化的食物

受剖宫产手术的刺激，肠道功能会受抑，肠蠕动减慢，肠腔内有积气，容易在术后产生腹胀。若术后过多食用牛奶、糖类、黄豆、豆浆、红薯等胀气食物，不但会加重腹胀，也不利于伤口愈合。

剖宫产妈妈可以多喝清淡的鱼汤、蔬菜汤

一般来说，剖宫产妈妈正式泌乳的时间比顺产妈妈晚一些，泌乳量也会少一些，这是正常现象。剖宫产妈妈不要过于紧张和担心，应该放松心情，否则会抑制泌乳素分泌。剖宫产妈妈可以多喝些蔬菜汤、清淡的鱼汤，有利于促进乳汁分泌。

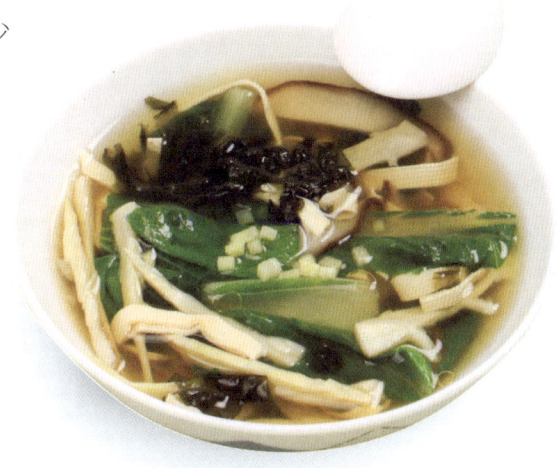

产后第5天：奶水开始增多，注意乳房保养

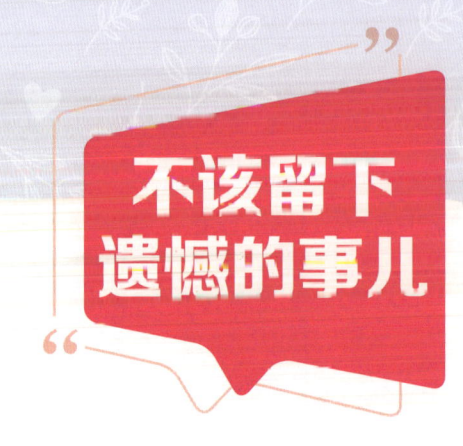
不该留下遗憾的事儿

 喂完宝宝后，用香皂清洗乳房
好遗憾呀

宝妈：坐月子时，每次喂完奶，常常用香皂清洗乳房及周围的皮肤，以为这样能保持乳房清洁。后来乳头干裂继而感染，咨询医生后得知，用香皂清洗乳房是导致皲裂的原因之一。

 不要用香皂清洗乳房，温水即可
不留遗憾

马大夫：哺乳妈妈经常用香皂擦洗乳房，不仅对乳房保健无益，反而会因乳房局部防御能力下降，乳头容易干裂而导致细菌感染；同时，香皂残留的化学物质被宝宝吸吮后，会影响宝宝健康。因此，最好用温水清洗。

 没提前预约探望时间，致使自己和宝宝没休息好
好遗憾呀

宝妈：妹妹坐月子第5天了，可前来探望的亲朋好友极少，我不禁问了一下缘故。她称自己早有准备，为了避免人多喧闹休息不好，特意做了一个探访时间表，给姑姑、姨妈、闺蜜发了过去，将探望的日子错开，而且都在宝宝满月之后。听后我感慨良多，自己当时因此而没休息好，还不能抱怨。

 做个探访时间表，让自己决定探访时间
不留遗憾

马大夫：宝宝出生，亲朋好友纷纷探望，很多妈妈只好牺牲自己的休息时间来接待。其实，可以提前跟朋友打招呼，或者制订一个探访时间表，以免在同一时间接待过多的访客。此外，大部分客人都可以由家人接待，在客厅闲话家常即可，如果新妈妈必须亲自接待，除直系亲属外，其他亲朋好友最好在宝宝满月后再来。

妈妈需要注意的事情

不可长时间抱宝宝，以免关节、韧带疼痛

月子期间，新妈妈除了给宝宝喂奶，尽量不要长时间抱宝宝。新妈妈身体仍然比较虚弱，且关节痛的主要部位在手腕、手指关节、膝盖及足跟等处，这时如果不注意休息而长时间抱宝宝，会使产后变得格外薄弱的关节、肌腱、韧带负担过重而出现疼痛，落下月子病。

从宝宝的健康角度来说，宝宝的骨骼很柔软，经常抱着的话，脊柱总是弯曲状，久而久之，骨骼发育就会受到影响。同时，在前3个月内，宝宝的头部相对较大，颈椎很难支撑头部的重量。

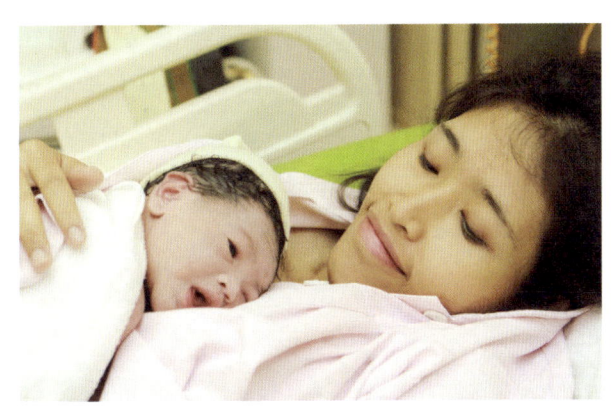

此外，长时间抱着宝宝，会使宝宝形成"放下就哭闹"的习惯。最好是让宝宝平躺在床上，既可以使其身体放平，又能减轻颈部负担。

给宝宝洗澡，让爸爸代劳

给宝宝洗澡时，大人难免要沾到凉水，且长时间蹲着。一般情况下，这样的事对正常人来说不会产生什么不良影响，但对于月子期间的新妈妈来说则会落下月子病。因此，可以让爸爸给宝宝洗澡，妈妈在旁边指导。

适度读书、看电视

月子期间，新妈妈要休息好，不要过于疲劳，不可长时间读书、看电视等，否则容易出现眼疲劳，易发生屈光不正等眼病，进而出现头痛、胸闷等症状。但月子期间，妈妈保持良好、轻松的心态才是至关重要的。妈妈可以适当看看书、玩玩手机游戏，以缓解抑郁情绪，但要注意适可而止，尽量保证每天不超过2小时。

奶水开始增多，注意进行乳房保养

宝宝的吸吮能力不断增强，奶水的分泌也开始增多。新妈妈应注意每天进行乳房保养。

1. 喂乳前轻柔地按摩乳房，有利于刺激泌乳反射。
2. 注意乳房卫生。经常用温水擦洗，不要用肥皂、酒精等擦洗，以免引起局部皮肤皲裂。
3. 用正确的姿势喂奶。让宝宝含着乳头和大部分乳晕。每次哺乳，最好能两侧乳房交替进行。
4. 喂乳结束后不要强行用力拉出乳头，以免引起乳头损伤。可按压宝宝下颌，待宝宝嘴巴松开后再取出乳头。
5. 学会正确的挤奶方法，避免乳房疼痛和损伤。
6. 哺乳期要戴合适的哺乳胸罩以改善乳房的血液循环。

如果还没有奶水，可自行开奶或请催奶师

新妈妈要及时关注乳汁分泌情况。如果此时新妈妈还不分泌乳汁，应经常热敷、按摩通乳，用中指点按乳根穴（在乳头直下，乳房根部，左右乳房各一穴）1分钟，以局部有酸胀感为宜。在尝试自行开奶失败后，应该找专业催奶师帮助按摩。因为新妈妈顺畅地分泌乳汁，不仅能为宝宝提供充足的"粮食"，还能预防乳腺炎的发生。

按摩催奶后应注意什么

当按摩催奶结束后，妈妈可以对乳房进行热敷，能增强按摩效果。首先，可以用热毛巾将乳房包裹起来，由于乳头比较娇嫩，热敷时要避开乳头，避免乳头皲裂。其次，热敷时可以轻拍乳房，持续3~5分钟。最后，在热敷结束后喝一杯温热的白开水，也能增强按摩效果。

若按摩后疼痛，这样缓解

如果按摩后乳房出现疼痛，可以尝试这个小方法：葱白切段，把水烧开后放入葱白，煮几分钟后，凉至40℃左右，倒入盆里，然后把乳房浸入水中，轻轻摇晃乳房，借着重力促使乳汁流出。

顺产妈妈：可以做提肛运动、可以洗头

做提肛运动，改善阴道松弛现象

提肛运动就是有规律地往上提收肛门，然后放松，通过一提一松的运动锻炼盆底肌肉，可改善尿失禁，还能促进局部血液循环，预防痔疮。收缩、放松肛门，每次3秒，重复10次，此为一组。可以用坐、站、躺三种不同的体位分别做一组，每天至少重复练习2次。

恢复正常的妈妈可以洗头了，但要避免着凉

产后妈妈新陈代谢旺盛，汗液分泌多，容易导致头皮和头发变脏，所以新妈妈应该及时洗头，保持个人卫生。今天大多数顺产妈妈能洗头了，剖宫产妈妈最好一周后再洗，洗头的方法还是很重要的，需要注意以下几点：

1. 洗头的水温最好控制在37℃左右。

2. 产后头发较油腻，也容易脱发，所以洗发用品最好选择温和、无刺激的。

3. 洗头时要注意清洗头皮，且用指腹按摩头皮，有利于促进头皮的血液循环。

4. 洗后要及时把头发擦干、吹干，避免着凉。

5. 如果头发未干不要急着扎起来，也不要马上躺下睡觉，否则容易引起头痛、颈痛。

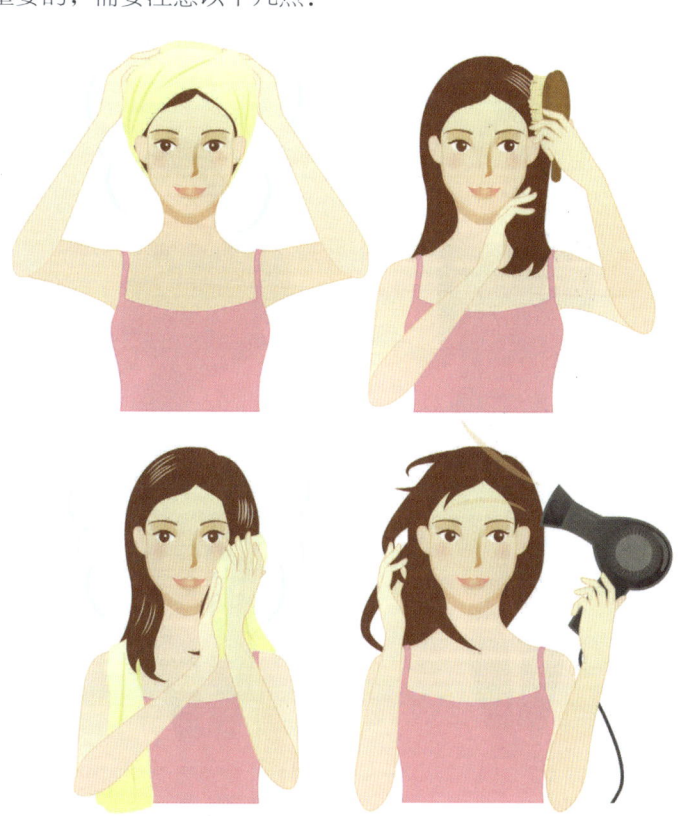

新妈妈洗头后一定要注意保暖，否则容易引起头痛、颈痛等

剖宫产妈妈：多下床走走

多下床走动，有利于身体恢复

剖宫产妈妈的伤口虽然还没有完全愈合，但也不必每天躺在床上。产后第5天，可以在身体条件允许的情况下多下床走动走动，这样有利于身体恢复。

剖宫产妈妈多吃富含维生素的食物

剖宫产妈妈应多吃一些蔬果、鸡蛋等富含维生素的食物，因这些食物能够促进血液循环、改善皮肤代谢功能，还有助于伤口修复。

术后7天内使用腹带

剖宫产的新妈妈在手术后7天内最好使用腹带包裹腹部，这样可以促进伤口愈合。另外，如果新妈妈内脏器官有下垂症状，最好绑上腹带，可对内脏进行举托，防止内脏下垂。

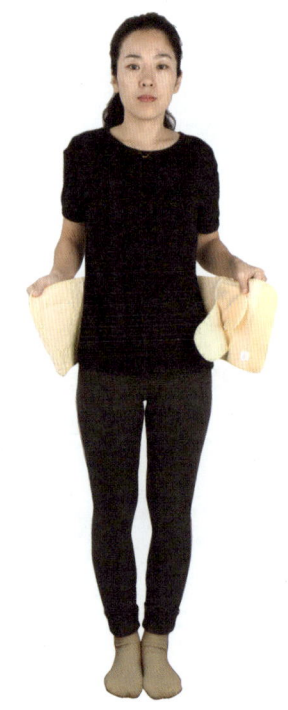

1 把腹带展开，双手拿住腹带两端，里面贴近身体，使正中位置位于腰后。

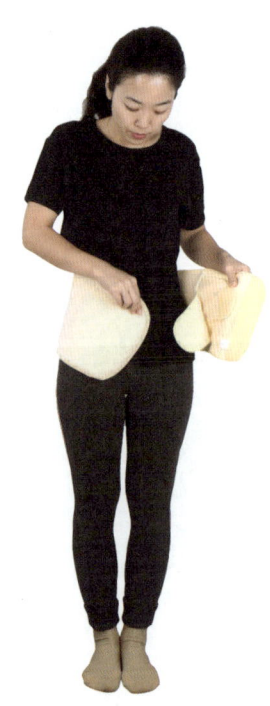

2 将腹带没有魔术贴的一端围到腹部。

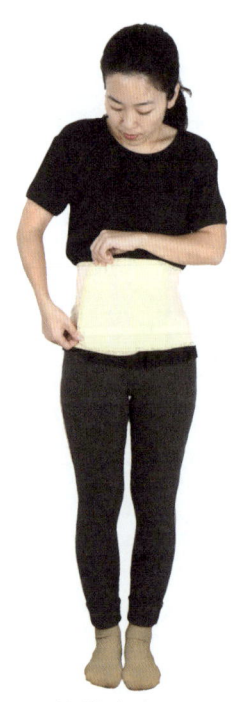

3 将带魔术贴的一端也围过来，两端粘合在一起。

产后第6天：促食欲，增强免疫力

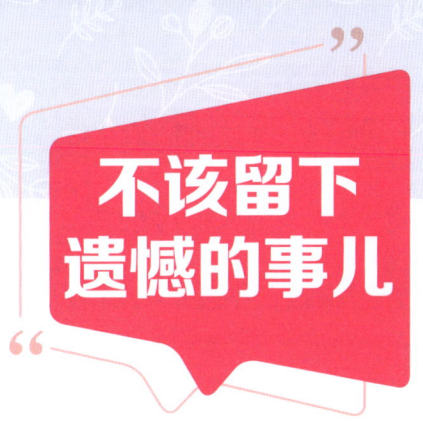
不该留下遗憾的事儿

好遗憾呀 害怕产褥操导致恶露反复，没有及时进行锻炼

宝妈：产后身体恢复得还挺正常的，医生建议我做产褥操。但我听说活动多了会导致恶露再次来袭，便没有进行锻炼。后来才知道产褥操不仅可以促进恶露排出，还能促进身材恢复。唉，如果当时正常锻炼，也许身材能恢复得更好！

不留遗憾 积极练习产褥操，对身体各方面复原都有益处

马大夫：顺产无侧切的新妈妈产后6~7天就可以开始练习产褥操，以促进子宫复原和恶露的排出，促进膀胱功能的恢复，增强胃肠功能，减少静脉血栓的形成，还可以促进盆底肌肉和韧带紧张度的恢复，放松全身肌肉。对于难产、剖宫产、侧切的新妈妈，通常在第10天进行锻炼，具体依据情况并咨询医生后再定。

好遗憾呀 因牙病而没刷牙，导致牙齿全部蛀掉了

宝妈：月子里患有牙龈炎，因担心刷牙导致病情加重，便一直没有刷。后来牙齿全都蛀掉了，甚至很多牙齿肉眼都可以看到洞！看牙时，从医生那里得知，有牙病也可以用手指刷。真后悔，当时的做法太武断了！

不留遗憾 患有牙病可坚持指刷，有助于缓解症状

马大夫：对于患有牙病的新妈妈来说，可以坚持指刷。将食指洗净，或用干净纱布裹缠食指，再将牙膏挤于指上，像正常刷牙一样上下揩拭牙齿，然后用食指擦抹牙龈数遍。指刷不仅能清洁牙齿，还能按摩牙龈，有通络活血、牢固牙齿的作用，长期坚持还能治疗牙龈炎、牙龈出血、牙齿松动等。

妈妈需要注意的事情

爱护眼睛，不要伤心流泪

月子里偶尔流泪没什么，但也要尽量避免。如果是经常性流泪，则会给新妈妈和宝宝造成不良影响：

1. 不利于新妈妈身体恢复。
2. 影响血液循环从而加重眼疲劳，甚至有损眼睛健康。
3. 影响乳汁分泌。情绪低落很容易造成回奶，甚至影响乳汁的营养含量。
4. 影响宝宝情绪，甚至诱发宝宝哭闹不止。

月子里护眼有妙招

1. 改掉坏习惯。首先要改掉眯眼、不停眨眼、用手揉眼等不良习惯。
2. 经常闭目养神。白天在照料宝宝之余，要经常闭目养神，减少看书、看电脑、玩手机等，以免视疲劳。
3. 热敷。用热毛巾敷在眼睛上，对缓解眼睛疲劳很有帮助。
4. 合理补充营养。多吃富含维生素A的食物，如胡萝卜、瘦肉、绿叶蔬菜等，可防止角膜干燥、退化。

此外，良好的睡眠有利于缓解疲劳和抑郁情绪。

每天热水泡脚

月子里新妈妈每天用热水泡脚，既可以消除一天的疲惫，还有加速体力恢复、促进血液循环、催乳的作用，所以对新妈妈大有益处。需要注意的是，在泡脚的时候，按摩脚趾和脚心，效果会更好。

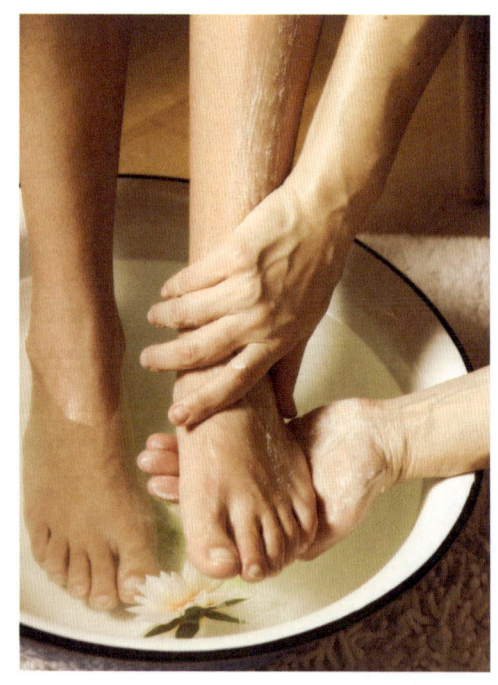

一人补钙两人用,要多食牛奶和酸奶等高钙食物

乳汁中的钙含量相对稳定,为保证乳汁中的钙含量,新妈妈每天需要提供300毫克的钙,而一旦体内的钙质不足,就要动用母体骨骼中的钙,因此要增加钙的摄入量,才能满足自身和宝宝的需求。牛奶是最好的补钙食物,月子期的新妈妈每天一杯热牛奶是很好的习惯。酸奶也有很好的补钙效果,而且还有润肠通便的作用,能防止便秘。此外,还可以多摄入一些豆类及豆制品、虾皮(炖汤时撒上一把虾皮)等高钙食物来补充。

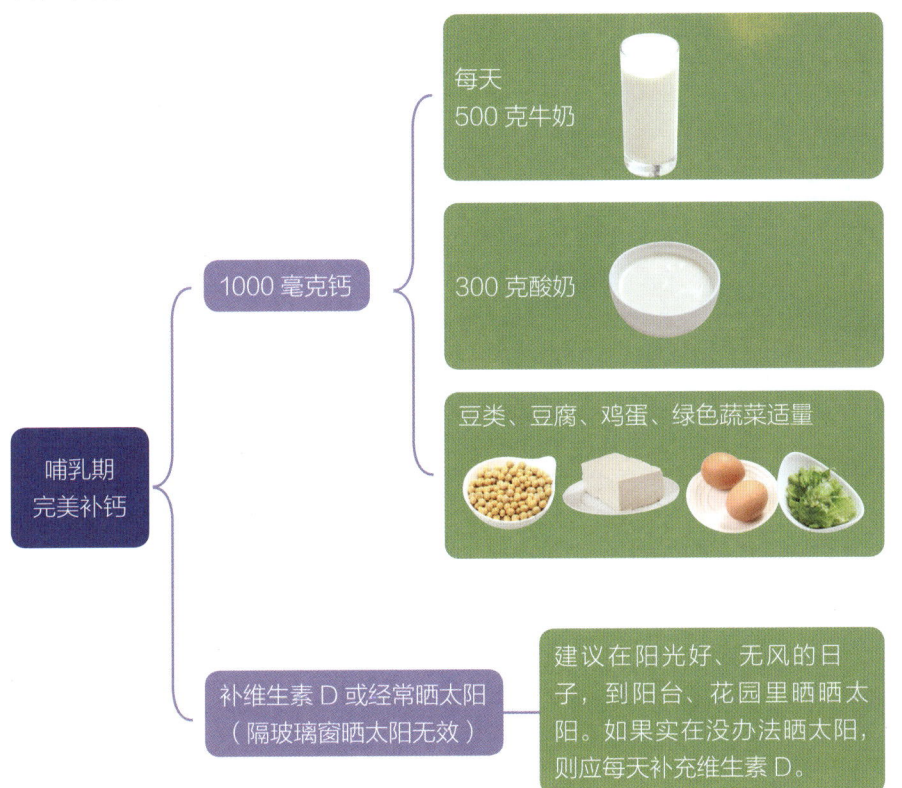

喝牛奶搭配淀粉类食物,吸收好

习惯早餐喝牛奶的新妈妈,喝牛奶时最好搭配一些淀粉类的食物,如馒头、面包等,可促进消化和吸收。需要注意的是,最好不要空腹饮用牛奶,否则牛奶在胃内停留时间较短,会导致其所含的营养素不能被充分吸收利用。另外,新妈妈如果睡眠欠佳,也可以改在睡前喝牛奶,能够起到改善睡眠质量的作用。

顺产妈妈：弄清会阴疼痛原因，帮助伤口尽快恢复

顺产的时候，为了分娩顺畅，医生可能会为新妈妈做会阴切开手术，也就是常说的侧切。会阴位于尿道口、阴道口、肛门的交汇处，神经非常丰富，对疼痛十分敏感。所以新妈妈产后经常会有疼痛的感觉。了解可能引起会阴伤口疼痛的原因，有助于找到缓解疼痛的方法，对症下药，促进伤口恢复。

伤口创伤痛

会阴侧切术虽然是一个小手术，但也需要打麻药，然后切开皮肤、皮下脂肪、黏膜肌层，而麻药过后，伤口疼痛是再正常不过的了。正常情况下，手术当天疼痛感比较重，两三天后疼痛明显减轻。

水肿导致疼痛

伤口出现了水肿，可以通过照射红外线灯或湿敷来消除水肿，缓解疼痛。

血肿导致疼痛

伤口内部出血，积聚在伤口里无法排出，最终导致产道血肿，伤口周围皮肤颜色发紫、瘀肿，碰触时疼痛感强烈。应该马上止血，清理瘀血。

感染导致疼痛

伤口出现红、肿、痛、热，并且新妈妈还会出现全身发热，这时处于感染早期，需要进行抗炎治疗并且配合局部热疗来控制炎症、缓解疼痛。如果感染加重，炎症继续发展会导致伤口化脓，这就需要拆线将脓液引流出来，炎症消退后再进行二次缝合。

缝合线未吸收导致疼痛

如果缝合线没有被吸收，会出现瘢痕略突出、缝合线穿出、溃破流液，一般缝合线完全排出后伤口就能愈合。疼痛时可以用浸有1∶5000的高锰酸钾溶液的纱布湿敷伤口10分钟，再涂上红霉素软膏。每天湿敷2~3次。

硬结导致疼痛

炎症、缝合线没有吸收等原因造成纤维组织增生出现硬结，引发疼痛。这时可以通过照射红外线进行局部理疗来缓解，还可以用热毛巾湿敷15分钟，每天2次。

剖宫产妈妈：多吃含铁的食物

剖宫产的伤口需要多长时间痊愈

剖宫产分娩后，身体抵抗力较弱或腹部脂肪较厚的新妈妈容易引起伤口感染。另外，有些新妈妈因体质关系，瘢痕会越长越大，不但影响外观，还会有瘙痒的困扰，处理上十分棘手，如果有这种体质，手术后不久应该使用硅胶片，以减少瘢痕疙瘩的发生。

剖宫产不需要拆线，但完全恢复需要4~6周。

排便不要太用力，避免撕裂伤口

术后新妈妈很容易出现排便困难的情况，再加上上火，排便就更吃力，这时千万不要太用力，否则会导致伤口撕裂。可以用些开塞露、香油等来润滑肛门，促进粪便排出。平时适当增加富含膳食纤维和水分的食物。

多吃富含铁、维生素C的食物

剖宫产的新妈妈失血较多，容易患上产后贫血，因此需要多进食含铁丰富的食物。食物中铁的存在形式一般有两种：即血红素铁和非血红素铁。

身体能很好地吸收的是血红素铁，它主要存在于动物组织中，如牛肉、猪瘦肉、肝、肾、蛋黄、血类等；而身体不能很好地吸收的是非血红素铁，它主要存在于植物性食物中，如谷类、豆类、西蓝花、木耳等。

因此，剖宫产妈妈应适量补充维生素C，多吃富含维生素C的食物，以促进铁的吸收。

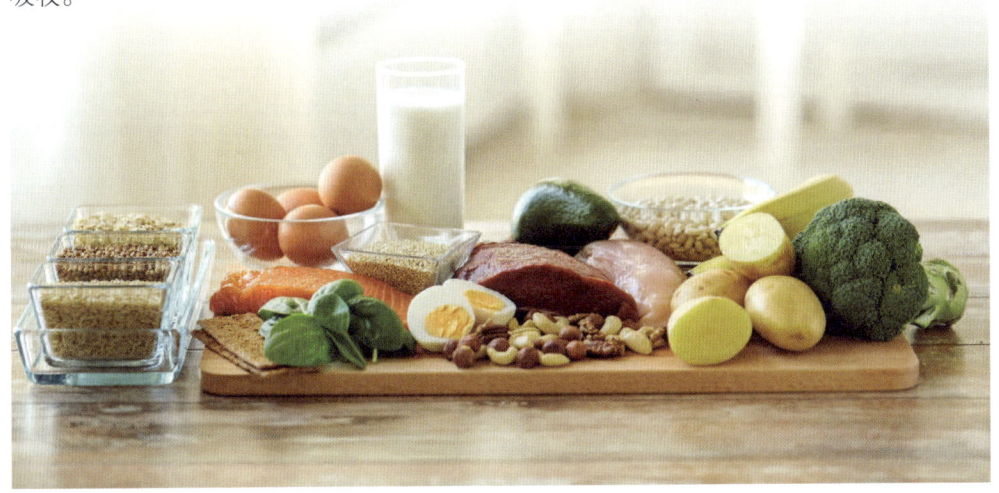

产后第7天：重视夜间喂奶

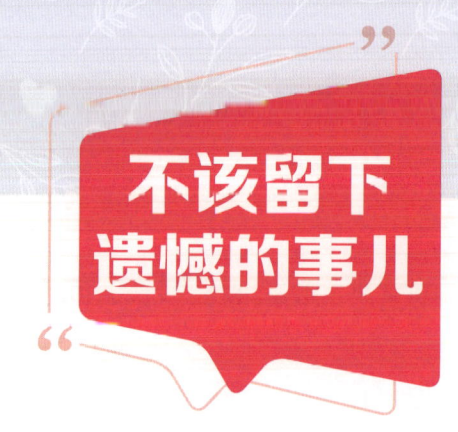

 好遗憾呀 夜里喂奶，奶水喷宝宝一脸而全然不知

宝妈：坐月子的头一周，每天夜里起来喂奶好几次，迷迷糊糊。还好我奶水足，每次宝宝吃一会儿就饱了。一次早晨醒来，发现宝宝脸上有斑斑点点的奶渍，婆婆看到了，说这是奶水喷在脸上了，如果呛到鼻子里就危险了！

 **不留遗憾** 尽快将乳头放到宝宝嘴里，以免喷到宝宝鼻孔里

马大夫：有些新妈妈奶水过于充足，常会自行喷出。给宝宝喂夜奶时，若不能及时将乳头放宝宝嘴里，就会喷得宝宝满脸都是。如果喷到宝宝鼻孔或耳朵里，则很有可能呛到宝宝或引起耳朵发炎，甚至形成奶癣。因此，在喂夜奶的时候，奶水过多的妈妈切记尽快将乳头放到宝宝嘴里，不能迷糊。

 好遗憾呀 因眼花而纠结，传给宝宝坏情绪

宝妈：月子里眼花，听说视力下降要及时配戴眼镜，可我身体虚弱不能出门，一天到晚总是纠结。没想到过段时间自己就好了。不过，回想纠结的那些天，宝宝会不会感觉到呢？

 不留遗憾 眼花注意休息，自然会改善

马大夫：产后由于体内激素变化，可能会出现眼花症状，看电视、读书都会受到影响。这只是暂时的视力下降，平时注意休息，过段时间自然会得到改善。

好遗憾呀 喝太多浓汤，导致乳腺不畅

宝妈： 生完宝宝快一周了，奶水还是很少。婆婆熬了猪蹄汤、鲫鱼汤，而且熬得特别浓，念叨着："浓浓的、白白的汤，正好下奶。"连喝几天，乳汁确实增多了，乳房却更胀了。咨询医生后才知道，浓汤喝多了会阻塞乳腺管！

不留遗憾 产后大补要循序渐进，至少保证产后第1周清淡饮食

马大夫： 凡事过犹不及，新妈妈不要毫无节制地进补高蛋白、高脂肪的食物，以免哺乳初期分泌过多的乳汁，而宝宝又吃不完，导致乳腺管阻塞。同时，产后第1周内，新妈妈的肠胃依然非常虚弱，还未完全恢复，难以承受高浓度的补汤。因此，产后至少第1周要坚持清淡饮食。

好遗憾呀 让宝宝含着乳头睡觉，导致乳头皲裂

宝妈： 坐月子时，宝宝总是哭闹，我又哄不好，唯一有效的办法是让他含着乳头慢慢睡着。结果乳头干涩、痒痛，有了很深的裂纹。检查结果：乳头皲裂。仔细咨询后得知，竟然是宝宝含着乳头睡觉导致的。

不留遗憾 宝宝含着乳头睡觉，一定要及时纠正

马大夫： 宝宝含着乳头入睡，其口水会将乳头浸软，很容易导致皲裂。同时，婴儿鼻腔狭窄，睡觉时常常口鼻同时呼吸，含乳头睡觉将有碍呼吸。此外，若妈妈也睡着了，乳房易把宝宝的口鼻堵住，造成窒息。如果宝宝有含着乳头睡觉的习惯，一定要及时纠正。

妈妈需要注意的事情

衣服要宽大

有些妈妈害怕产后发胖，体形改变，想用紧身的衣服来"约束"身体继续发胖。其实这样的衣服非常不利于血液流畅。新妈妈衣服应宽大，以能活动自如为好。可以购买两件胸前可以开启"口袋"的棉布哺乳衫，不仅便于哺乳，而且文明、雅观，更重要的是秋冬季节可使妈妈免受风寒。

衣服质地把好关

衣服最好选择无刺激性的纯棉制品，一定要舒适保暖，居家服最好是开襟衫，这样穿脱比较方便，也方便喂奶。选择睡衣的时候，最好选择纯棉睡衣，夏天睡衣可以薄一些，但依然要选长袖、长裤。因为妈妈常会半夜起来喂奶，如果穿单薄的睡衣或短袖、短裤，很容易着凉。

哺乳文胸的选择

哺乳文胸专为哺喂母乳的妈妈所设计，减少喂母乳时必须穿脱文胸的麻烦。购买时，要选择柔软的纯棉乳罩，尺寸合适、有钢托的款式。宜购买2~3件文胸，以便换洗。

选对哺乳文胸

纯棉乳罩	可以防止化纤织品的纤维尘粒进入乳腺管，避免由此导致的乳汁分泌、排泄障碍。
尺寸合适	戴过于宽松的文胸，乳房可能会出现下垂的情形；过紧则会阻碍血液循环，易致乳腺管不畅。
选择浅色	浅色不易褪色，容易观察乳汁情况等。

夜间喂奶别迷糊,坐起来

宝宝刚出生可能含不住乳头,这时妈妈可以让宝宝的头部尽量往乳房上方靠一靠,让宝宝的鼻子和乳房有一定的距离,这样可以避免压到宝宝的鼻子而影响其呼吸。夜间喂奶时,妈妈躺着喂奶容易挡住宝宝的鼻孔,所以最好坐着抱起宝宝喂奶,让宝宝仰着头,下颌紧贴乳房,前额和鼻子离乳房远一些。

夜间喂奶能促进乳汁分泌,预防乳腺炎

夜间给宝宝喂奶,可以保证宝宝获取足够的营养。此外,夜间妈妈的身体处于休息状态,而泌乳素在夜间分泌旺盛,经常喂奶,可以刺激母乳的分泌,也可有效预防乳腺炎的发生。

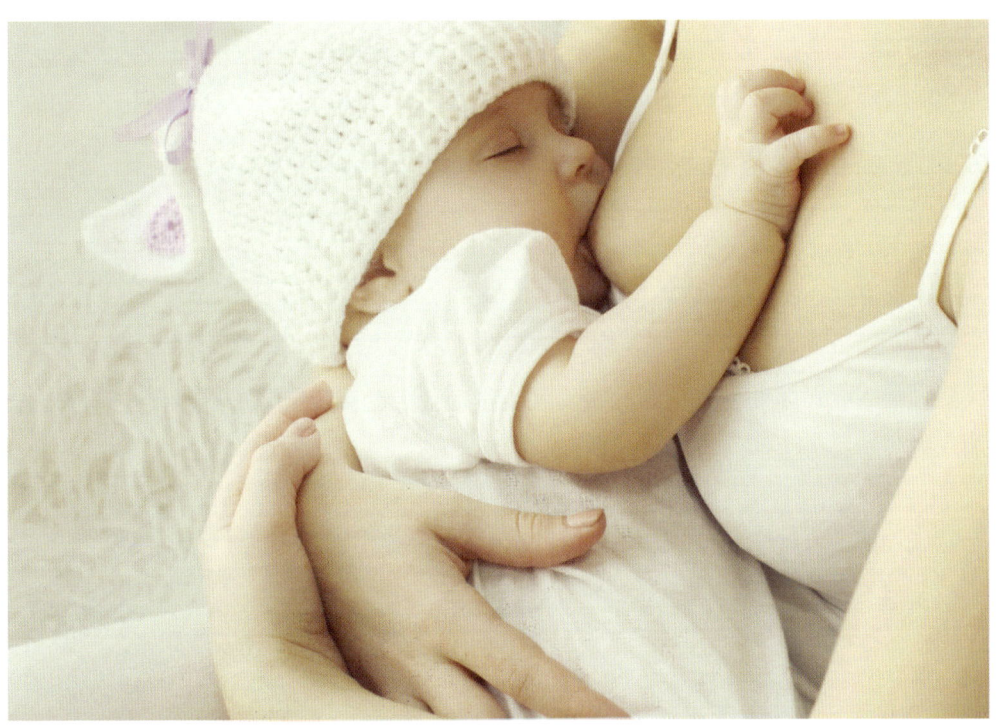

坐位姿势,能避免挡住宝宝的鼻孔,减少意外的发生

饮食均衡胜过大补

很多妈妈这时食欲有所增加,就大肆地吃喝。殊不知,不挑食、不偏食比大补更重要。因为产后妈妈和宝宝均需要均衡的饮食,讲究粗细搭配、荤素搭配,这样既可以保证各种营养的摄取,还能提高食物的营养价值,有利于妈妈身体的恢复。

顺产妈妈：注意清洗会阴

侧切妈妈会阴缝合部位愈合

此时，侧切妈妈的会阴缝合部位基本愈合，子宫缩小到拳头大小，大概2周会完全愈合。愈合慢的，需要1个月左右才能完全恢复。愈合前切忌用力，如提重物、下蹲等应避免，也应避免性生活。

有些恢复状况比较好的新妈妈，伤口已经没有疼痛感了，只是稍微会有些胀。不过大部分新妈妈可能还是会疼，这和个人体质有关，不用太过担心。

可以用盆清洗会阴，但以5分钟为宜

到了产后第7天，新妈妈的宫颈口已经闭合，可以用盆清洗会阴，但也要注意水温和时间的控制。一般来说，水温应控制在37～42℃，时间控制在5分钟为宜，不宜太长，以免导致会阴部疼痛，不利于伤口的恢复。

尤其注意保护腰背和防寒保暖

事实证明，顺产妈妈的身体会比剖宫产妈妈恢复得快一些。但是值得注意的是，顺产新妈妈会耗费很多体力和精力照顾宝宝，从而比较容易出现腰酸背痛的情况，也比较容易遭受风寒的侵袭。

因此，顺产新妈妈月子里一定不要太过劳累，照顾宝宝的事情让家人多分担，以免腰背酸痛；还要注意防寒保暖，哪怕是在夏天，待在空调房里也要时刻注意添加衣物。

喝汤的时候别忘了吃肉

鸡汤、鱼汤、排骨汤含有易于人体吸收的蛋白质、维生素、矿物质，而且味道鲜美，可刺激胃液分泌，提高食欲、促进泌乳，还能补虚补血。可许多人认为营养都在汤里，可以只喝汤不吃肉，其实肉比汤的营养要丰富得多，新妈妈在喝汤的时候也一定要吃肉。

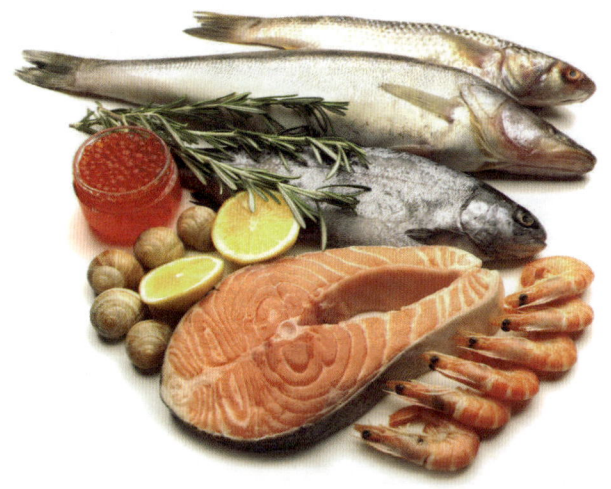

剖宫产妈妈:护理好伤口

照顾孩子主要由家人或月嫂帮助

虽然已经出院了,精神也好多了,但妈妈仍然要注意多休息,照顾宝宝的任务最好还是多由家人或月嫂来帮忙,妈妈要量力而行。

剖宫产妈妈的伤口在好转,有些已经不痛了

由于伤口愈合产生新的结缔组织,会出现伤口瘙痒的情况,这时千万不要搔抓,不要用衣服摩擦,不要用热水烫洗伤口,以免加重瘙痒感或导致伤口感染,以致延缓伤口愈合。新妈妈可以用看书、听音乐等方式转移自己的注意力,来缓解伤口的瘙痒感。

二孩儿妈妈别忽视大宝

如果你是二孩妈妈,不要因为有了小宝而忽视大宝,要和大宝多沟通,让他感受到你对他的爱并没减少,并且要做好大宝的心理疏导,让他开开心心接受小弟弟或小妹妹。

有效阻止产后瘢痕

剖宫产后留下的伤口痕迹就是瘢痕,刚开始瘢痕会有红、肿、痛、痒等反应,但如果养护得好,3~6个月之后瘢痕会慢慢变平、变淡,最后变得不明显。那么该怎样养护呢?

1. 术后要保持伤口清洁,避免感染,术后1个月内避免做剧烈运动,也不要过度伸展或侧屈,以减少腹壁的张力。

2. 当瘢痕开始增生时,会出现痛痒感,特别是在夏天大量出汗时,刺痒会加重,但一定不要用手抓,可在医生指导下涂抹一些外用药物止痒,如氟轻松、地塞米松等。

3. 伤口结痂后不要过早地去揭它,最好让其自行脱落。

4. 在饮食上要注意加强营养,多吃新鲜蔬菜、水果、蛋、奶、瘦肉等富含营养的食物,以促进身体恢复,忌吃辛辣刺激的食物。

产后第 2 周：泌乳多，储存起来

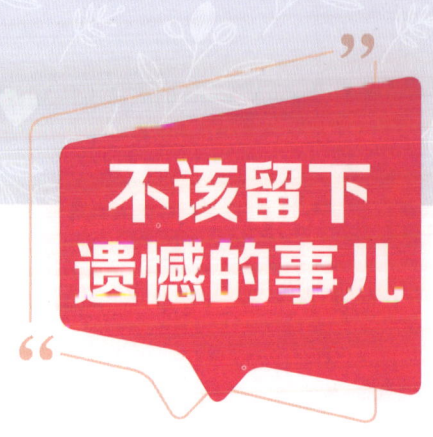

不该留下遗憾的事儿

 将多余的奶水挤出来倒掉了

好遗憾呀

宝妈：坐月子一个多星期了，奶水越来越充足，宝宝吃饱后，感觉还是有点胀，每次都会挤出来一些，随手倒进花盆。后来被表姐看见，她说多余的奶可以储存起来，以后给宝宝喝，为什么这么浪费呢？

 **将奶水储存起来，别浪费**

不留遗憾

马大夫：宝妈产后奶水多是好事，千万不要把多余的奶水倒掉，这样多可惜啊！可以把多余的奶水装进储奶袋里，放入冰箱冷冻起来，以后再给宝宝吃。此外，还可以把奶水收集起来做母乳皂。

 坐浴导致感染

好遗憾呀

宝妈：坐月子第 2 周，恶露少了很多，身体也恢复得不错，洗澡时便坐在浴盆里泡了一会儿。万万没想到，居然导致感染。产后洗澡，真的不是随性而为的事啊！

 **产后 2 周宜淋浴**

不留遗憾

马大夫：产后 2 周宜淋浴，不可坐浴，以免感染；且洗浴时间不宜太久，以 37～40℃的水温最为适宜，时间以 5～10 分钟为宜。洗完注意保暖，赶快擦干身体，及时穿好衣服，并吹干头发，以免受凉感冒。

喝浓茶、咖啡导致贫血

好遗憾呀

宝妈： 产后由于体质原因，没有进行母乳喂养，所以在饮食上没有太讲究。晚上需要照顾宝宝，便经常用茶或咖啡来提神，后来因此而出现了贫血。

产后身体虚弱，不宜喝浓茶和咖啡

不留遗憾

马大夫： 产后不宜喝浓茶，因为茶叶中含有的鞣酸可以与食物中的铁相结合，影响肠道对铁的吸收，从而引起贫血。咖啡中的咖啡因使人精神振奋，不易入睡，影响妈妈的休息和体力的恢复。

没注意交换睡姿，结果患上了乳腺炎

好遗憾呀

宝妈： 产后由于刀口的原因，一直采用侧躺，没注意勤交换睡姿。后来乳房又胀又疼，过了一段时间，疼痛更加严重，只好去医院检查，结果患上了乳腺炎。医生说这个跟睡姿有很大关系。

平躺、侧躺交替进行，以免乳房受压而发胀

不留遗憾

马大夫： 坐月子期间，奶水比较多时要格外注意睡姿。侧躺时间过长容易导致一侧乳腺管不通畅，正确的做法是保持侧躺和平躺交替进行，不要总是保持一个姿势，以免引发乳房胀痛。

妈妈需要注意的事情

开始分泌过渡乳

产后 7~11 天,乳汁量有所增加,脂肪和乳糖含量高,蛋白质含量逐渐减少,乳铁蛋白和溶菌酶保持稳定。

过多的乳汁要吸出来

乳房中剩余的奶水会堵塞乳腺管,严重的会造成乳腺炎,且影响乳房后期泌乳,因此,乳汁分泌过多的妈妈一定要将宝宝吃不完的奶水吸出来。

吸出来的奶水应放在储奶袋里,排尽空气,密封冷藏。

冷藏室

如果 12 小时内喂给宝宝,可放入冷藏室。冷藏室的不同地方的储存时间也是不一样的,具体情况见下表。

冷冻室

如果近期不会食用,可以放冷冻室保存。冷冻室里的不同位置、不同温度的储存时间是不一样的,具体情况见下表。

场所	温度(℃)	时间
冰箱冷藏室(经常开关冰箱门或靠近门的位置)	4	24 小时
冰箱冷藏室(靠里位置,不常打开门的情况)	4	48 小时
冰箱冷冻室(经常打开门)	-15~-5	3~6 个月
冰箱冷冻室(不经常打开门)	-20	6~12 个月
室温	25	4 小时
携带式冰盒	15	24 小时

母乳储存要注意什么

注意母乳抽吸、保存的过程要清洁

冷冻母乳时,不要将容器盛满,乳汁占容器的3/4即可,以防冷冻后乳汁膨胀致使容器破裂。在每个容器外面写上挤奶时间和分量,方便以后喂宝宝食用。

科学解冻母乳,方便又安全

加热母乳

方法一:将解冻后的母乳倒入温奶器快速加热,一般不会破坏母乳营养成分。

方法二:将储奶袋放在装有37~40℃温水的容器中隔水加热。

解冻母乳

方法一:将冷冻的母乳放在冷藏室里,等待母乳慢慢变成液体。

方法二:直接将储奶袋(瓶)放在温水中,隔水缓慢解冻。

冷冻、加热要注意

1. 如果储存奶出现分层现象,可以轻轻旋转容器,使不同成分混合,去除分层现象,但不要剧烈摇动。

2. 温热冷冻母乳过程不宜过快,否则会出现层析和腥味。

3. 注意整个母乳复温过程要清洁。

4. 冷冻过的母乳只能解冻一次,不能来回冷冻、解冻,所以储奶量最好在150毫升左右,宝宝一次能吃完。

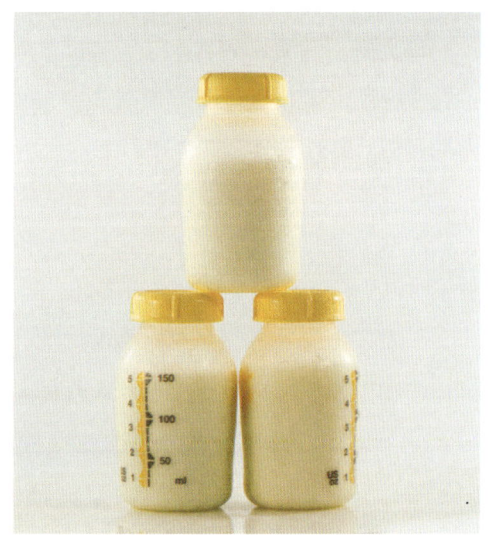

产后第 3 周：刺激奶阵，增加泌乳

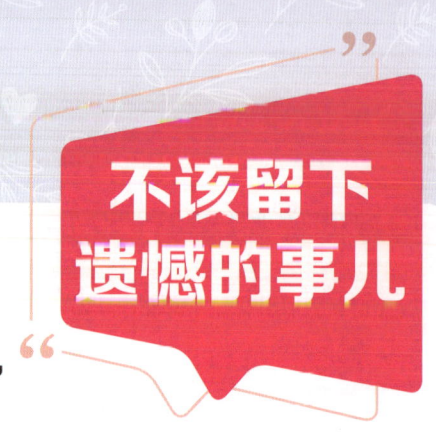

没用奶阵刺激法，直接加了奶粉

好遗憾呀

宝妈：宝宝 3 周时，夜间吃奶的次数有所增加，可奶水不足，宝宝总是不断含上、扯开、非常烦躁。奶奶和姥姥说孩子吃不饱，要给他喂点奶粉，我也同意了。3 个月后，听说奶水不足时可以按摩刺激奶阵，以增加泌乳量，可惜当时自己不知道！

科学刺激奶阵，增加泌乳量

不留遗憾

马大夫：刺激奶阵其实就是刺激乳头。一般来说，宝宝在吸吮乳头时就已经刺激了乳头，不需要特别刺激。但有些宝宝吸吮能力较弱，或者妈妈奶水较少，就需要人为地刺激奶阵。具体方法如下：

1. 洗净双手，全身放松，深呼吸，慢慢吐气。

2. 双手张开，拇指放在乳房上方，其余四指呈 C 状放在乳房下方，左右旋转乳头，且不时以食指触碰乳头最前端敏感处，闭上眼睛，想象宝宝正在吸吮着。

3. 当你感觉乳房突然有微微酥麻感，就表示奶阵来了。如果奶阵来了导致奶流过急，妈妈可用食指和中指一起夹住乳晕上下部位，能减缓流速，避免宝宝呛咳。

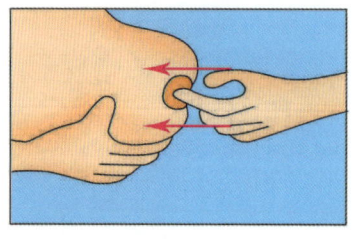
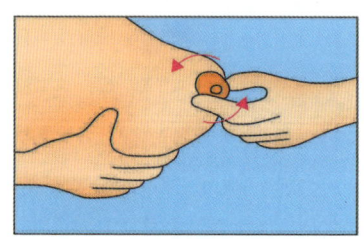

妈妈需要注意的事情

保护好手腕，避免疼痛

现在新妈妈会经常抱着宝宝喂奶，或做些简单的家务，加之玩手机、电脑，这些都会导致手腕过于疲劳，造成手腕疼痛。所以新妈妈要学会抱宝宝的正确姿势，减少玩手机和电脑的时间，多注意休息。如果调整了一段时间后，手腕仍不舒服，应该及时就医，看是否患了肌腱炎。如果是，就需要在医生的指导下进行治疗。

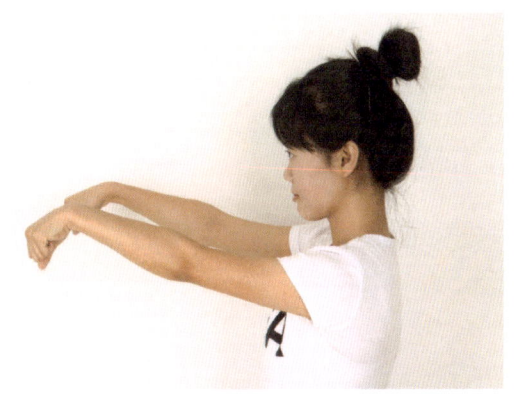

新妈妈平时可以做做手腕操来缓解疼痛

开始分泌成熟乳

宝宝出生14天后，妈妈的乳汁分泌逐渐稳定，这时候的乳汁不仅含有丰富的营养物质，还会根据宝宝不断生长自行调整其中营养物质的含量，被称为成熟乳。要及时喂给宝宝，以促进宝宝健康发育。

如果恶露仍为血性且量多，要去看医生

产后第3周时，通常恶露转为白色，但并未干净，还会持续1~2周的时间，仍需要注意会阴的清洗和保护。

到了第4周，有的新妈妈白色恶露也基本排干净了，变成了普通的白带。但也要注意会阴部位的清洁，勤换内裤。在此期间，如果有的新妈妈恶露仍然呈血性，而且量多，就要去看医生了。

膳食多样化

新妈妈应注重营养摄入的均衡合理，每日膳食中应包括粮谷类、蔬果类、鱼禽类、蛋类、乳类、豆类等食物。每日要保证进食500克以上的新鲜蔬果，并尽量多选用绿叶蔬菜和其他有色蔬菜。膳食中的主食也不能太单一，更不可只吃精米细面。应做到粗细粮搭配，每日应食用一定量的粗粮，保证膳食纤维每天25克。

适当增加补铁补血食物的摄入

新妈妈在产后饮食上一定要注意合理膳食,营养均衡,以供给足够的造血材料,尤其是蛋白质、维生素、铁等丰富的食物。如胡萝卜不仅含有铁质,还含有丰富的胡萝卜素,有助于伤口愈合、滋润皮肤。动物肝脏、动物血和瘦肉是补铁的最佳选择。奶制品、蛋、豆制品也是哺乳期妈妈不可少的。新鲜蔬果中的维生素C可以使植物性食物中铁的吸收率提高2~3倍。

多吃些催乳的食物

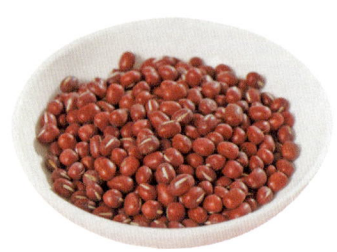

红豆

富含蛋白质、碳水化合物、脂肪、膳食纤维、维生素和各种矿物质,营养价值比较高,具有消肿、止血、催乳的作用,是产后新妈妈进补的理想食材之一。

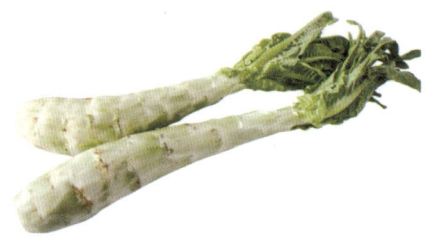

莴笋

"莴笋通乳汁"的功效在李时珍《本草纲目》中已有明确的记载。莴笋富含钾,能促进排尿和乳汁的分泌,维持新妈妈体内水电解质的平衡。

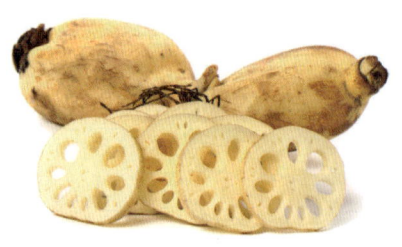

莲藕

能健脾益胃、润燥养阴、行血化瘀、清热生乳。新妈妈多吃莲藕,能及早清除恶露,增进食欲,帮助消化,促进乳汁分泌。

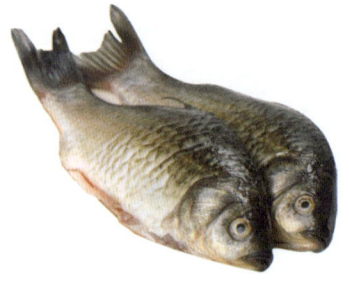

鲫鱼

自古以来鲫鱼就是产妇的催乳补品。炖鲫鱼汤,既补虚又可让新妈妈乳汁充盈。

产后第 4 周：身体基本恢复了

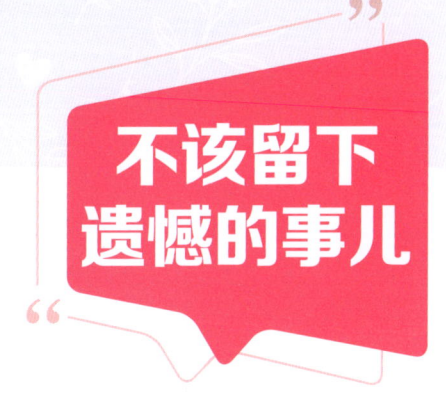

好遗憾呀 节食减肥改变了乳汁的营养成分

宝妈：宝宝满月后，吃奶、睡觉都比较规律了，可我的身材却成了球。平时泌乳量过多，宝宝吃不完，便决定节食减肥。节食计划实施得不错，奶水依然够宝宝吃，心里颇有几分得意。后来听说，哺乳期过度减肥会改变乳汁的营养成分，真是万万没想到啊！

不留遗憾 哺乳期不能节食减肥，宜在宝宝吃辅食后进行

马大夫：一般说来，产后肥胖不可避免。有些妈妈在看到宝宝喂养进入正轨后，便心生减肥的念头，有意控制进食量，特别是脂肪的摄入，这种做法是错误的。脂肪是乳汁中的重要成分，一旦来自食物的脂肪减少，母体会动用自身储存的脂肪来产奶。如果妈妈体内脂肪过度消耗，对自身健康不利。另外，节食减肥也容易使乳量减少。因此，为了宝宝和自身健康，建议妈妈不要节食减肥。如果妈妈想通过节食尽快瘦身，可以在宝宝吃辅食后（产后 6 个月后）进行。

好遗憾呀 害怕被传染，好天气也不出门

宝妈：春季病菌多，满月了也不敢出去溜达，真感觉有些遗憾。后来看闺蜜她们坐月子，也是春季，没满月也照样出门，身体还是棒棒的！

不留遗憾 春季体质好的妈妈可以到室外活动

马大夫：春季，体质好的新妈妈可以到外面走一走，切记要在风和日丽的好天气，时间不宜过长，以不感到疲劳为度。

盲目相信"安全减肥药"，增加宝宝的健康风险

好遗憾呀

宝妈：满月后想减肥，买了一种特殊的"产妇安全减肥药"。用了一段时间才知道，根本没有所谓的"安全减肥药"。虽然宝宝的发育并未受到影响，但依然十分懊悔，现在想起来还难以释怀！

不要相信"安全减肥药"，以免危害妈妈和宝宝健康

不留遗憾

马大夫：有的新妈妈为了恢复身材，又担心普通减肥药伤害宝宝，特意购买了所谓的"安全减肥药"。实际上，安全永远是相对的，没有绝对的。许多"安全减肥药"主要通过让人体少吸收营养、增加排泄量而达到减肥的目的，这样会影响新妈妈的正常代谢，减少营养摄入，影响乳汁质量。同时，药物成分还可能通过乳汁进入宝宝体内，对宝宝健康产生不良影响。

针灸减肥导致乳汁减少

好遗憾呀

宝妈：早就听说，中医针灸疗法可以达到减肥的效果。刚坐完月子就迫不及待地实施了，"躺在床上闭着眼睛扎几针就可以成功减肥"。不过，乳汁减少了，宝宝吃不饱总是哭闹，问过医生后，知道是针灸惹的祸。原本以为针灸减肥是健康的，竟然不适合哺乳期女性！

哺乳期妈妈不适合针灸减肥

不留遗憾

马大夫：很多哺乳妈妈认为中医针灸减肥是健康无害的，其实并非如此。首先，针灸造成的疼痛感会干扰乳汁分泌。其次，实践证明，光明、足临泣二穴有较明显的回乳作用。对于正常母乳喂养的妈妈来说，如果针灸了这两个穴位，会造成乳汁不足。

妈妈需要注意的事情

体力基本恢复

到了第 4 周,新妈妈的子宫基本恢复到骨盆内;食欲经过前几周的调养,也基本恢复到从前的水平了,而且因为要哺乳,还会经常出现饿的感觉;体力也逐渐恢复到孕前,基本上可以按正常的节奏来安排生活了。

适当做一些轻体力的家务活

经过 3 周的喂养实践,绝大多数妈妈已经能够熟练地喂养宝宝,并能相应调整自己的作息时间,尽量和宝宝保持一致,避免了过度劳累,新妈妈的精神状态也有所改善。所以从这周开始,新妈妈可以做些轻体力的家务活,有利于身材的恢复。

别让情绪影响母乳质量

整个哺乳期,妈妈的心情都非常重要,好心情能够促进乳汁的分泌,也有利于宝宝的身心健康。担忧、烦恼、生气、埋怨、抑郁等负面情绪会影响乳汁分泌,而且人在生气时体内会产生一种叫去甲肾上腺素的物质,这种物质进入乳汁后,会影响宝宝的情绪,有可能使宝宝情绪波动大。由此可见,妈妈的坏情绪对妈妈和宝宝的身心健康均不利,因此妈妈要保持愉悦平和的情绪。

注意自我调适

有了宝宝后,妈妈的价值观会有所改变,对自己、对丈夫、对宝宝的期望值也会更接近实际,甚至对生活的看法也会变得更加实际,坦然接受这一切有益于帮助妈妈摆脱消极情绪。做一些自己喜欢做的事情,如看书、听音乐等,在自己的爱好中忘记烦恼。

多吃提高免疫力的食物

新妈妈需要调理自己的身体，增强抵抗力，同时还要将营养加以转化，通过乳汁输送给婴儿。因此必须加强饮食调养，补充足够的营养素。

适当多吃菌菇类食物

菌菇类食物如金针菇、草菇、香菇、猴头蘑、木耳等，不仅热量低，还富含膳食纤维、B族维生素和矿物质成分，能够有效抗癌、促进代谢、降低胆固醇，还能大大提高人体免疫力。

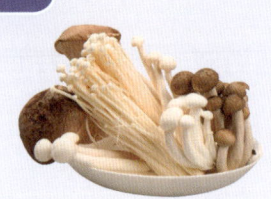

适当多吃含锌、硒的食物

锌能维持细胞膜的稳定和免疫系统的完整性，提高人体免疫功能。锌的绝好来源是牡蛎、扇贝、虾等海产品以及坚果等。硒能提高人体的免疫功能，增强对疾病的抵抗能力，并加强淋巴细胞的抗癌能力，可多吃鱼、牡蛎、肉类、洋葱、鸡蛋、西蓝花、黑芝麻等。

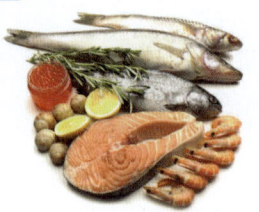

选择富含优质蛋白质的食物

蛋白质是抗体、酶、血红蛋白的构成成分。当人体缺乏蛋白质时，酶的活性就会下降，导致抗体合成减少，进而使免疫力下降。新妈妈补充蛋白质的时候，应尽量选用奶制品、大豆及其制品、瘦肉、鱼类等含优质蛋白质的食物，这些食物相对脂肪含量少，更易被人体吸收，还不易导致肥胖。

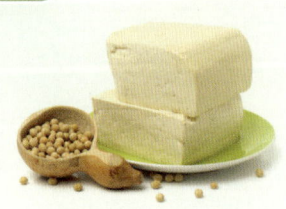

漏奶了？怎么办

对于避免漏奶，目前没有有效的方法。出现漏奶可以采取以下方法处理：
1. 佩戴合适的文胸，将乳房托起，让乳头位置不低于水平，能起到缓解作用。
2. 尽量避免处于会引起条件反射的环境，还可以准备干净毛巾擦拭。
3. 如果漏奶现象比较严重，应及时就医，及时治疗。

产后第 5 周：适当发汗促恢复

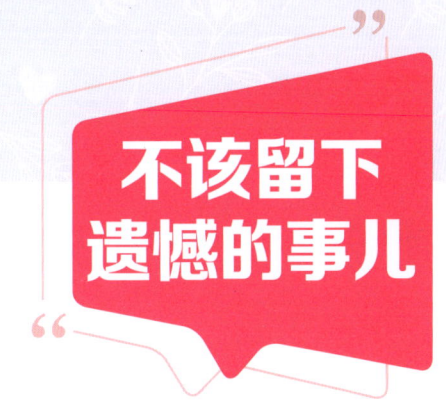

 未经检查确认身体恢复情况，就凡事亲力亲为
好遗憾呀

宝妈：第 5 周还没过完，月嫂离开了，婆婆也回老家了，剩下我自己照看宝宝。自认为身体恢复得不错，便开始从事正常的家务劳动。产后 42 天检查时，结果侧切伤口愈合得并不好。虽然现在身体没出现什么疾患，但想起这件事还是有些不安！

 **产后 42 天检查后，一切正常才能从事家务劳动**
不留遗憾

马大夫：在现实生活中，有的新妈妈认为自己体质好，或因家庭条件限制，很早就下地劳动。这种行为易留下产后疾患：步入中老年后，身体的不良状况会逐年反映出来。所以，新妈妈应在产后 42 天检查证明身体一切恢复正常才能从事家务劳动，但不要进行整理房间、大量清洗的工作，应以做饭、扫地等简单家务为主，这是最安全的。

 满月发汗多捂了一会儿，导致头晕
好遗憾呀

宝妈：满月发汗时，我去了专门提供满月发汗服务的汗蒸馆。反正花钱了，便多捂了一会儿，想趁机排一排体内多年的湿气，结果头晕得不能走路了。老公便开车送我去了医院，医生说是因为发汗时间太长导致的。看来发汗这件事也不能随性啊！

 发汗要控制好时间，以免头晕头痛
不留遗憾

马大夫：满月时如果发汗时间长，容易导致体内津液丢失，会造成脑供血不足，发完汗后会出现头晕的状况。如果时间过长，还会导致类似中暑的情况，出现血压降低、心慌、胸闷、头痛等，所以发汗时间不宜过长，1 小时即可！

好遗憾呀

产后如厕久蹲，增加了子宫脱垂的风险

宝妈：满月后出现了便秘，每次如厕都会蹲很长时间，特别痛苦。一次，站起有些猛，晕靠在墙上好一会儿。为了防止我再次晕倒，老公把蹲便改成了坐便。后来听说产后久蹲易导致子宫脱垂。

不留遗憾

产后尽量避免久蹲，以防子宫脱垂

马大夫：产后尤其是坐月子期间，对于子宫的保护非常重要，否则会给新妈妈带来长久的痛苦，很难治愈。分娩后，新妈妈盆底肌肉的恢复大约需要3个月的时间，因此，在这3个月内，新妈妈最好选择坐位或站位，应尽量避免久蹲，以防子宫脱垂。

好遗憾呀

以为妊娠纹会自动消失，没有进行特别的保健

宝妈：产后以为妊娠纹会自动淡化、消失，便没有特别对腹部、大腿等有妊娠纹的地方进行保健。一年多了，那些难看的妊娠纹还是没有消退。如果当时能咨询清楚，及早进行按摩保健就好了！

不留遗憾

经常做腹部按摩，有助于消除妊娠纹

马大夫：妊娠纹一旦出现，很难彻底自动消失。妊娠纹容易使新妈妈的皮肤变得松弛，严重影响新妈妈的身心健康。因此，新妈妈平时可以经常做做腹部按摩，不但有帮助消除妊娠纹，同时也有利于子宫的恢复。

妈妈需要注意的事情

圆满收尾——满月发汗

中医认为"发汗法"不仅能通经活络、恢复体力,还能调节神经、扩张周围小血管、改善微循环系统。通过发汗既有助于排出体内毒素,还能将体内的寒气驱除体外。所以,产妇可以通过满月发汗达到祛寒排毒、预防月子病的作用。

如何发汗

满月发汗可以去汗蒸馆,也可以在家里。

在家里发汗,需要自制发汗汤

将 1 瓶黄酒倒入砂锅中,放入切好的姜丝和洗净的枸杞子、红枣,大火煮开,改小火熬 10 分钟左右即可(要是感觉姜有点辣,可以适当放一些红糖)。

盖住全身,持续 1 小时

妈妈喝完发汗汤后,要保证全身上下除了眼睛以外的地方都要盖起来,关上门窗,不要有风。发汗时间控制在 1 小时即可。

随时给补充水分

因为新妈妈发汗时盖得比较多,加上喝了发汗汤和房间不通风,所以要有专人陪着才可以,要随时给新妈妈补充水分。

第二天再洗澡

发汗结束后不要着急从被窝中出来,等汗落了再出来。为了防止洗澡时着凉,建议第二天再洗个热水澡。

汗,发透了吗

发汗时你会感到毛孔都是张开的,感觉汗水是从身体里流出来的,好像身体里那些寒气什么的都随着汗水带出来了,而且是从胃部向着头和脚的方向发的。

注意营养补充，应对脱发

绝大部分的新妈妈会或多或少地发生产后脱发，这是由生产后激素水平骤然变化所引起的，同时也与饮食相关。针对这种问题，新妈妈应该注意平衡膳食，多吃新鲜蔬菜、水果、海产品、豆类、蛋类等，以满足头发对营养的需求。

当肾中精气旺盛、髓海充盛时，头发就长得浓密而有光泽。

多吃些补肾养发、强筋壮骨的食物

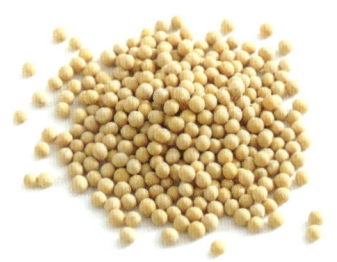

黄豆

黄豆含有丰富的蛋白质和大豆卵磷脂，可以滋阴养肾。

食用指导： 黄豆可与猪蹄搭配食用，或者和其他豆类搭配做豆浆，滋补效果会更强。

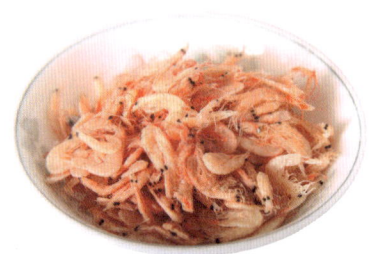

虾皮

素有"钙的仓库"之称，是物美价廉的补钙佳品。可补肾，理气开胃。

食用指导： 炒菜、煮粥或做汤的时候放一些虾皮，不仅可以调味，还可起到理气开胃的作用。食用前，先用温水浸泡20分钟，再换2～3次水，以去除多余的盐分。

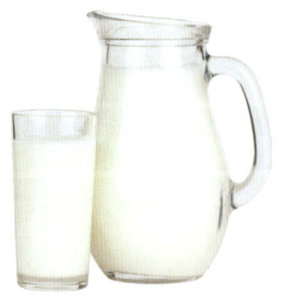

牛奶

牛奶含有丰富而全面的营养，其蛋白质和钙的含量和质量是其他食物无法比拟的。牛奶中的乳糖能促进钙的吸收，牛奶中的磷含量也较适宜。

食用指导： 早餐时和临睡前是喝牛奶的最佳时机。或者煮粥的时候加入一些牛奶会更营养。

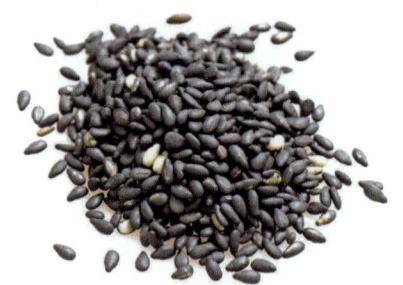

黑芝麻

黑芝麻可生津通乳、强身体、抗衰老，适合身体虚弱、乳少的新妈妈食用。

食用指导： 芝麻仁外面有一层稍硬的膜，碾碎后才能保证人体吸收到营养，整粒的芝麻应加工后再吃。

产后第6周：按摩乳房，适量运动

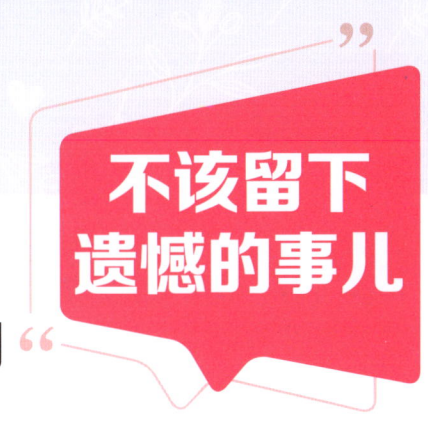

因担心乳房下垂而影响了哺乳时的心情

宝妈： 我的乳房原本就不是很挺，担心频繁的哺乳会导致乳房下垂。加之听说朋友因担心身材走样而放弃母乳喂养，我每次喂奶都很矛盾。现在宝宝断奶了，乳房倒是没下垂，但当时那种心情应该会对泌乳产生一定的影响！

正确的喂奶姿势可防止乳房变形

马大夫： 新妈妈一旦产生某些困惑，要及时与医生或专业人士沟通，以免矛盾、困惑的心情让自己越来越压抑。喂奶时姿势是否正确，对于防止乳房变形、减少乳头肿痛有很大关系。坐位喂奶时，妈妈应用一只手的拇指和四指呈"C"形张开，托起整个乳房送给宝宝；并注意应将宝宝往乳房的位置抱，让宝宝整个身体靠着你，而不是你的身体往前倾。同时，一定要避免压迫到乳根，因为这样很可能会使乳腺阻塞。

哺乳结束时，不要强行用力拉出乳头，以免引起局部疼痛或皮损，妈妈可以用小手指轻轻地从宝宝的嘴角插入，并迅速地将手指放入宝宝上下牙槽突龈缘组织之间，直到宝宝松开为止。

好遗憾呀 认为来月经时奶水没营养，给宝宝喝了奶粉

宝妈：生完宝宝一直坚持母乳喂养，第6周来了月经，本来没当回事。婆婆发现我买了卫生巾，问我是不是"大姨妈"回来了。我点头承认，婆婆说道："这几天奶水脏了，没营养，暂时给宝宝喝奶粉吧，等月经过后再正常喂奶。"婆婆是过来人，我虽有些怀疑，但还是照办了。现在才知道当时应坚持母乳喂养。

不留遗憾 月经对乳汁质量没有影响，正常喂奶就好

马大夫："大姨妈"一般在产后6~8周恢复，也有在产后1~1.5年才恢复的（因人而异）。而"大姨妈"来了，并不影响喂奶。因为奶是气血生化而成的，上行是乳汁，下行是经血。而人的气血是有限的，当妈妈来"大姨妈"时，会导致乳汁分泌减少，但来"大姨妈"这段时间的乳汁营养是没有改变的，所以不影响喂奶。

好遗憾呀 过早穿高跟鞋，导致腰酸背痛

宝妈：女儿一个半月了，有婆婆照顾，我身体恢复得不错，某日天气不错，一大早便踩着"恨天高"跟闺蜜逛街去了。然而一天下来，便觉得腰酸腿痛，晚上用热水泡脚按摩后才解乏。后来去医院咨询得知，过早穿高跟鞋会影响子宫、韧带的正常恢复。真不该为了美而冒这么大的风险啊！

不留遗憾 别急着穿高跟鞋，以免影响子宫和韧带正常恢复

马大夫：新妈妈产后不要急于换上心爱的高跟鞋，因为过早穿高跟鞋对身体会有以下几个方面的伤害：

一是对子宫：穿高跟鞋使身体前倾，加重骨盆的压力，骨盆两侧被迫内缩，进而影响子宫正常恢复。

二是对韧带：产后，女性的足部、骨盆及腰部的韧带处于一种相对松弛的状态，至少需要3个月才能恢复到正常水平。产后过早穿高跟鞋，很有可能会加重腰部及骨盆肌腱和韧带的劳损。

妈妈需要注意的事情

平时注意挺胸，有助于提升胸部

新妈妈平时要注意日常的走姿、坐姿、站姿，甚至喂奶、换尿布等的姿势，不要塌胸佝背，对于预防胸部下垂有着重要作用。因此，一定要尽量保持姿势的标准。比如在推着童车散步时，要经常保持挺胸的姿势，这样对提升胸部有一定的效果。

简单按摩防止下垂

女性孕期乳腺生长，乳房内的血管也变得粗大，乳房不仅向前推高，也向两腋扩大。分娩后，支撑乳房的韧带和皮肤因为长时间拉扯很难短时间复原，再加上哺乳的影响，此时若不注意乳房的保护，乳房会下垂。按摩乳房能够促进胸部淋巴和血液循环，紧实胸部肌肉，加强支撑力，让胸部越来越挺。

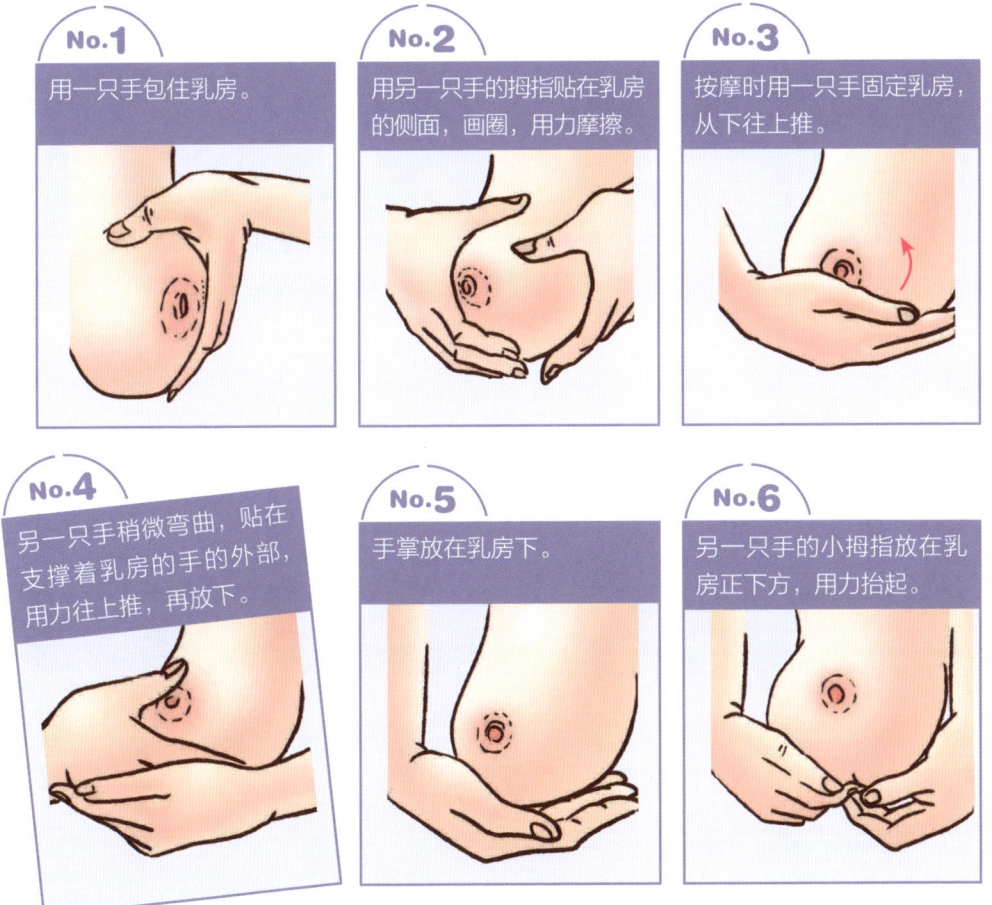

重视产后 42 天检查

妈妈在产后 42 天要及时去医院检查，这样可以让医生准确了解妈妈的身体恢复情况。如果发现异常，可以及时治疗，防止留下后遗症。有些妈妈初为人母，忙得焦头烂额，抽不出时间做检查，这是不对的，因为拥有了健康的身体，才能更好地照顾宝宝。具体的检查项目依据各医院情况而定，通常包括以下几方面：

全身检查

包括称体重、量血压、血常规检查、尿常规检查及了解哺乳情况。如果医生发现新妈妈有体重过重、贫血、感染等情况，会及时治疗，并给予生活上的指导。孕期有高血压、糖尿病、心脏病等内科并发症的新妈妈，产后复查时还应到内科做相应检查。

妇科检查

通过妇科内诊、B 超及阴道分泌物检查，观察子宫、宫颈是否已恢复至非孕状态，有没有阴道炎症等。

盆底肌功能检测

怀胎十月及分娩都会给盆底肌肉、韧带等组织造成不同程度的损伤，容易出现漏尿、子宫脱垂等盆底功能受损的症状。如果盆底功能受损不及时治疗，就会严重影响女性以后的生活质量。

宝宝要做的检查

新手爸妈提前准备好在生活中遇到的问题，及时向医生进行咨询。通过体检，医生会给宝宝做一个总体的评估。此时，新手爸妈千万别错过咨询相关育儿问题的机会，并做好记录。一般来说，宝宝第一次体检的检查项目主要包括身长和体重两大方面。

常规检查

1. 身长：应该增长 4～6 厘米。
2. 体重：应该增长 1000 克左右。
3. 头围：应该增长 2～3 厘米。
4. 心肺检查：听心跳、肺部呼吸声是否正常。

神经系统检测

1. 运动发育能力

竖头：拉住宝宝手臂让他坐直，观察其是否能够自己通过颈部的力量，将晃动的头部竖直固定住。

趴抬头：让宝宝俯卧，看他是否能够依靠肩部和颈部的力量，抬起头来。

2. 神经反射能力

出生反射的消失：如拥抱反射、握持反射等应该在宝宝出生后 3 个月内逐渐消失，是检测大脑发育的一个指标。如果大脑发育不良，这些反射就会一直存在。

行为反射的建立：检查宝宝是否能够集中注意力、是否能够注视人、是否能够对喜欢的物体追视。

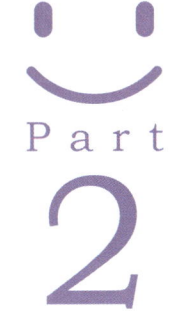

Part 2

也许月子病正悄悄靠近你,防与治是关键

产后便秘

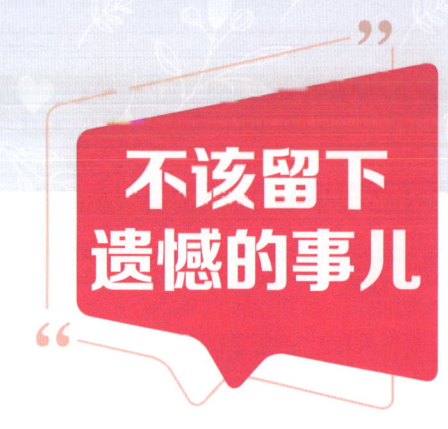
不该留下遗憾的事儿

好遗憾呀 肉多、蔬果少，不仅造成便秘，还影响乳汁质量

宝妈： 生完宝宝后，由于胃口好，我就顿顿都是大鱼大肉，蔬果、奶类的摄取量相应减少了。结果不仅加重了便秘，乳汁质量也不是太好。自己遭罪不说，还连累了宝宝。

不留遗憾 适当多吃蔬果、奶类，防治便秘

马大夫： 有些新妈妈在月子里过度进补，恨不得每天吃一只鸡，对蔬菜、水果却敬而远之。这种高蛋白、低纤维、低维生素的饮食很容易造成产后便秘，还会导致乳汁缺乏宝宝发育必需的微量元素和维生素，反而影响乳汁质量。因此，均衡饮食，适当多摄取蔬果、奶类，能保证乳汁营养全面，还能防治便秘。

好遗憾呀 不了解自己体质，一味进补，造成便秘

宝妈： 产后身体特别虚，老公特意买回人参、鹿茸等给我补身体。可没吃几天就明显感觉排便困难。问过医生才知道，这些补品需要分体质进补，不是每个人产后吃这些都能补虚损。唉，当时真应该咨询清楚再决定吃不吃！

不留遗憾 进补之前要咨询，以免适得其反

马大夫： 产后大出血的新妈妈服用参汤是没问题的，但并不是所有的新妈妈都适合。人参、鹿茸等补品一定要根据体质有选择地进补，事先最好咨询医生。对于那些体质比较燥热或属于阴虚体质的人来说，进补后反而会伤津，引起便秘，尤其是在炎热的夏天，进补更要谨慎。

产后为什么会便秘

产后妈妈经常会出现便秘,可能会引起产后疼痛,甚至诱发痔疮,所以预防和调理产后便秘是非常重要的。而引起产后便秘的主要原因有以下几点:

1. 妊娠期子宫不断增大,使腹部过度膨胀,造成产后腹直肌、盆底肌松弛,导致排便无力。另外,产后体质虚弱或手术后有伤口,都容易造成排便力量减弱。

2. 月子期胃肠功能减弱,肠蠕动减慢,肠内容物在肠内停留时间长,使水分过度吸收造成大便干结。

3. 月子期卧床时间多,活动量减少,影响直肠的蠕动,导致便秘。

4. 饮食结构不合理,过分注重产后补养,大鱼大肉吃得多,蔬菜、水果吃得少。

饮食原则

1. 月子里多喝汤、多喝水,不仅可以帮助多产奶,还有助于软化大便。

2. 适当多吃富含膳食纤维的食物,如香蕉、番茄、白菜、萝卜、芹菜、竹笋、豆角、糙米、玉米等。膳食纤维吸水膨胀,可刺激肠道蠕动。

3. 适当增加脂肪摄入,如植物油、坚果等。因为脂肪有润肠的作用,有利于排便。另外,脂肪也有助于乳汁分泌。

4. 适量多食用易产气的食物,如洋葱、萝卜、土豆、红薯、豆类等。这些食物进入肠道,在正常细菌作用下会发酵产气,促进肠胃蠕动,加速排便。

常按按天枢穴,促进排便

天枢穴可以增强肠胃蠕动,促进排便。用拇指指腹按压天枢穴,同时向前挺出腹部并缓慢吸气,上身缓慢向前倾,呼气,反复做5次。

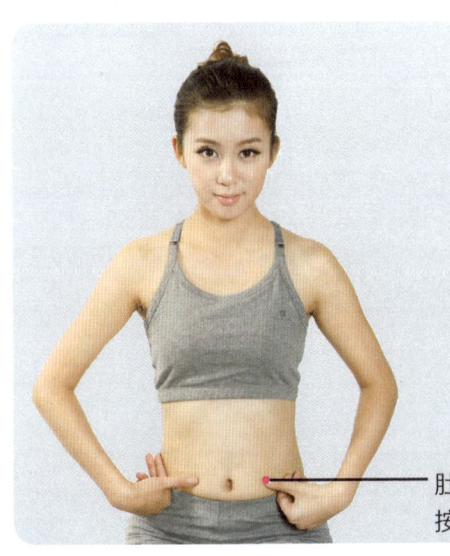

肚脐旁开3横指(2寸)处,按压有酸胀感即是。

重点推荐食物

燕麦
富含膳食纤维,可以润肠通便,避免产后便秘。

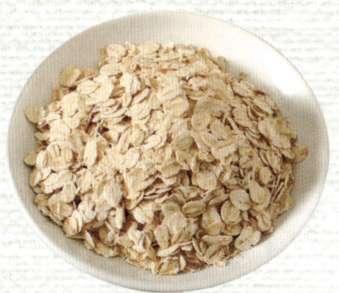

土豆
富含淀粉、钾、膳食纤维,饱腹感强,能促进胃肠蠕动,防治便秘,辅助降压。

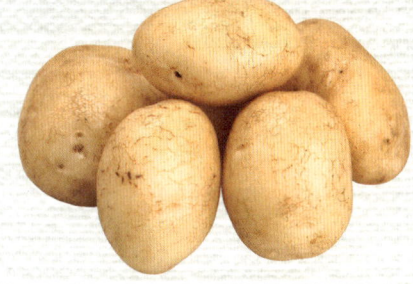

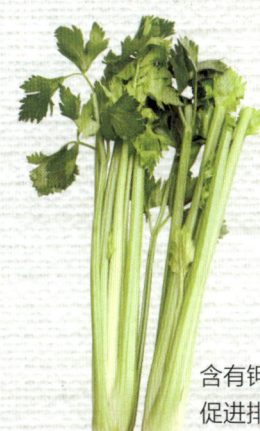

红薯
含有丰富的淀粉、膳食纤维、胡萝卜素等,可以保护眼睛,还能改善便秘、预防结肠癌等。

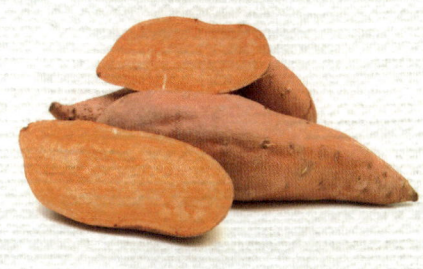

芹菜
含有钾、膳食纤维、镁,可促进排便,预防便秘。芹菜含钠较多,所以烹制时要少放盐。

绿豆芽
含有丰富的膳食纤维,能有效缓解便秘,及时排空肠道内的宿便,并能起到减少脂肪堆积,有利于产后身材恢复。

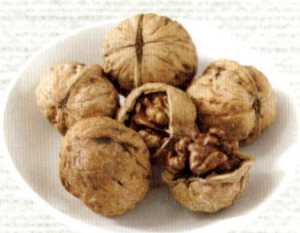

核桃
核桃中所含的油脂有助于润肠通便,缓解便秘。

芹菜肉丝粥

材料 大米、瘦肉各50克,芹菜150克。
调料 盐适量。
做法

1. 大米淘净,加水煮粥;芹菜洗净,切成小段;瘦肉切成细丝,用盐腌渍。
2. 大米煮熟后,放肉丝和芹菜段,小火煮5分钟即可。

功效:芹菜富含膳食纤维,不仅可以起到缓解便秘的作用,还具有降血脂等功效。与瘦肉熬粥食用,易于消化吸收,还能补充蛋白质和微量元素。

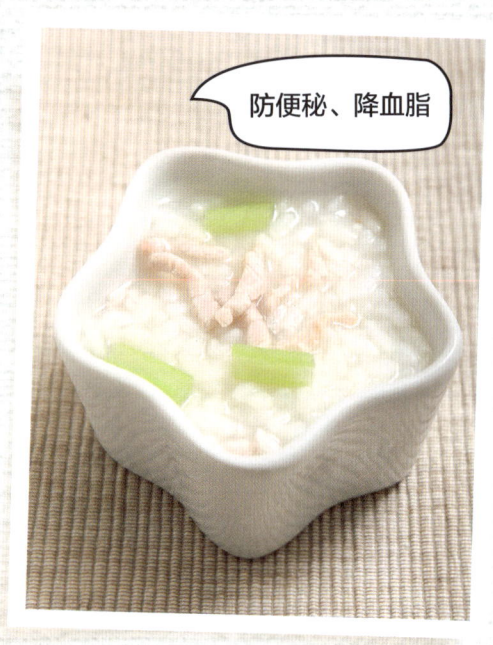

防便秘、降血脂

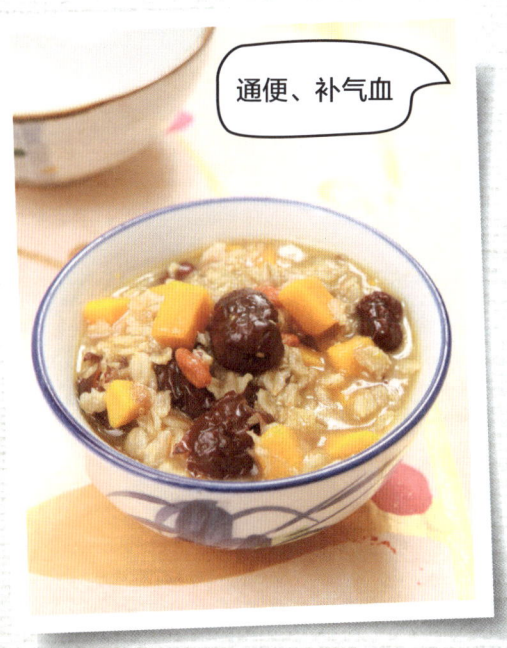

通便、补气血

南瓜红枣燕麦粥

材料 南瓜300克,燕麦片50克,红枣6个,枸杞子10克。
做法

1. 将南瓜去皮、去瓤后切小块;红枣、枸杞子洗净,红枣去核。
2. 砂锅中放入适量水,倒入切好的南瓜块,煮开后再煮20分钟左右。
3. 放入燕麦片、红枣、枸杞子,续煮10分钟左右即可。

功效:这道粥不仅富含膳食纤维,有利于润肠通便,还能补充丰富的维生素和矿物质,可补气血,且口感香甜。

产后贫血

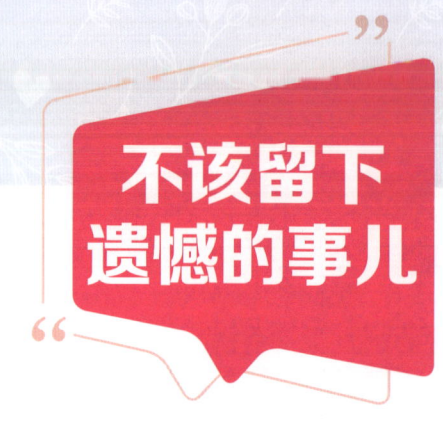
不该留下遗憾的事儿

好遗憾呀

通过喝红糖水来补血，效果甚微

宝妈：产后轻微贫血，以为喝红糖水对补血有效，一连喝了好几天，但没什么效果。后来才知道，红糖只是能刺激机体造血的功能，补铁补血还得靠动物性食物。唉，方法不对，白白坚持了那么多天！

不留遗憾

红糖可刺激造血功能，而造血材料首选动物性食物

马大夫：很多妈妈都以为喝红糖水可以补血，实际上，红糖中补血的有效成分并不多。产后贫血的妈妈可以适当多吃动物肝脏、牛肉、动物血等动物性食物来补血。注意动物肝脏不能多吃，每周1~2次，每次30~50克为宜。

好遗憾呀

贫血好转便停服铁剂

宝妈：产后出现贫血，按照医生的指导补充铁剂。补充了一段时间，乏力、心慌、胸闷等症状有了很大改善。满月后去娘家小住，忘记带铁剂了，便间断了，见没什么不良症状，回家后也没再补充。可突然有一天又开始心慌气短，问过医生才知道，服用铁剂是不能间断的！

不留遗憾

服用铁剂，症状稳定也不能轻易间断

马大夫：贫血新妈妈根据医生指导服用铁剂，症状改善或稳定后即停止服用是非常错误的。这样很容易造成贫血情况再次出现。正确的方法是服用铁剂治疗缺铁性贫血，直到贫血症状稳定后，再继续服用铁剂6~8周，以补充体内的储存铁。

产后贫血的原因和后果

经历了分娩,很多新妈妈都会出现产后贫血的情况。这些妈妈在孕期可能就患有贫血,孕期没有治愈,延续到产后就变成了产后贫血。还有就是分娩时大量失血,加上产后没有得到及时合理的营养补充,也容易导致产后贫血。

病情较轻的新妈妈会出现面色苍白、头晕、乏力、食欲缺乏等症状,病情较严重的新妈妈可能出现全身乏力、头晕、心悸、食欲缺乏、呼吸短促、抵抗力下降、畏寒等症状。如果新妈妈产后持续贫血,会导致身体虚弱和营养不良,还会导致乳汁分泌不足,且乳汁中含铁量减少,进而影响宝宝对营养的吸收,不利于宝宝的健康。

轻度贫血的调养

一般医生会结合新妈妈出现的头晕、面色苍白、乏力等症状,通过抽血检测判断是否贫血。当孕妈妈血常规检查中 Hb(血红蛋白)<110 克/升,则诊断为贫血。$90 \leq Hb<110$ 为轻度贫血,$60 \leq Hb<90$ 为中度贫血,$30 \leq Hb<60$ 为重度贫血。如果新妈妈是轻度贫血,可以采取以下措施补铁:

多吃补血的食物

新妈妈平时要多吃些富含蛋白质、铁、铜、叶酸、维生素 B_{12} 的食物:
1. 动物肝脏不仅含铁量高,而且吸收也好,如猪肝、鸡肝、牛肝、羊肝等。
2. 吃些黄绿色的蔬菜,这些蔬菜富含铁质和叶酸,而叶酸能促进造血,如菠菜、胡萝卜、西蓝花等。

搭配维生素 C,提高对铁的吸收

维生素 C 可以帮助铁质的吸收,有助于改善新妈妈贫血症状。富含维生素 C 的食物有菠菜、西蓝花、鲜枣、猕猴桃等,但新妈妈吃水果时最好用温水泡一下。

重度贫血的应对

如果妈妈是重度贫血,应在医生的指导下服用铁剂。也可以吃孕期剩下的铁剂,但不要吃过保质期的铁剂。必要时应及时住院输血治疗。

重点推荐食物

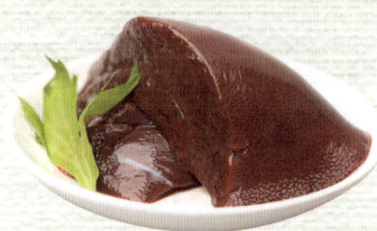

猪肝
富含铁质,还含有一般肉类没有的维生素C,能有效补铁。

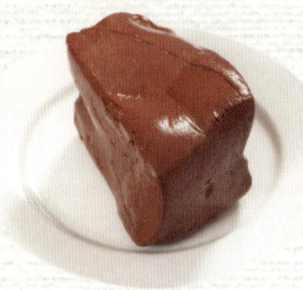

猪血
防治缺铁性贫血,还能解毒润肠,适合产后消化能力较弱的妈妈补铁补血。

牛肉
铁、锌、磷、维生素B_{12}含量较高,有助于改善产后气血两亏、中气不足的症状。

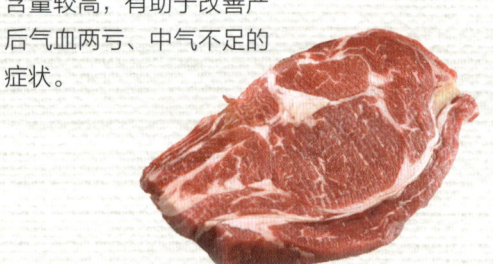

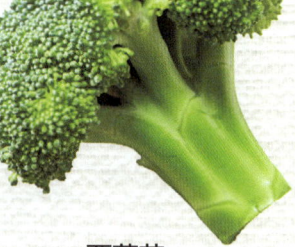

西蓝花
维生素C含量极高,既能促进铁吸收,还能补脾和胃。

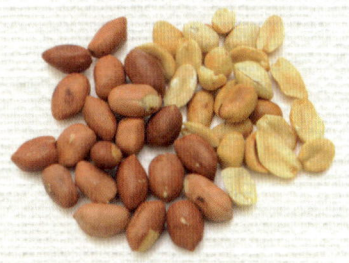

花生
能养血止血,可辅治贫血、出血,还有养胃、生乳等作用。

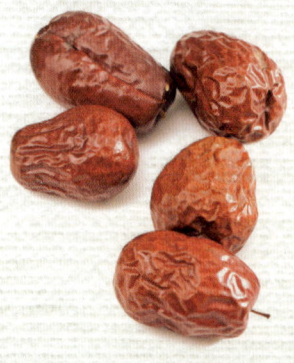

红枣
能补益脾胃、补血益气,可预防新妈妈贫血。

菠菜猪肝粥

材料 大米、新鲜猪肝各60克，菠菜100克。
调料 盐1克。
做法

1. 猪肝冲洗干净，切片，焯水后捞出沥水；菠菜洗净，焯水，切段；大米淘洗干净，用水浸泡30分钟。
2. 锅置火上，倒入适量清水烧开，放入大米大火煮沸后改用小火慢熬。
3. 煮至粥将成时，将猪肝片放入锅中煮熟，再加菠菜段稍煮，然后加盐调味即可。

功效：猪肝和菠菜都含有丰富的铁，产后新妈妈食用这款粥可以补铁补血，预防和改善缺铁性贫血。

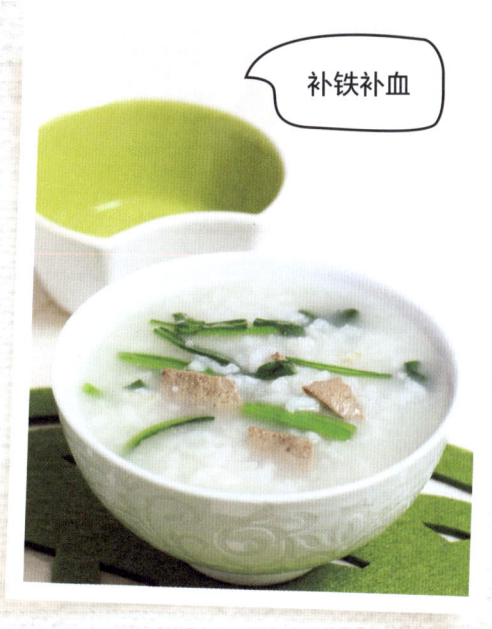

补铁补血

红枣党参牛肉汤

材料 红枣4枚，党参15克，牛肉200克。
调料 盐3克，姜片10克，香油少许，牛骨高汤适量。
做法

1. 红枣洗净，去核；党参、牛肉分别洗净，切片。
2. 将红枣、党参片、牛肉片放入锅中，放牛骨高汤，加姜片，大火烧沸，然后改用中火煲1小时，加盐调味，滴上香油即可。

功效：红枣、牛肉含铁较多，有补血功效；党参能改善造血功能。红枣党参牛肉汤既能补血、增强造血功能，还能增强体质。

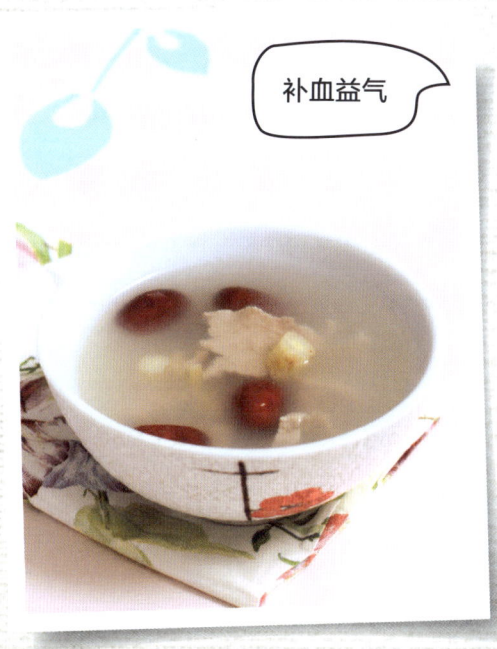

补血益气

产后失眠

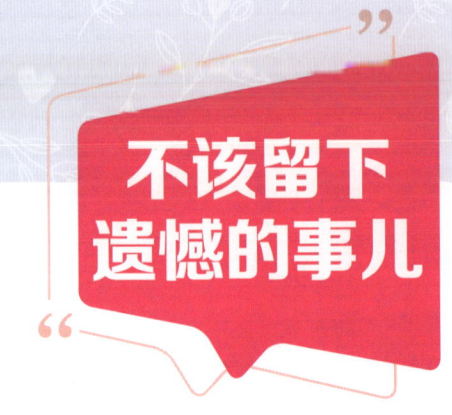
不该留下遗憾的事儿

 好遗憾呀 治疗失眠太过心急，反而加重失眠

宝妈：产后失眠严重，看见床就害怕。医生说是性格的问题，我当时很不解，觉得自己就是生病了，身体某个部件出了问题，如果有剂灵药把那个部件修复好，我就可以好好睡觉了。但越是急于治失眠，失眠就越严重。

 **不留遗憾** 做些力所能及的事情分散注意力，有助于缓解失眠

马大夫：平时对宝宝多些关注，对老公及家人多些关心，身体状况允许的条件下，可以买买菜、做做饭，心情放轻松一些，失眠自然会有所缓解。有失眠症状的新妈妈不要刻意跟失眠"较劲"，为了对付失眠而放弃原本正常的生活，这样只会扰乱生物钟，适得其反。

 好遗憾呀 大费周折地治疗失眠，费时费钱没效果

宝妈：当初坐月子失眠，怕耽误照顾宝宝，于是尝试请心理医生来催眠，费时费钱，没效果；后来又买了很多保健品，一开始有效，时间一长，仍然睡不着。如今看表妹坐月子似乎格外轻松，她睡前半小时通常是做做按摩、听听音乐，说这样能缓解失眠。回想我以前的大费周折，真是治得好不如治得巧啊！

 **不留遗憾** 适量锻炼、睡前休闲，可缓解失眠

马大夫：新妈妈不要迷信保健品、安眠药，这些会对身体产生不良反应。也不要整天忙个没完，给自己留点时间，适量锻炼、坚持散步等，以提高睡眠质量。此外，睡前听听音乐、做做按摩也有助于放松身心，缓解失眠。

产后为什么容易失眠

分娩后,新妈妈由于精神紧张、兴奋、抑郁、焦躁、烦闷、体内激素水平变化等因素,很容易导致失眠。有的新妈妈因发生产褥期感染或大出血等,可能出现精神方面的异常改变,比如情绪不稳、烦躁不安、失眠多梦等。此外,晚餐过饱、睡前饮茶和咖啡,这些不良生活习惯也会造成失眠。

产后失眠如何调养

营造舒适的睡眠环境

新妈妈的卧室照明不要太亮,隔音效果要好。保证适宜的温度和湿度,防止过闷、过于干燥。

睡前 2 小时吃点助眠食物

饮食习惯的改变也会影响新妈妈的睡眠质量。如香蕉、温牛奶、百合红枣汤、小米粥、菠菜、核桃等都有助于改善睡眠。晚饭尽量避免摄入过多甜食和肉类,如巧克力、奶油蛋糕、红烧肉、炸鸡腿等,以免影响肠胃蠕动,或产生胀气而影响睡眠质量。

听音乐

若就寝后半小时之内还无法入睡,不妨听一些舒缓优美的音乐,让自己完全放松下来。

泡脚与穴位按摩

睡前热水泡脚,同时按摩穴位,可提高足浴效果,促进睡眠。

失眠穴:在足跟中间,足底纵向中线与内外踝尖连线的交点处即失眠穴。用拇指或食指指腹用力按压失眠穴3~5分钟,以略感疼痛为宜。然后握拳,按压失眠穴周边20~30次。

三阴交穴:内踝尖上3寸,胫骨内侧面后缘凹陷处即三阴交穴。用拇指指腹用力向下按压三阴交穴1~3分钟,以有酸胀感为度,可安神定志、促进睡眠。

适量锻炼

白天天气好的时候,可以带宝宝到户外散散步,调节身心的同时,还能促进血液循环,产生适当的疲劳感,更有利于睡眠。

睡前做些舒缓运动有助于改善睡眠,而且能提高睡眠质量。最佳的锻炼时间是睡前2小时左右,这样既不会使人太过兴奋,又有利于能安然入睡。建议睡眠质量差的新妈妈每天至少要保证有半小时的运动时间,这样才有效果。

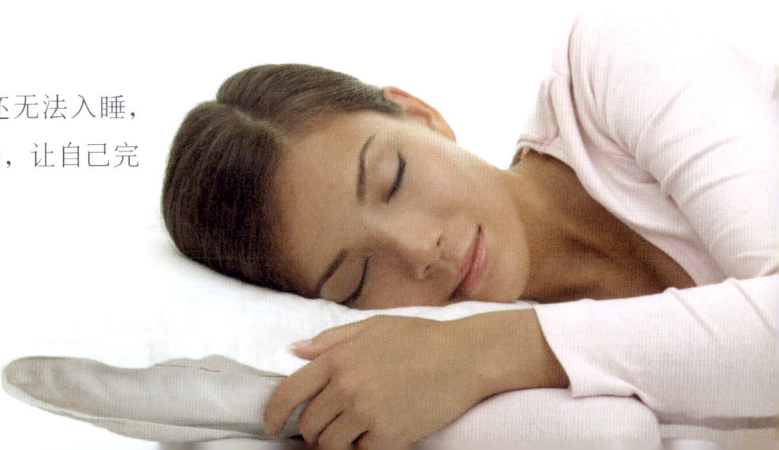

重点推荐食物

莲子
含有的莲心碱、芦丁等成分有养心安神的作用。睡前可将莲子煮熟加适量白糖食用。

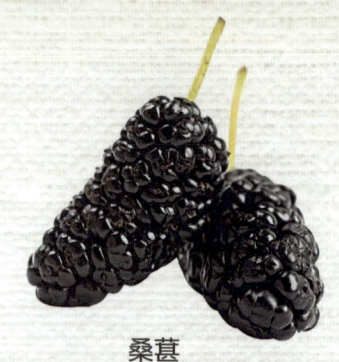

桑葚
能安神明目，常用来改善阴虚阳亢引起的眩晕失眠。取桑葚煎汁，熬成膏，加蜂蜜适量调匀。每次1~2匙，温水冲服。

阿胶
阿胶养血补血效果明显，非常适合产后血虚引起的头晕目眩、面色苍白、心悸失眠、小腹隐痛的新妈妈服用。

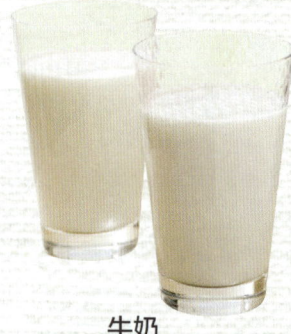

牛奶
含有的色氨酸有抑制大脑兴奋的作用。一杯牛奶有很好的安眠作用，可使人较快地进入梦乡。

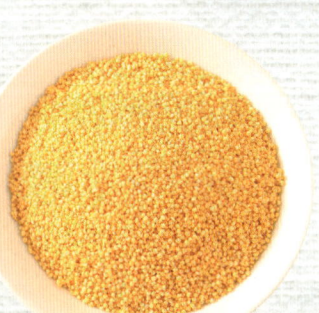

核桃
核桃是滋养健脑佳品，可辅治神经衰弱、健忘、失眠多梦和饮食不振。

小米
小米中B族维生素的含量丰富，还含有大量的色氨酸，色氨酸能促使大脑细胞分泌五羟色胺，后者能使人产生睡意。

冰糖银耳莲子汤

材料 去心莲子 80 克，干银耳 15 克。
调料 冰糖 10 克。
做法

1. 莲子泡发后用温水洗净，倒入碗中，加入沸水没过莲子，上屉蒸 40 分钟，取出备用。
2. 银耳用温水泡软，待其泡发后，去根蒂、洗净，掰成朵，上屉蒸熟备用。
3. 锅中倒入适量清水，加入冰糖烧沸，将浮沫撇净，放入银耳烫一下，将银耳捞入碗中，然后将蒸熟的莲子沥去原汤放在汤碗中，再将冰糖汤倒入碗中即可。

功效：滋阴润肺，安神助眠，睡前食用可有效提高睡眠质量。

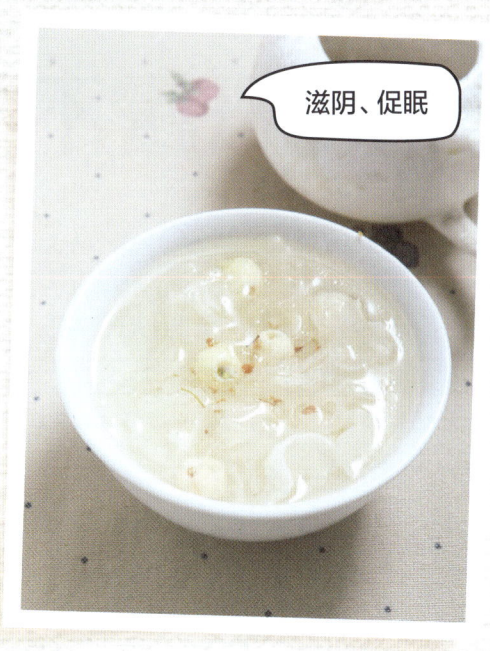

滋阴、促眠

小米红枣红豆粥

材料 小米 50 克，红枣 30 克，红豆 20 克。
调料 红糖适量。
做法

1. 红豆洗净，用水浸泡 4 小时；小米淘洗干净；红枣洗净。
2. 锅置火上，倒入适量清水烧开，加红豆煮至半熟，再放入洗净的小米、红枣，煮至烂熟成粥，用红糖调味即可。

功效：红枣可滋阴养血，它和小米都有养心安神的作用，红枣、红豆搭配小米煮粥，可养血养心，缓解产后失眠。

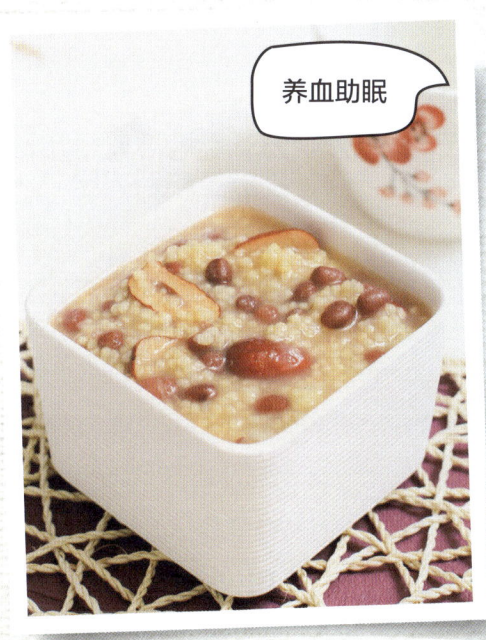

养血助眠

产后恶露不尽

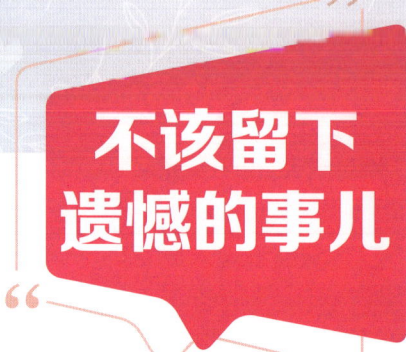
不该留下遗憾的事儿

好遗憾呀 想吃阿胶调养恶露不尽，因担心上火而没吃

宝妈：产后1个月了，恶露仍然带血较多，本想吃阿胶来调养，但听说吃后容易上火，便没有吃。后来从医生那里得知，吃后是否会上火，跟个人体质以及阿胶的新陈有关。及早知道这些就好了，也许当初的恶露不尽能快些调理好。

不留遗憾 事先咨询医生，根据自己体质服用

马大夫：一般情况下服用阿胶是不会让人上火的。如果出现上火，则可能是因为体质不同，最好事先向医生咨询，再斟酌服用；其次，新阿胶性偏热，若服用过多则容易上火，以每天2~3克为宜。因此，新妈妈可选择陈阿胶，陈阿胶较为平和，不易上火，每天可服用5~6克。

好遗憾呀 不清楚顺产排恶露的规律，担心自己恶露异常

宝妈：记得顺产3周后还有恶露。从表姐那得知，她坐月子时，3周过后恶露就排干净了。为此，我总担忧自己是恶露不尽。满月后迫不及待地去医院咨询，原来表姐恶露排得快是因为剖宫产。自己白白惶恐了半天！

不留遗憾 分娩方式影响恶露排出时间，别随意和别人比

马大夫：一般来说，剖宫产妈妈在开刀过程中，医生会将子宫腔内的一些血块、瘀滞物等清除干净，因此剖宫产妈妈的恶露2~3周会基本干净，而顺产妈妈在产后4~6周会基本干净。但是如果产后1个月恶露仍然带血较多，就属于恶露不尽了。

产后为什么恶露不尽

恶露是分娩后由阴道排出的分泌物，它含有胎盘剥离后的血液、黏液、坏死的蜕膜组织和细胞等物质，恶露正常量的多少以及多久才会干净，与生产方式和产妇身体状态有直接关系。

恶露不尽很可能是因为产后妈妈没有休息好，引起内分泌失调，使子宫内膜增生又剥落，造成阴道出血断断续续。另外，子宫收缩不良，子宫内膜发炎，胎盘、胎膜等组织残留在子宫，不当的食补如服用过量的生化汤等，都有可能引起恶露不尽。

不同体质的调养

类型	判断	生活调养	饮食调养
气虚型	血色浅黄，腹部不痛	注意休息，出血量多时宜卧床休息，取半卧位，以利于恶露排出。密切观察恶露的量、色、质、气味的变化，保持外阴清洁	多食温补之品，如鸡汤、桂圆红枣汤、鲫鱼汤、山药粥、核桃粥等。忌食生冷瓜果，忌辛辣、油腻食物
血热型	血色时红时淡，且有腥臭味；口干苔黄	注意休息，出血量多时宜卧床休息，取半卧位，以利于恶露排出。保持外阴清洁，高热患者应多喝水，暂停哺乳	宜多食鲜藕、鲜小蓟菜等，以清热生津、凉血止血；或用沙参、麦冬泡水代茶饮，以养阴生津。忌辛辣、温燥、动火之品
血瘀型	恶露为紫黑色，有结块，腹部疼痛而拒按	注意休息，出血量多时宜卧床休息，取半卧位，以利于恶露排出。腹痛剧烈者可给予中药止痛	保持大小便通畅，以减轻盆腔充血。可取鲜益母草、鲜生地、鲜藕各30克煎汤，和生姜大米煮粥食，以促进瘀血排出

恶露异常，需及时就医

恶露是产后妈妈身体恢复情况的晴雨表，所以要学会观察自己的恶露，发现异常时，要及早就医。

1. 如果产后2～3周，恶露仍然为鲜红色且量多，伴有恶臭，排出烂肉样或者胎膜样物，可能是子宫内残留有胎盘或胎膜，随时有大出血的危险，应立即就医。
2. 产后妈妈有发热、下腹疼痛、恶露增多且呈混浊的土褐色并有臭味等症状，可能是发生感染，应立即就医。

重点推荐食物

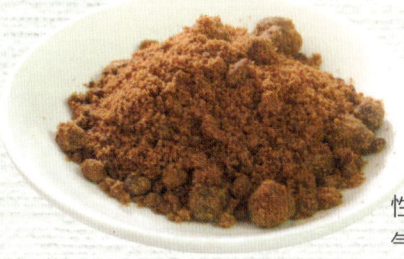

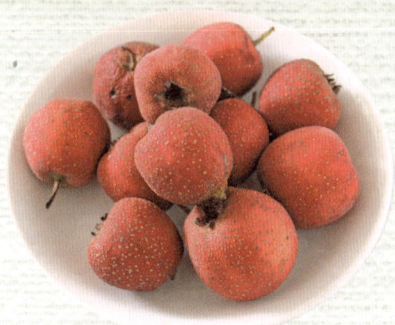

红糖
性温味甜,具有补脾益气、活血化瘀、散寒止痛之功效。产后新妈妈常饮红糖水,有助于恶露排出。服用量以每天20克为宜,持续喝7~10天即可。

山楂
活血化瘀,有助于产后排出子宫腔内的瘀血,减轻腹痛,还有开胃促食的功效。

莲藕
有活血止血的功效,非常适合新妈妈食用,尤其是恶露多或是产后恶露不尽的新妈妈,可适当吃一些,能帮助排恶露。

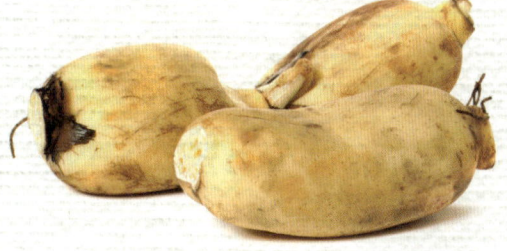

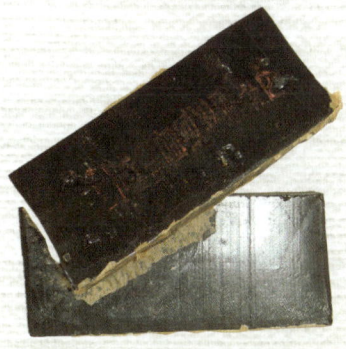

生化汤
生化汤是产后新妈妈经常用到的一种散瘀止血的产后方,适于用产后腹痛、恶露不尽等。

阿胶
是补血止血的常用品,尤其对于产后阴血不足引起的恶露不尽有不错的效果。

山楂红糖水

材料 山楂120克。
调料 红糖适量。
做法
1. 山楂洗净去核。
2. 将山楂、红糖和适量清水放碗中,隔水蒸半小时即可。

功效:山楂能活血化瘀,是中医常用的活血通脉药物。红糖可化瘀生津、散寒活血、暖胃健脾、缓解疼痛。

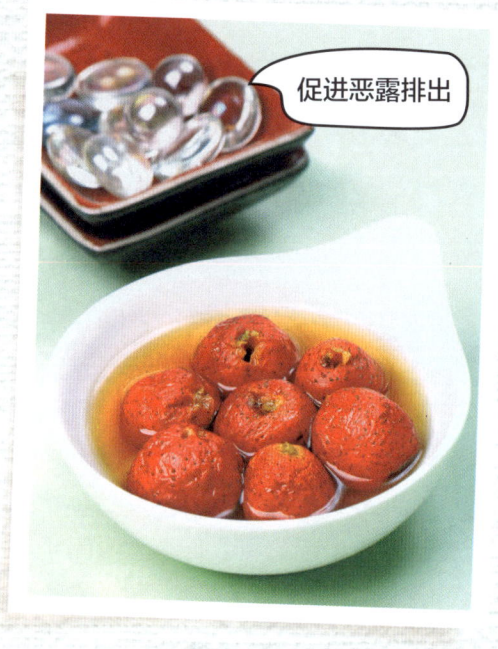

促进恶露排出

醋香藕片

材料 莲藕300克,青椒、红椒各30克。
调料 清汤、白糖、白醋各10克,盐3克。
做法
1. 莲藕去皮,洗净,切片,用凉水冲泡捞出,沥干;青椒、红椒洗净,切丝。
2. 锅置火上,放油烧热,放藕片略炒,烹入白醋,加白糖、盐,加清汤烧至汤汁浓稠时,放青椒丝、红椒丝翻炒即可。

功效:生藕性偏凉,可凉血止血、活血散瘀;熟藕性平,有散瘀止血的作用。这道菜不宜产后立即食用,在产后1周以后食用为佳。

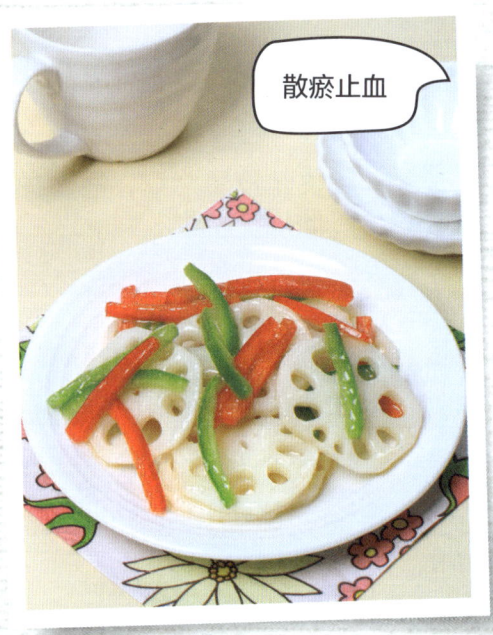

散瘀止血

产后尿失禁

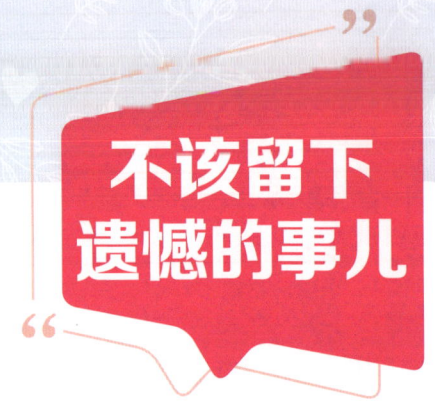

不该留下遗憾的事儿

好遗憾呀 为了避免排尿多而少喝水，结果导致尿路感染

宝妈：我是顺产，但有撕裂，产后出现了尿失禁。常常在咳嗽时就会有尿液流出，异常苦恼。于是平时少喝水、少喝汤，没过多久竟然出现了尿路感染。看过医生之后，才知道控制饮水反而对尿失禁恢复不利。

不留遗憾 一定量的尿液可促进尿失禁恢复

马大夫：有尿失禁的新妈妈常对饮水有顾虑，想当然地认为，减少饮水量自然就能减少排尿次数，还能避免尴尬。但是，这样容易增加尿路感染的机会。需要说明的是，一定量的尿液对排尿反射刺激是十分必要的，有助于尿失禁尽快恢复。因此，新妈妈应每天摄入液体2000～2500毫升。睡前限制饮水，以减少夜间尿量。

好遗憾呀 以为尿失禁忍一忍就过去了

宝妈：生完宝宝后，尿失禁一直没好。我害怕麻烦而不愿去医院治疗，而且认为忍一忍过段时间就好了。2周过去了，还是没恢复正常，而且阴道有些痒。我有些不好的预感，便去医院检查，结果患上了阴道炎。医生说，如果早点来治疗，就不会导致这么严重的后果了。

不留遗憾 尿失禁及早治疗，可避免其他病症发生

马大夫：尿失禁让人很尴尬，不好意思去就诊，认为忍一忍就过去了，没必要去看。但是，长期尿失禁会导致泌尿系统严重病变，引发盆腔炎、膀胱炎、阴道炎、性生活障碍等。因此，及早干预和治疗是非常必要的。

产后为什么会尿失禁

有些新妈妈产后可能会出现尿失禁，每次咳嗽、大笑时，都会有尿液漏出来，或者每天排尿 8 次以上，但总感觉排不干净。尿失禁是由于怀孕、生产过程中损伤了膀胱周围的支撑组织，导致尿液固摄功能下降而引起的。

进行憋尿练习

先解一点点小便，然后憋住，反复练习解尿、憋尿，学习控制盆底肌肉的收缩，这样做可促进盆底肌肉康复，提高阴道力量，预防和减少尿失禁。

解尿、憋尿的训练应在轻松、自然、没有压力的环境下练习。最佳的练习姿势是全身放松，两腿微微张开。可先练习 3~5 分钟，休息片刻再重复练习。

尿失禁时的紧急措施

为了避免尿失禁带来的尴尬，有此困扰的新妈妈最好常备卫生护垫或卫生巾，情况严重者还可用成人纸尿裤应急。但这不能从根本上解决尿失禁的问题，想恢复还是应多加锻炼盆底肌功能，寻求医生的帮助。

此外，想要远离产后尿失禁，产后不要久蹲、久站、坐矮凳，避免加大盆底肌肉的压力。会阴部有侧切伤口时，应少吃辛辣刺激性食物，避免伤口愈合不良而影响盆底肌肉功能。

凯格尔运动锻炼骨盆肌

新妈妈有意识地对盆底肌肉进行自主性收缩和放松，有助于恢复衰弱、松弛的盆底肌，减轻尿失禁症状。需要注意的是，新妈妈要根据自己的身体情况进行练习。

具体做法：仰卧，屈膝，双脚自然踩在床上，两臂放在身体两侧。深吸气，同时抬高臀部，使背部离开床，然后慢慢呼气，放下臀部，回归原位。每天 150~200 次。

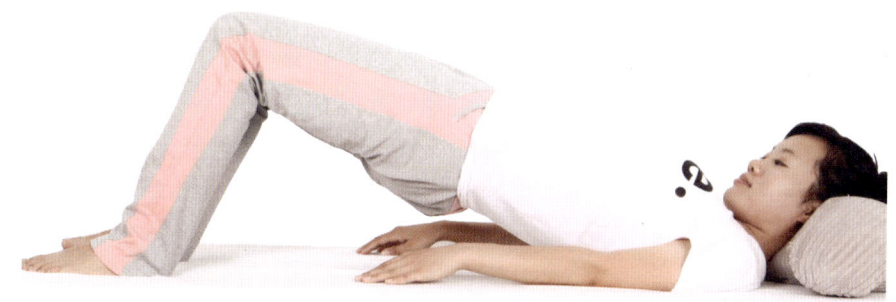

重点推荐食物

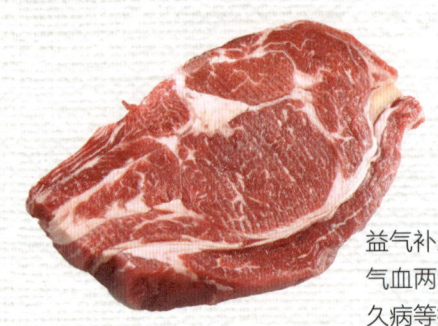

牛肉
益气补血，有助于改善气血两亏、尿频、体虚久病等症状。

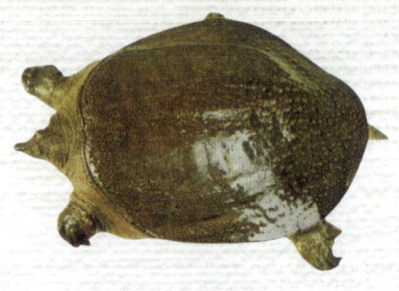

甲鱼
滋阴补肾，益气健脾。适用于阴虚体弱的尿失禁患者。

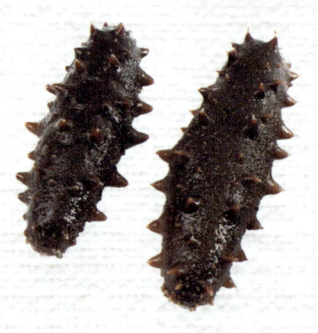

海参
具有滋阴补肾、壮阳益精、补血调经的作用，可用于小便频数、虚弱胆怯等症。

百合白果牛肉汤

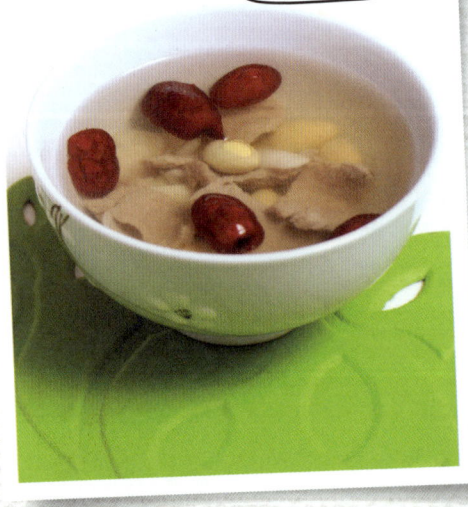

> 缓解尿频、养气血

材料 牛肉200克，白果15克，百合20克，红枣5个。

调料 盐4克，姜片、香油各适量。

做法

1. 牛肉洗净，切薄片，焯烫；白果去壳，用水浸去外层薄膜，洗净；百合洗净，泡软；红枣洗净，去核。
2. 汤锅内倒入适量清水烧沸，放入红枣、白果和姜片，用中火煲至白果将熟，加入牛肉片、百合，继续煲至牛肉片熟软，加盐调味，淋入香油即可。

功效：百合清心安神，牛肉益气血。这道汤有助于改善产后气血两亏、遗尿、尿频症状，还可强筋骨、缓解失眠。

产后尿潴留

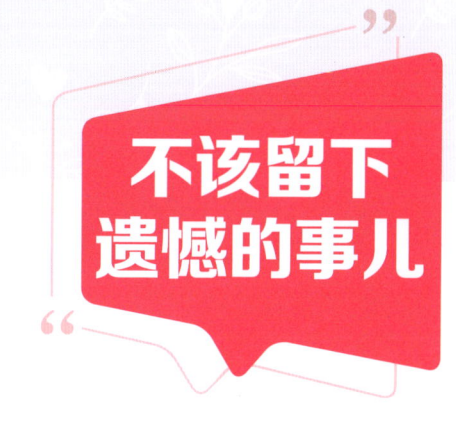

不该留下遗憾的事儿

好遗憾呀 会阴侧切怕疼不敢排尿

不留遗憾 产后伤口疼可以床上排尿

宝妈： 我怀孕的时候胃口特别好，体重长得特别快，儿子一出生就是8斤（4000克），因为胎儿太大了，医生给做了会阴侧切，生完孩子后疼得不敢动，更不敢排尿，结果导致尿潴留。

马大夫： 产后由于会阴侧切或会阴创伤性疼痛，产妇惧怕疼痛不敢用力排尿，使膀胱过度充盈而失去收缩力，最终出现尿潴留。剖宫产术后因腹壁松弛，腹腔压力下降，加之腹部切口疼痛，产妇在拔出导尿管后因排尿时不敢用力，也容易造成产后尿潴留。新妈妈应稳定情绪，增加排尿信心，因为焦虑、紧张会使排尿更加困难。可让家人协助自己坐在床沿排尿。

好遗憾呀 产程过长，累的厕所都不想去

不留遗憾 产后4~6小时内，无论有无尿意，应主动排尿

宝妈： 我儿子生了8个小时才出来，生完之后累得不行，一点也不想动，医生让我排尿，我觉得没有尿意就没去厕所，可是后来有了尿意却排不出来了。

马大夫： 部分产妇产程过长致使身体疲劳，膀胱和尿道受压迫过久致使膀胱、尿道黏膜水肿，膀胱肌张力差，对膀胱内部张力增加不敏感造成排尿困难。但是产后第一次排尿很重要，不管是否有尿意都应该主动尝试排尿。

产后为什么会尿潴留

新妈妈在分娩6~8小时后甚至月子中不能正常排尿,但膀胱处于充盈状态,就有可能患上了尿潴留。造成尿潴留的原因可能是产程太长,胎头压迫膀胱而使膀胱内膜水肿、充血,暂时失去收缩力;或者因为会阴伤口疼痛,引起尿道括约肌反射性痉挛而造成排尿困难等。

尿潴留有完全性和部分性两种,但都会影响子宫收缩,导致阴道出血量增多,还会造成产后泌尿系统感染,给产后新妈妈带来巨大的痛苦,所以需要及时治疗。

尿潴留的应对小妙招

开水熏会阴

在临时坐便器(药店有售)倒入热水,水温控制在50℃左右,然后坐在上面,让热蒸汽充分熏到会阴部,每次5~10分钟。这种方法可以促进膀胱肌的收缩,有利于排尿。临时坐便器较矮的话,可以放在小凳子上。

听流水声,促使排尿发生

产后妈妈如厕时可以打开一旁的水龙头,听听流水声,利用条件反射破坏排尿抑制,促使排尿发生。

饮食原则

1. 未发生尿潴留的新妈妈要多喝水、多喝汤,增加尿量,既可以预防尿潴留,还能清洁尿道。
2. 已经发生了尿潴留的妈妈,则应该少喝汤水,尽量减少膀胱负担。

穴位按摩防治产后尿潴留

按摩关元穴能促进尿液排出,预防产后尿潴留的发生。关元穴位于前正中线上,脐下3寸。按摩时以关元穴为圆心,用手掌做逆时针及顺时针方向摩动3~5分钟,然后随呼吸按压关元穴3分钟。

按摩气海穴能辅助治疗产后小便不利等症状。气海穴位于前正中线上,脐下1.5寸。按摩时用拇指或食指指腹按压气海穴3~5分钟,力度适中。

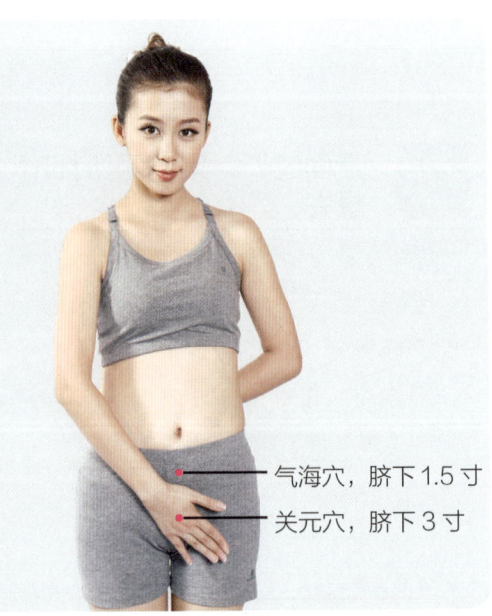

气海穴,脐下1.5寸
关元穴,脐下3寸

重点推荐食物

薏米
薏米有健脾利湿的功效,可以促进水分的新陈代谢,有利尿消肿的作用。

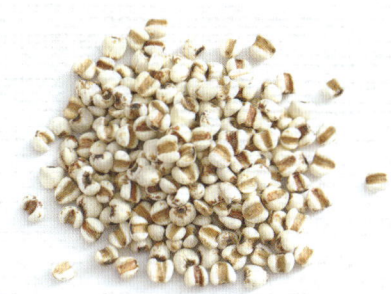

冬瓜
可利尿消肿、清热消渴。用于消渴胀满、脚气水肿等症。

玉米须
有利尿作用,适合水肿、高血压、肥胖患者适量选用。

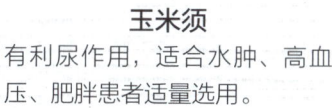

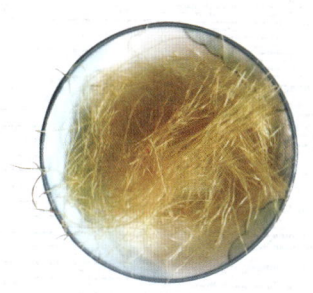

南瓜薏米奶汤

材料 南瓜200克,薏米50克,胡萝卜1根,牛奶150克。

调料 白糖适量。

做法

1. 薏米淘洗干净,用清水泡软;南瓜去皮除子,洗净,蒸熟,放入料理机中打成蓉;胡萝卜洗净,切块。
2. 锅置火上,放入胡萝卜块和适量清水,烧开后煮20分钟,捞出胡萝卜块不用,倒入南瓜蓉和薏米,煮烂后倒入牛奶,用白糖调味即可。

功效:南瓜可补中益气,与薏米搭配煲汤,对尿潴留、脾胃虚弱、倦怠的新妈妈极为有益。

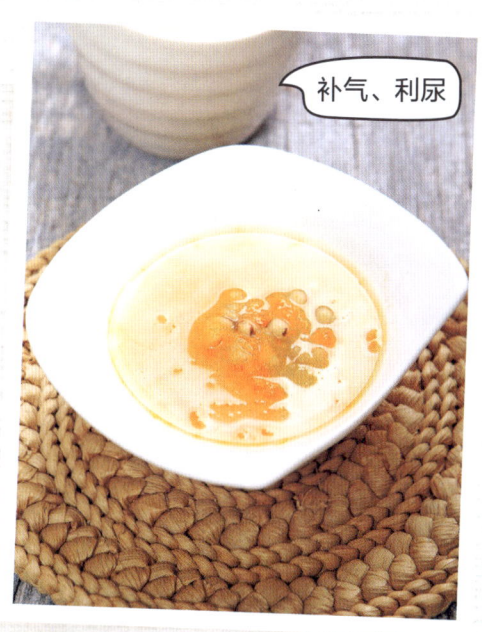

补气、利尿

产后手腕关节痛

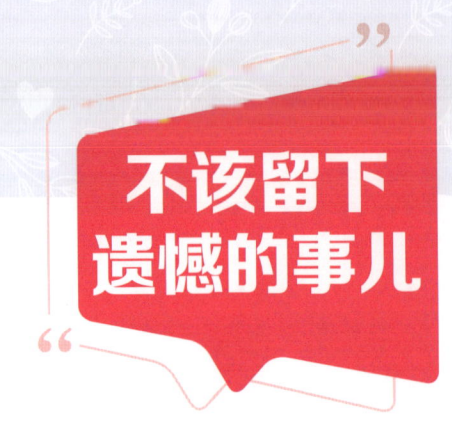

不该留下遗憾的事儿

 坐月子受凉,导致手腕关节疼痛

好遗憾呀

宝妈:我是7月份生的孩子,坐月子时天很热,实在热得受不了就吹了空调,刚开始身体也没有什么异常,后来却感觉身体怕冷了,手腕关节总疼,有时候拿一个小东西都很疼。

 **产妇坐月子期间要避免着凉**

不留遗憾

马大夫:产妇分娩时,皮肤的毛孔和关节被打开,加之产后气血两虚,一旦受风寒就会滞留于关节肌肉中,引起月子病。加之给宝宝换尿布、喂奶及做其他家务,会造成肌肉关节的损伤加重,致使手指和腕部的肌腱和神经受损,引起腕管综合征等,出现手指和手腕疼痛。

 坐月子自己干活累坏了

好遗憾呀

宝妈:我和老公两个人离开老家在外地打拼,生了女儿以后没人照顾,老公出去上班了,家里就只剩我和宝宝,做饭、喂奶、洗尿布什么都是我一个人做,有时候忙不过来就直接用冷水洗衣、洗碗,每天都要干好多活,手腕关节也越来越疼。

 **月子期间不能过于劳累**

不留遗憾

马大夫:产后过早、过多地从事家务劳动,或过久地抱孩子,或接触冷水,就会使关节、肌腱和韧带负担过重,引起手腕部及手指关节痛,患上最常见的"妈妈腕",临床上又称为手腕狭窄性肌腱滑囊炎。

产后手腕关节痛的护理

避免接触凉水
产后妈妈平时洗手、洗脸注意使用温水，避免接触凉水，更不要用凉水做家务。

照顾宝宝不要过于劳累
产后妈妈如果出现手腕、手指疼痛，一定要注意休息，一些不是必须由妈妈来做的事情，如换尿布、洗宝宝衣服，可以让家人帮助分担。

按摩缓解产后手腕关节痛
当腕部疼痛发作时，可以自我按摩缓解。首先，按摩两侧腕关节2~3分钟。然后用拇指点按两侧腕关节疼痛点，两侧腕关节做旋转运动1~2分钟。最后，双手五指相互交叉做摇腕运动约2分钟。用一手拇指按另一手腕关节四周，按压2~3次后，再换另一侧按压。

姜水泡手缓解产后关节痛
用热姜水泡手掌可以缓解疼痛。热姜水有助于把关节中的寒气驱走，因为姜有祛寒的作用。

盐袋热敷缓解产后关节痛
食用盐500克，炒热后加艾叶50克，装进纱袋后再用透气性比较好的布包住，敷在患处，但是需要注意调节好温度，防止皮肤烫伤。

盐可重复使用。最好每日1次，连续坚持1周以上。

饮食原则

1. 加强营养，但不可过于油腻，以免伤及脾胃，影响气血生化和产后恢复而引发其他疾病。

2. 宜多吃当归等补血养气、温经通络、补肾养筋的食物。

3. 血虚和外感风寒是产后关节痛的两大诱因，故辨证调养特别重要。血虚的人，宜多食猪肝、羊肉、鸡肉、桂圆、红枣、红豆等。外感风寒的人，宜多食葱白、生姜、红糖等辛温散寒之品。

重点推荐食物

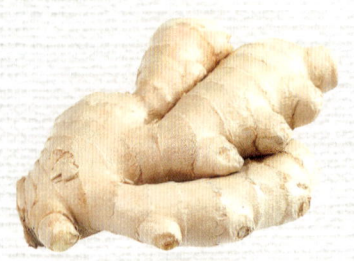

生姜
具有解表散寒、温中止呕的功效,主治外感风寒、胃寒呕吐等病症。

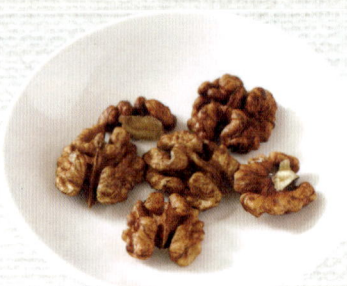

核桃仁
可固精强肾,肾虚、气血不足、关节疼痛的新妈妈可多食。

当归
当归有抗炎、镇痛的作用,还能改善血液循环,对气血不足、关节疼痛者有益。

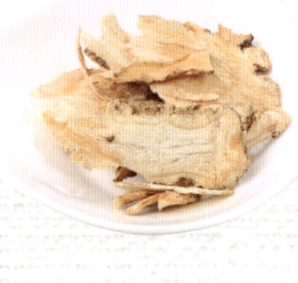

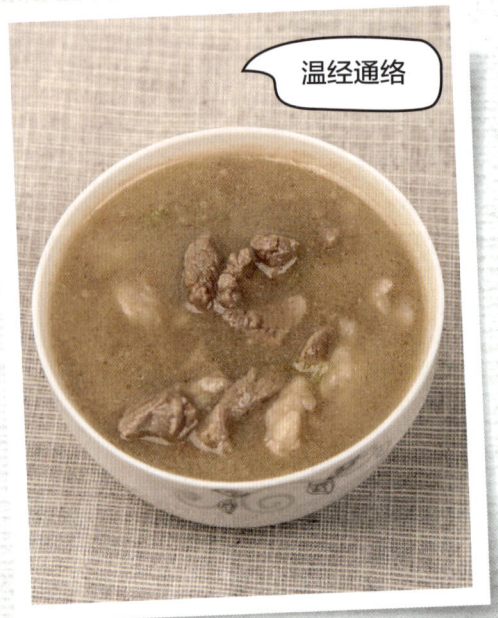

温经通络

当归黄芪羊肉汤

材料 当归、黄芪各30克,羊肉250克。
调料 盐、胡椒粉各少许。
做法
1. 羊肉洗净,切块;当归、黄芪都用纱布包好。
2. 把当归、黄芪和羊肉块一起放入砂锅中,加水适量,用小火炖至羊肉烂熟,除去药包,调入盐、胡椒粉即可。

功效:益气养血、温经通络,适用于血虚型产后关节痛。

产后水肿

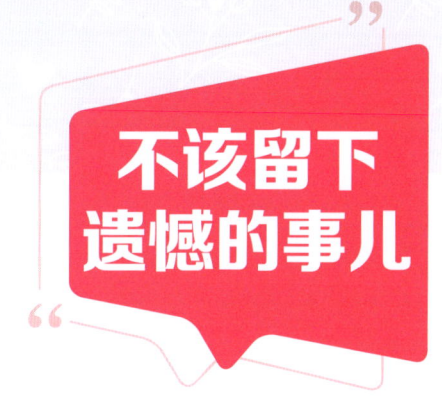

好遗憾呀 害怕产后水肿而少喝水,导致泌尿系统感染

宝妈:生完宝宝后,每次口渴想喝水时,婆婆都会阻止我,说水喝多了会导致产后水肿。时间久了,每次小便都感觉有些疼。后来到医院检查,结果是泌尿系统发生感染。医生解释说,可能与水分摄入过少有关。

不留遗憾 产后适当多喝水,防止泌尿系统感染或结石

马大夫:实际上,除了少数特殊病症,如肾病等需要忌水之外,一般新妈妈需要补充水分。在整个产褥期甚至哺乳期,都应多喝水,以利于身体恢复和促进乳汁分泌。若水分摄取不足,很容易造成泌尿系统感染或结石。

好遗憾呀 反复水肿后以为会自行消退,耽误病情

宝妈:当初,孕晚期出现了明显的水肿,走路特别难受,医生说生完宝宝就好了。果然,产后真的消失了。坐完月子后,腿部又出现了水肿,我没在意,以为运动运动就好了。可是不仅一直没好,而且会阴也感觉肿胀难受。只好去医院检查,结果需要住院治疗。

不留遗憾 产后出现反复水肿,要及时检查和治疗

马大夫:一般在生完孩子2个月左右水肿就会逐渐消失,但是如果持续出现反复水肿,就需要重视了。一定要及时去医院检查,看身体是否出现了什么异常,同时注意调整心态,不要有太大的压力,否则对病情恢复不利。

产后为什么会水肿

1. 孕晚期，有的孕妇会因子宫变大，压迫下肢静脉，影响了血液循环而引起水肿，有些在产后坐月子期间还不会消退。

2. 新妈妈由于内分泌系统受怀孕的影响，身体水分代谢的功能出现变化，出于一种生理的特殊需要，使多余的水分潴留体内，表现为水肿，典型症状就是下肢的水肿。

3. 中医则认为，产后水肿是因为肺、脾和肾等脏腑的功能障碍，导致体内的水分潴留过多所造成的。怀孕期间孕妈妈多吃少动，脏腑功能本身就被抑制，加上分娩后气血损耗，运化水分的功能进一步下降，这时多余的水分就不容易被代谢出去。

如何防水肿

1. 不要长时间保持同一个姿势，久站或久坐都会形成水肿。休息时，适当抬高腿部，在腿部垫一个枕头或者小凳子，有利于缓解水肿。

2. 通过饮食调理，少吃盐，因为吃盐过多容易造成水钠潴留。同时也可以吃一些利水消肿的食物，比如薏米、红豆、鲤鱼等。

如何治水肿

1. 清淡饮食，不要吃过咸的食物，尤其是咸菜，以防水肿加重。少吃或不吃难消化和易胀气的食物，如油炸的糯米糕、白薯、洋葱等，这些食物会引起腹胀，使血液回流不畅，加重水肿。

2. 虽然不必控制新妈妈的饮水量，但睡前尽量不要喝太多水。

3. 不要吃过多补品，以免加重肾脏的负担。

4. 少吃高热量食物有助消除水肿，可以多吃脂肪较少的肉类或鱼类。

5. 产后水肿需要通过出汗才能消肿，所以新妈妈要注意保持身体温暖。

6. 哺乳期适当运动可促进全身血液循环，增加泌乳量，对产后消肿也有很好的效果。

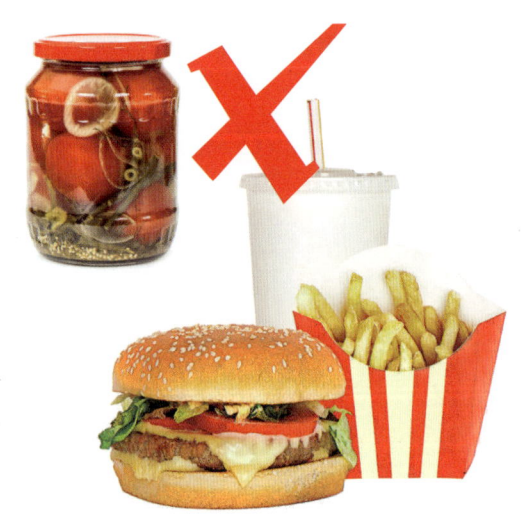

重点推荐食物

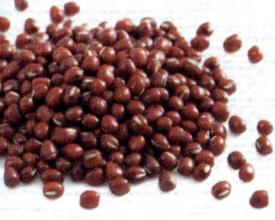

红豆
含有丰富的皂角苷，有良好的利尿作用，还能解酒、消除水肿。

绿豆
绿豆具有清热解毒、利尿消肿的功效。绿豆中含有大量的钾元素，可以帮助体内排出多余的钠，缓解水肿。

薏米
薏米可促进体内血液循环和水分代谢，发挥利尿消肿的作用，有助于改善产后水肿。

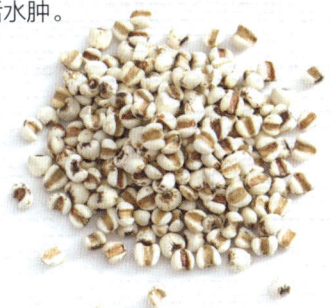

鲫鱼
中医认为鲫鱼具有健脾胃、利水消肿、通血脉的作用，有助于缓解产后水肿。

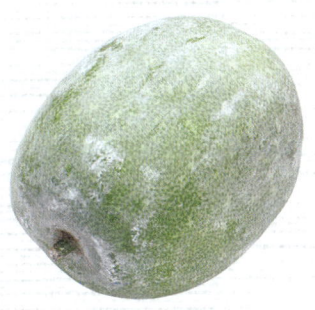

香菇
含有丰富的蛋白质，有助于消除水肿。最好将香菇煮汤喝。

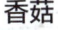

冬瓜
冬瓜利尿、清热，可以排出体内多余的水分，使肾脏功能维持正常的运作。

红豆百合莲子汤

材料 红豆 50 克,莲子(去心)30 克,百合 10 克。

调料 陈皮 2 克,冰糖 5 克。

做法

1. 红豆和莲子分别洗净,莲子浸泡 2 小时;百合泡发,洗净;陈皮洗净。
2. 锅中倒水,放入红豆大火烧沸后转小火煮约 30 分钟,放入莲子、陈皮煮约 40 分钟,加百合继续煮约 10 分钟,加冰糖煮至化开,搅匀即可。

功效:红豆能消除水肿,百合、莲子有清心安神的作用,这款汤适合失眠多梦、水肿的新妈妈食用。

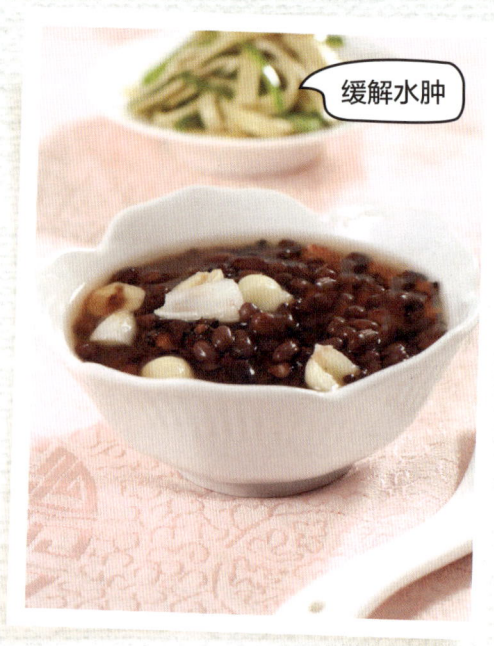

缓解水肿

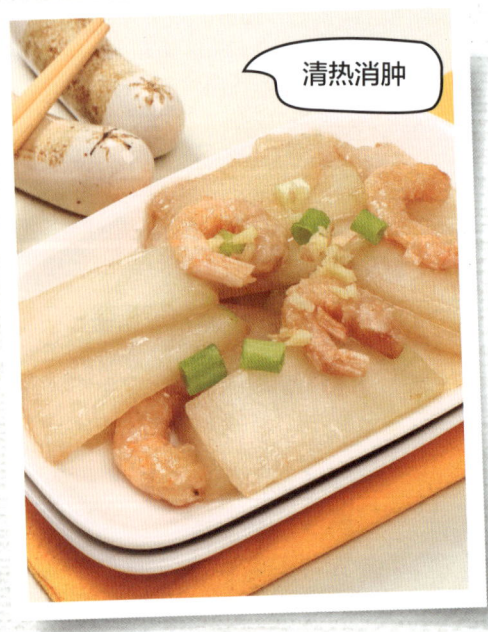

清热消肿

海米冬瓜

材料 冬瓜 400 克,海米 20 克。

调料 葱花、姜末各 5 克,盐 2 克,料酒 10 克。

做法

1. 冬瓜去皮、去子,洗净,切片,用盐腌 5 分钟,滗水,过油后捞出;海米用温水泡软。
2. 锅内倒油烧热,爆香葱花、姜末,加水、盐、海米、料酒翻炒,放冬瓜片烧入味即可。

功效:冬瓜具有清热毒、消水肿等功效,海米是钙的良好来源,这款汤非常适合产后虚弱水肿的新妈妈食用。

产后乳房胀痛

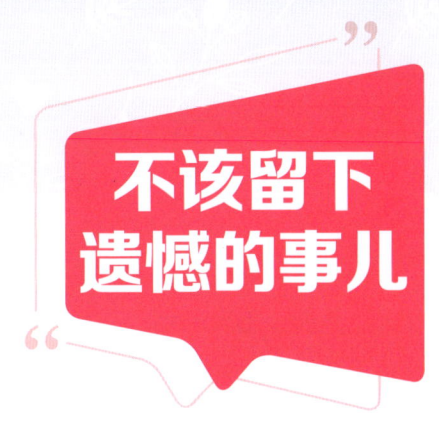

不该留下遗憾的事儿

好遗憾呀

因乳房胀痛而坚持素食，险些造成宝宝营养不良

宝妈：月子里乳房有些胀痛，听说清淡饮食可以缓解症状。由于把握不好"清淡"的度，我干脆吃起素。后来母亲从老家赶来照顾，看见我每餐吃得又少又素，没有一点荤腥，便指责道："宝宝的营养从哪里来啊！"现在想想，还好母亲及时纠正了我的饮食，否则会造成宝宝营养不良的。

不留遗憾

清淡饮食应该是荤素搭配、平衡饮食

马大夫：清淡饮食并不等于吃素。有些新妈妈误以为清淡饮食就是吃素，吃素会导致营养摄入不足，继而影响宝宝发育。清淡饮食是指荤素搭配、均衡饮食。鱼、蛋、肉都可以食用，只要控制好荤菜、盐的摄入量，并搭配蔬菜，注意烹饪方法，减少油腻即可。

好遗憾呀

产后心情抑郁没及时调节，引发乳房胀痛

宝妈：产后从医院回到家里，宝宝总是哭闹，夜里睡不好。渐渐地，我身体越来越虚弱，浑身无力，几乎无法照顾宝宝。不幸的是，乳房也发胀，奶水越来越少。后来去咨询医生，医生说是产后心情抑郁，要趁早调节、治疗，不能忽视，否则很可能引发其他月子病，乳房胀痛就是其中一种。

不留遗憾

产后要保持好心情，有利于乳房健康

马大夫：肝主疏泄，其中就包括调节心情。经常抑郁的新妈妈，肝气郁结，而乳房走肝经，因此也不利于乳房肿块好转。所以，要想乳房健康，保持好心情是必须的。同时，负面情绪会抑制催乳素的分泌，会让妈妈分泌的乳量减少。

乳房胀痛有哪些症状

部分新妈妈在产后3天左右会双乳胀满、疼痛、出现硬结,甚至延及腋窝部的副乳,伴有低热,这主要是乳腺静脉充盈和间质水肿,以及乳腺管不畅所致。严重的乳腺管阻塞会使乳汁无法排出,乳头水肿,致使乳汁在乳房内瘀滞而形成硬结,如果副乳有乳汁瘀滞,也可导致乳房胀痛,所以要及时进行调理。

产后乳房胀痛的原因

1. 产后3~5天乳腺不够通畅,乳汁积聚造成乳房胀痛。
2. 新妈妈的乳头凹陷,加上乳汁黏稠,新生儿吸吮困难,造成乳房胀痛。
3. 在妊娠及坐月子期间心情郁闷等使乳房形成硬块,造成乳汁不畅。

及时排空乳房

妈妈乳房胀痛,要及时排空乳房内的乳汁,因为没有乳汁的营养提供,可以阻止乳房胀痛进一步恶化,避免引发乳腺炎。此外,有些新妈妈的乳汁分泌不是很多,但也要坚持每天授乳8次以上,而且每次宝宝吸吮两侧乳房的时间不应少于30分钟,这样有利于下奶,还能预防乳腺炎,加快子宫收缩。

按压肩井穴,活血通络

新妈妈双手交抱,掌心向下放在肩上,中间三指放在肩颈交会处,中指指腹所在的位置即是肩井穴。用食指和中指按压肩井穴1~3分钟,以有酸胀感为度。具有活血通络止痛的作用,有利于缓解产后乳房胀痛。

热敷乳房

喂奶前或奶结严重时需要将奶水排出,可热敷乳房,有助于疏通乳腺管,顺利泌乳。具体做法是:用热毛巾盖住乳房,避开乳头和乳晕,可一边热敷一边按摩。注意不要热敷过度,一般半小时左右即可。

此外,用蒲公英煮水擦洗乳房也有助于消肿。

饮食原则

1. 饮食宜清淡。当新妈妈出现乳房胀痛时,要注意清淡饮食,不宜猛补或大吃大喝,应选利水消肿的食物,如冬瓜、薏米、红豆等。
2. 远离咖啡、可乐等刺激性饮品,因为这些食物容易加重乳房的肿胀感。
3. 尽量少吃高盐食物。高盐食物会让新妈妈体内潴留过多水分,加重乳房的不适。除了咸菜、酸菜、腐乳、豆瓣酱、香肠等常规的高盐食物外,还要警惕一些隐形盐的摄入,比如面包、饼干、蛋糕、奶酪、挂面等,平时都要少吃。

重点推荐食物

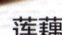

黑芝麻
黑芝麻可生津通乳、行血通经，适合产后体虚、乳少、乳房胀痛的新妈妈食用。

莲藕
莲藕具有祛瘀活血的作用，尤其适合产后新妈妈食用，可以缓解乳房胀痛。

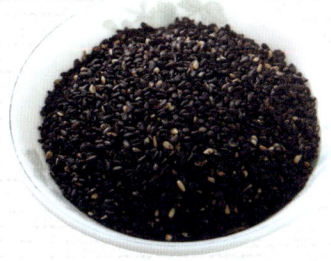

丝瓜
丝瓜能起到凉血解毒、通经络、利血脉的效果，还能疏通乳腺。产后乳汁不通的新妈妈适宜多吃些丝瓜。

莴笋
中医认为，莴笋有清热、利尿、活血、通乳的作用，产后新妈妈食用可预防乳房胀痛。

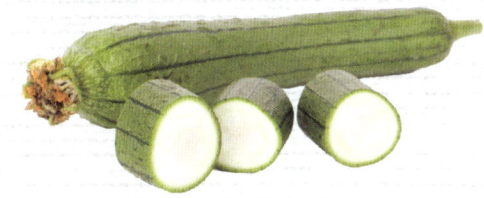

王不留行
有活血通经、消肿、促进乳汁分泌的功效。产后1周之内不宜食用，以免造成乳腺管堵塞。

木瓜
木瓜中的凝乳酶有通乳作用，可用来炖汤，适合产后乳房胀痛的新妈妈食用。

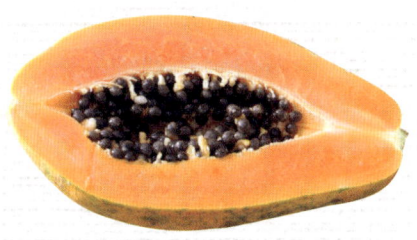

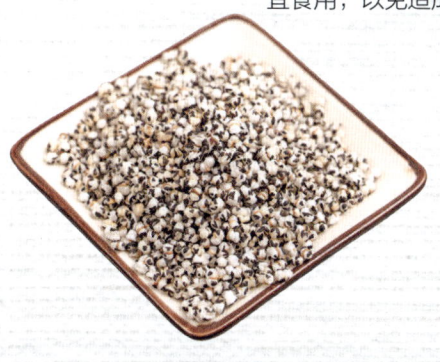

木瓜排骨粥

材料 排骨、木瓜各300克，大米、香米各50克。

调料 姜片、料酒、盐各适量。

做法

1. 将木瓜洗净，去皮、子，切成小块；将排骨洗净，切块，焯烫；将大米和香米分别洗净。
2. 将锅置于火上，放入排骨块、姜片、料酒和清水，用大火煮沸后转用小火煮30分钟，加入大米和香米，熬煮至粥九成熟时加入木瓜块，用小火煮10分钟，加盐调味即可。

功效：排骨富含蛋白质、铁、钙等物质，与木瓜一起熬粥，不油腻、易消化，有利于乳汁分泌，还能防止新妈妈贫血。

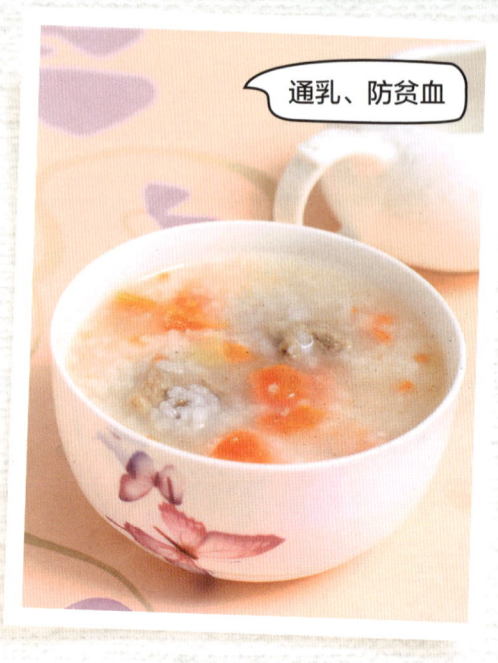

通乳、防贫血

丝瓜蛋汤

材料 鸡蛋1个，丝瓜30克。

调料 盐1克。

做法

1. 鸡蛋打散；丝瓜洗净，去皮，切条。
2. 锅内倒水，倒入丝瓜条煮开，倒入鸡蛋液，出锅前加盐调味即可。

功效：丝瓜蛋汤可疏通经络，辅治少乳、乳胀，有效缓解乳房胀痛。

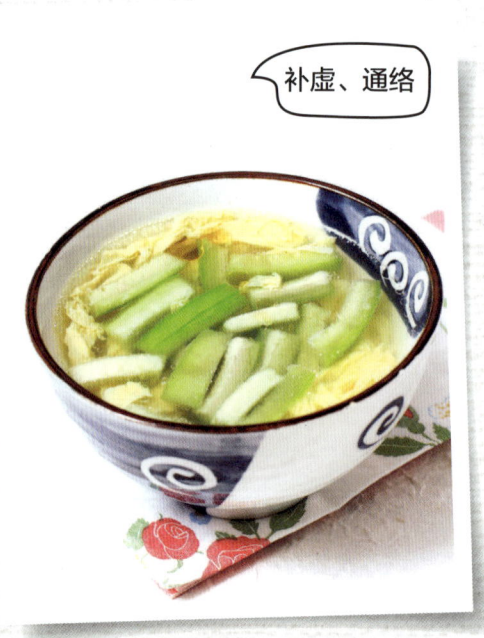

补虚、通络

产后足跟痛

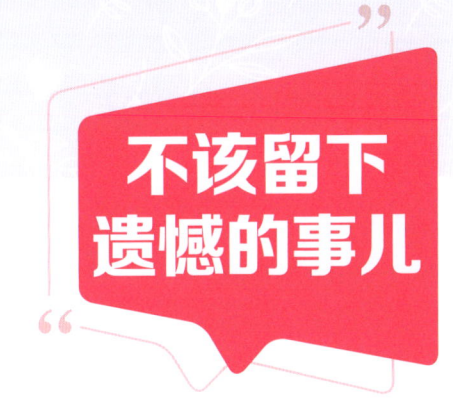

坐月子穿硬拖鞋导致足跟痛

好遗憾呀

宝妈：怀孕之前买了一双棉拖鞋，怀孕后脚变大了，我只好穿原来的旧拖鞋，旧拖鞋是塑料的，有点硬，但很合脚，谁知没出月子就开始脚后跟疼，而且越来越严重，到后来脚后跟都不敢着地了。

坐月子不能穿硬底拖鞋

不留遗憾

马大夫：产后肾气虚弱、气血两亏，如果再经常赤脚使足跟外露，或经常穿硬底鞋、弯曲度高的高跟鞋，使产后本已虚弱的足部肌肉不能得到休息，气血失于温养，就很容易导致足跟痛。

坐月子不穿袜子导致脚后跟疼

好遗憾呀

宝妈：我一直是个女汉子，坐月子时也怕麻烦，因为月子里大部分时间都是在床上，所以就没穿袜子，每次下地吃饭、上厕所也懒得穿，都是光脚穿拖鞋在地上走动。有一次婆婆看到了还说了我，我还是没当回事，心想我年轻火力壮不怕凉，可是过了一段时间就尝到苦头了，脚后跟开始疼起来。

坐月子脚部不能着凉

不留遗憾

马大夫：产妇在月子里气血两虚，很容易受凉，特别是足部，一旦受凉，就会出现产后足跟痛，因此产后对足部的保暖也是很重要的。

后跟垫、醋泡脚,帮你应对足跟痛

配上合适的后跟垫

可以买一双硅胶的后跟垫或者全足垫,既方便又保暖。尤其是已经有足跟痛的妈妈,后跟垫能缓解走路疼痛。

醋水泡脚,缓解足跟痛

取白醋 1000 毫升,煮沸,凉至适宜温度,浸泡双脚,每天 1~2 次,每次 30 分钟左右,连用 15 天。泡脚时可以沿着脚后跟搓一搓,舒筋活络,缓解疼痛。

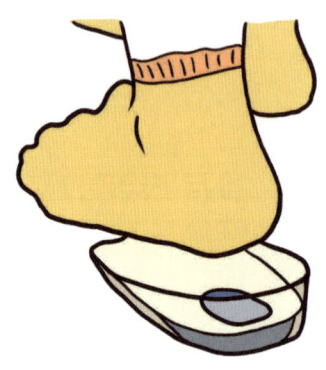

蹬踏动作

经常做脚底蹬踏动作,增强跖腱膜的张力,加强其抗劳损的能力,减轻局部炎症。也可以用一个球(网球等就可以)踩在脚底,按摩足底筋膜。

如何预防足跟痛

选对鞋子

1. 不管是家居鞋还是外出鞋,要选择鞋底柔软的。如果是拖鞋,要穿带有后帮的。
2. 产后 3 个月内不要穿高跟鞋,尽量穿舒适的平底鞋(鞋跟 2 厘米左右)。

足底保暖

1. 穿袜子,不要赤脚。
2. 家居鞋宜选能护住脚趾、脚后跟的。
3. 洗完脚后尽快擦干,不要晾干。

重点推荐食物

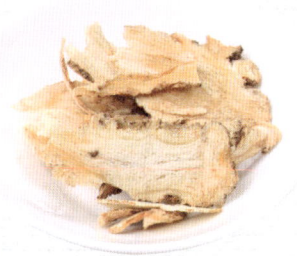

当归
既能补血又可活血,既可通经又能活络,对产后气血两亏、百脉空虚有益,与猪脚等食材一同炖煮,适合产后足跟痛的妈妈食用。

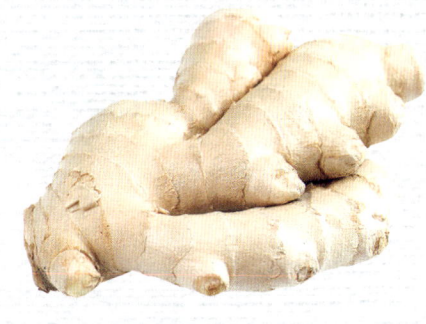

生姜
可除湿通络、祛风散寒,辅治局部疼痛、手足沉重、屈伸不利等症。

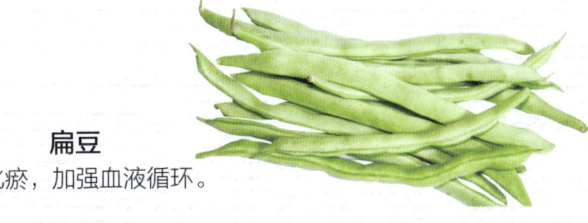

扁豆
可活血化瘀,加强血液循环。

姜汁撞奶

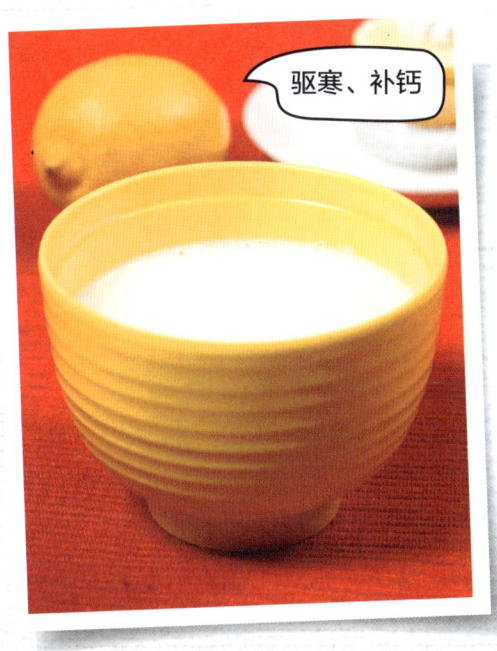

驱寒、补钙

材料 牛奶300克,生姜100克。
调料 白糖适量。
做法

1. 生姜洗净,去皮,切碎,放入搅拌机中搅碎,滤去姜末,取100毫升姜汁,倒入盛器中备用。
2. 汤锅置火上,加入牛奶煮至微沸,放入白糖,煮至白糖化开后关火。
3. 牛奶凉至温热,淋在姜汁上,快速搅拌均匀即可。

功效:生姜可祛湿通络、止痛、暖胃,与牛奶搭配,可缓解局部酸痛、补钙健骨。

产后抑郁

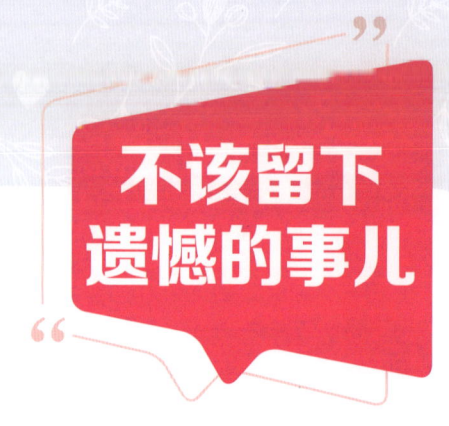

不该留下遗憾的事儿

好遗憾呀 以为补足睡眠，就能从产后抑郁中康复

宝妈： 坐月子时，宝宝只要一哭闹，我就特别心烦，朋友说这是产后抑郁，多睡觉休息就好了。于是我将照顾宝宝的大部分工作交给了婆婆和月嫂，自己多多补觉。后来抑郁没有好转，宝宝跟我也不亲近了。

不留遗憾 单纯补觉对抑郁的治愈效果不大，应多与人沟通交流

马大夫： 很多妈妈在产后都会出现不同程度的抑郁情绪，常表现为焦虑、紧张、烦躁、悲伤、易怒、失眠，严重的甚至有自杀倾向。新妈妈应多与人沟通、交流，尽管补充睡眠对产后抑郁的妈妈很重要，但是单单补充睡眠不能治愈产后抑郁，睡眠过多还会影响消化。保证充分休息之外，适当运动，培养其他兴趣爱好，更有助于妈妈从抑郁情绪中走出来。

好遗憾呀 以为产后抑郁会自愈，没采取任何措施

宝妈： 坐月子时，我感到自己心情越来越抑郁，心想过段时间就好了。平时我努力使自己看起来很自然，没人时我就冷冷地看着宝宝，不想哄也不想抱。一次被老公发现，他带我去做了心理咨询，才慢慢好转。若不及时咨询，真不知道自己会成什么样子。

不留遗憾 产后抑郁要及时采取措施，否则很难自愈

马大夫： 有些妈妈认为产后抑郁会随着时间推移而自愈，于是她们选择隐瞒，有人时会表现得一切正常，自己一个人时忍受痛苦和煎熬。其实这是大错特错的，抑郁情绪长期累积十分危险，不及时缓解、不及时与人沟通是很难自愈的。

产后抑郁的两大原因

1. 生理原因：由于怀孕和分娩导致女性内分泌发生变化，尤其是产后，体内激素水平急剧变化，很容易诱发产后抑郁症。

2. 心理原因：对妈妈这个角色转换的压力，对自己是否能够当好妈妈感到不安，缺乏家人的支持和照顾等，都会导致产后抑郁症的发生。

产后抑郁的心理调节

学会调节情绪，尝试向家人倾诉

对产后抑郁症，妈妈首先要学会调节自己的情绪，不要勉强自己做不喜欢的事情，心情不好的时候可以听听音乐、找朋友聊聊开心的事儿、做点简单的家务分散注意力。

如果很难自己排解郁闷，就要将自己的情况如实告诉家人，及时沟通，让家人了解你最需要什么，千万不要闷在心里。勇于寻求和接受帮助，是解决产后抑郁的积极方式。

多关心、安慰高龄妈妈

新妈妈年龄越大，发生产后抑郁症的概率越高，但这不代表所有的高龄产妇都会抑郁。对于一些产前就经常情绪不稳定的妈妈，比如总是莫名哭泣、心情不好等，产后发生抑郁的可能性较高。有的高龄妈妈会因为自己奶水不多而自责焦虑，也容易引起抑郁。对此，家人一定要多加关心、安慰，要用贴心的呵护帮其度过产后这段最敏感的时期。

饮食原则

1. 中医认为，抑郁症主要为肝火旺盛、气血凝滞所致，可以多喝一些清热去火的粥，如苦瓜粥、百合枸杞粥等。

2. 多食B族维生素含量丰富的食物。B族维生素是调节身体神经系统的重要物质，也是构成神经传导的必需物质，能够有效改善心情低落、全身疲乏、食欲缺乏等症状。鸡蛋、深绿色蔬菜、牛奶、谷类、芝麻等都是不错的选择。

3. 多吃富含钾离子的食物，如香蕉、瘦肉、坚果类、绿色蔬菜等，这些食物有利于稳定血压和情绪。

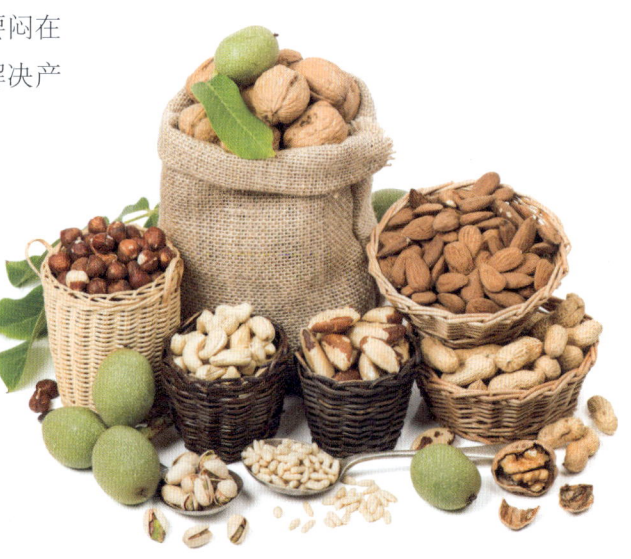

重点推荐食物

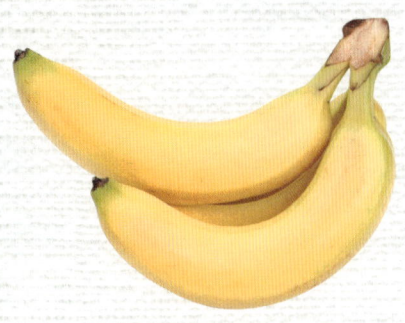

香蕉
所含的生物碱可帮助大脑制造血清素,有助于缓解产后抑郁。

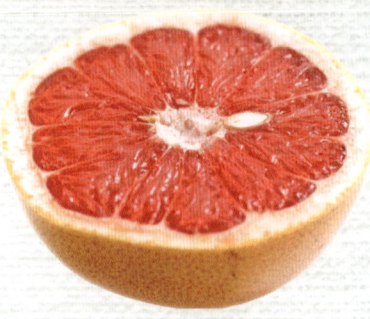

葡萄柚
富含维生素C,能增强新妈妈的抵抗力。其清香的味道也有助于对抗烦闷焦虑等不良情绪。

百合
清心安神,对产后失眠多梦、精神恍惚等病症有益。

百合炒芦笋

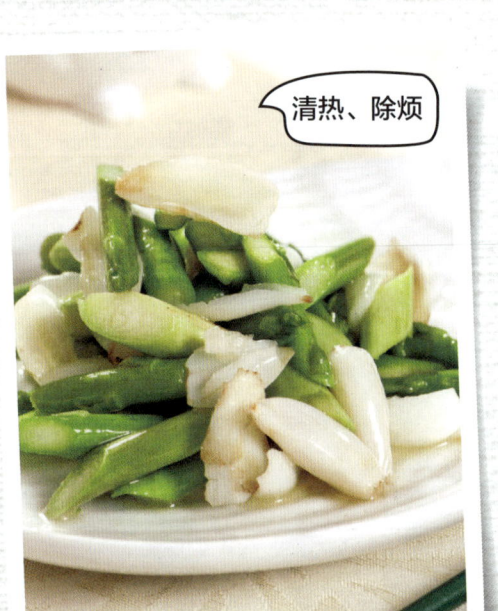

清热、除烦

材料 芦笋300克,鲜百合100克。
调料 盐2克,白糖适量。
做法

1. 芦笋洗净,切段,焯熟;百合冲洗干净,待用。
2. 炒锅置火上,倒油烧热,下入鲜百合和芦笋,大火翻炒几下,调入盐、白糖及适量清水翻炒至熟即可。

功效:百合能清心除烦、宁心安神,芦笋清热利尿,百合炒芦笋对产后容易上火、心情烦躁、忧郁的新妈妈有益。

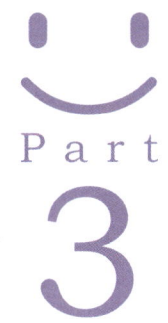

Part 3

月子里的身体恢复与锻炼,健康、苗条、不落病

顺产妈妈产后第1周：尽快恢复元气

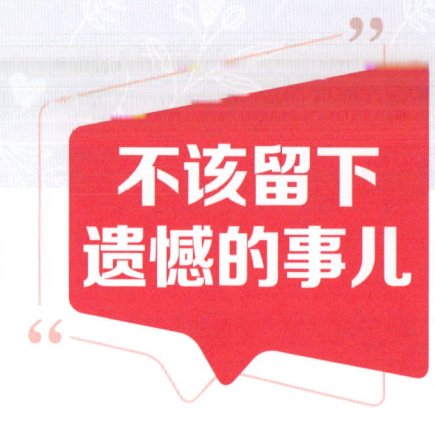

血压很高还盲目锻炼

宝妈：医生说产后要及时锻炼，有利于恢复。结果刚锻炼了一天，第二天就动弹不了了。恰好街道医生来寻访，给我量了一下血压，说血压这么高是不能着急锻炼的，否则容易造成心脏负担过大，导致产后高血压！

先弄清楚自己是否适合锻炼

马大夫：产后瘦身操不仅能让妈妈较快地恢复生理功能，又有助于预防子宫脱垂、痔疮等发生。但并不是所有妈妈产后都适宜做产后瘦身操，有以下情况的妈妈就不适宜做操：

1. 产后体虚、发热者：盲目锻炼容易造成头晕或脱水。
2. 血压持续升高者：身体没有恢复就开始锻炼，容易造成心脏负担过大，导致产后高血压。
3. 会阴严重撕裂者：会阴未恢复前就开始锻炼，容易造成产后出血或恶露增多。
4. 贫血者：盲目锻炼会导致产后出血或产后恶露增多，不利于身体恢复。
5. 产褥感染者：容易使感染加重。

床上小动作,促进产后恢复

呼吸运动

1. 仰卧,双手枕在脑后,用鼻子缓缓吸气,感觉腹壁下陷,内脏向上牵拉。
2. 慢慢呼气,恢复至初始状态。

屈手、转肩、翻腕运动

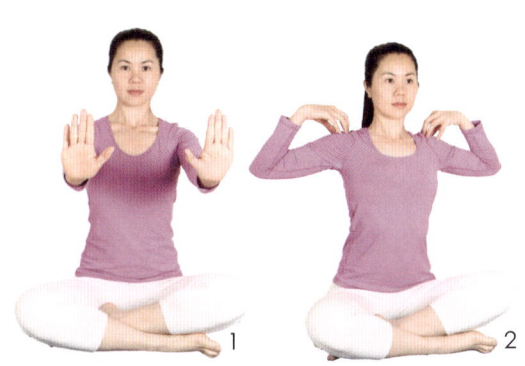
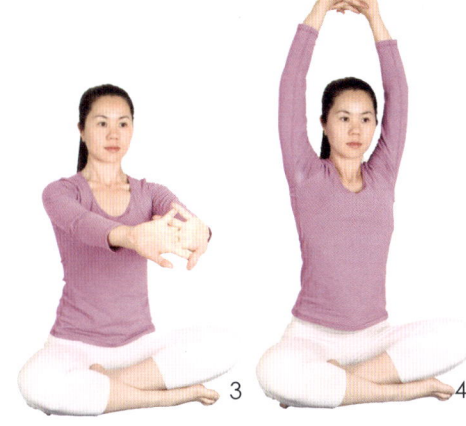

1 坐直身体,双手向前伸直,掌心向前。

2 弯曲双臂,手指触肩,肘部向外侧转肩 10 次,再向内侧转肩 10 次。

3 双手向前,手心向外十字交叉,尽力向前伸展,背部用力后拉,保持 10 秒。

4 保持步骤 3 的姿势向上抬起双臂,两臂贴近耳朵,手掌上翻,尽力向上伸展,保持 10 秒,放松。

缩肛运动

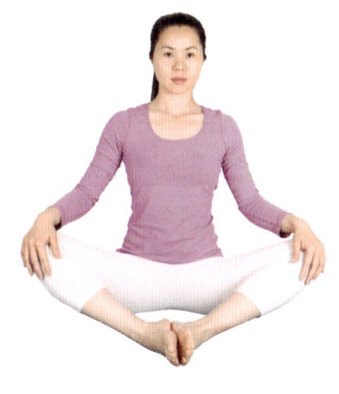
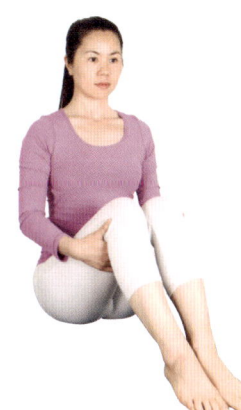

1 两膝分开,双手放在膝盖上,坐直。

2 合拢双腿,同时用力收缩肛门。

顺产妈妈产后第2周：合理控制体重

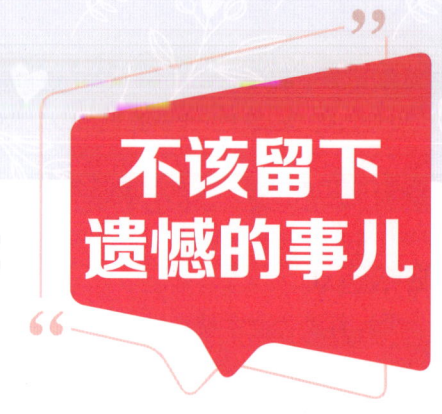

好遗憾呀 以为母乳喂养一定能减肥，没坚持运动

宝妈：以为坚持母乳喂养就能减肥，月子里并没有天天坚持运动，总是三天打鱼两天晒网，结果体重明显增加。问过医生才知道，母乳对减肥有促进作用，但不是绝对的，想要尽快恢复体形，还是要坚持运动才行！

不留遗憾 母乳喂养也要坚持运动

马大夫：母乳喂养可以促进新妈妈子宫收缩、消耗热能，有利于产后恢复。即使多摄取汤汤水水，体重也不会增加很多。但并不代表这样就可高枕无忧了，因为过度进食仍不利于产后减肥。

好遗憾呀 没进行热身运动而拉伤腰部肌肉

宝妈：月子里每天都进行锻炼，运动量都不大，从来没有进行热身运动，结果有一次腰部肌肉拉伤了，导致以后的日子里都无法运动了，只能请按摩师进行腰部按摩。唉，几分钟的热身运动可真不能忽视啊！

不留遗憾 热身运动不能少，可改善肌肉协调性

马大夫：运动前的热身运动必不可少。锻炼之前，应先做5~10分钟的热身运动，通过热身调整运动状态，以免肌肉拉伤、关节损伤。

让精油瓦解腹部顽固脂肪

天然植物单方精油中,杜松精油、葡萄柚精油、柠檬精油、胡萝卜子精油、丝柏精油、洋甘菊精油等都具有显著瘦身效果,能够瓦解腹部顽固脂肪,增强腰腹部皮肤弹性,收紧腰腹部线条。

柠檬配方精油:柠檬2滴+杜松2滴+葡萄柚3滴+薄荷1滴+荷荷巴油20毫升
丝柏配方精油:丝柏4滴+杜松3滴+天竺葵3滴+葡萄子20毫升+甜杏仁油10毫升
洋甘菊配方精油:洋甘菊3滴+胡萝卜子3滴+月桂2滴+荷荷巴油10毫升

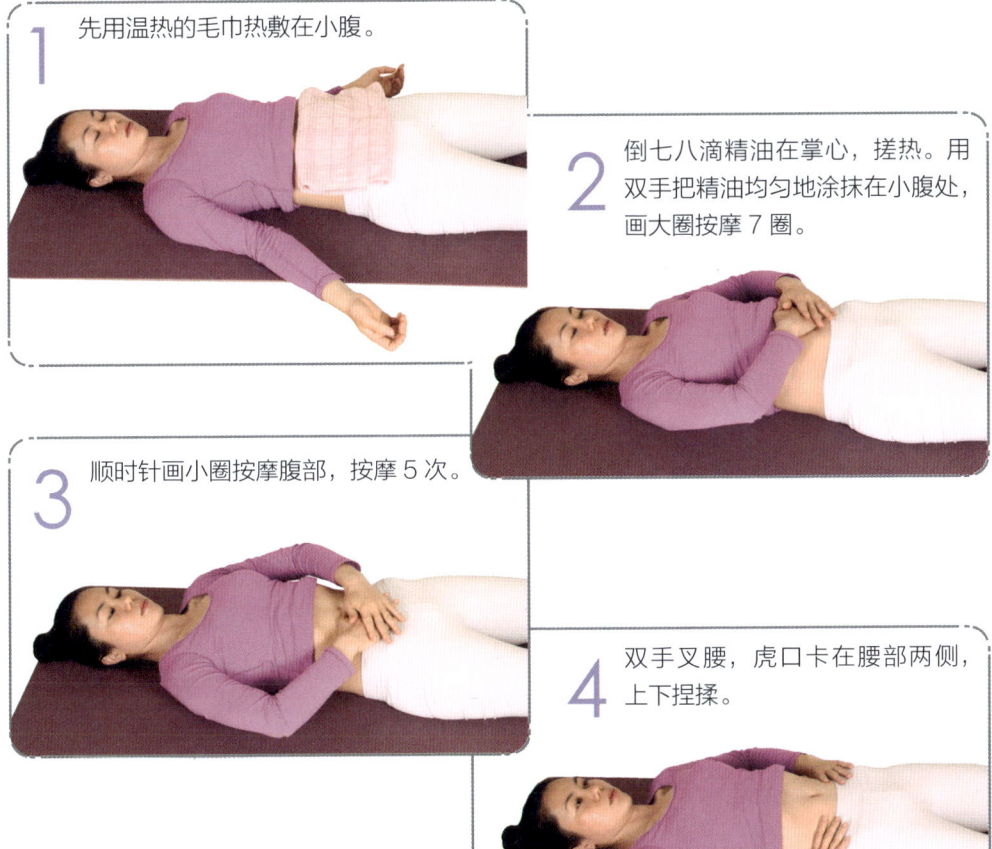

1 先用温热的毛巾热敷在小腹。

2 倒七八滴精油在掌心,搓热。用双手把精油均匀地涂抹在小腹处,画大圈按摩7圈。

3 顺时针画小圈按摩腹部,按摩5次。

4 双手叉腰,虎口卡在腰部两侧,上下捏揉。

顺产妈妈产后第 3 周：保证充足的睡眠

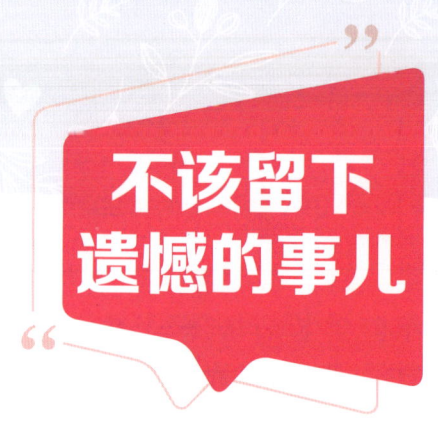

 以为熬夜可以快速瘦，忽视了运动

宝妈：夜里喂完奶后经常毫无困意，便常常熬夜、吃夜宵，不过听说熬夜能瘦身，所以月子里就没怎么锻炼。结果满月后成了名副其实的"肥妈"。后来在医生指导下，开始控制饮食并进行运动，过程很痛苦，当初及早锻炼该多好！

 喂夜奶后尽快入睡，尽量避免吃夜宵

马大夫：很多人都认为熬夜可以瘦身，但对于产后妈妈来说，充足的睡眠才可以帮助身体恢复，而熬夜后会令人产生吃宵夜的欲望，人体在夜晚消化能力下降，如果吃宵夜会让更多脂肪堆积在腹部。

 运动时没及时补水

宝妈：听说运动中喝水会增加心脏负担，所以不敢喝水。有一天运动时，恰好被在健身中心工作的妹妹看见，她给我科普了一下运动时补水的必要性。唉，之前的做法真的挺伤身体的，还好及时了解了！

 及时补充温水，以免脱水

马大夫：月子期间新妈妈身体还比较虚弱、易出汗，所以运动时要及时补水，以免导致身体脱水。运动前先喝点温水，运动 20 分钟后再补充点温水。不要喝凉白开，40℃左右的温水最适宜，不仅不会刺激肠胃，更容易让身体吸收。

弯腰时不要用力过猛

新妈妈平时在拿取物品的时候，特别是提物、举高、弯腰捡东西的时候，注意动作不要过猛，避免拉伤腰部肌肉。抱宝宝的时候尽量用手臂和腿的力量，腰部少用力；捡东西的时候不要猛然弯腰，最好先双腿前后分开，下蹲，保持重心稳定的同时也可分散腰部用力。

一个健身球帮助矫正骨盆

分娩后，新妈妈会分泌一种特殊的激素使骨盆变宽，因此，新妈妈需要及时矫正骨盆，有利于身体的塑形。

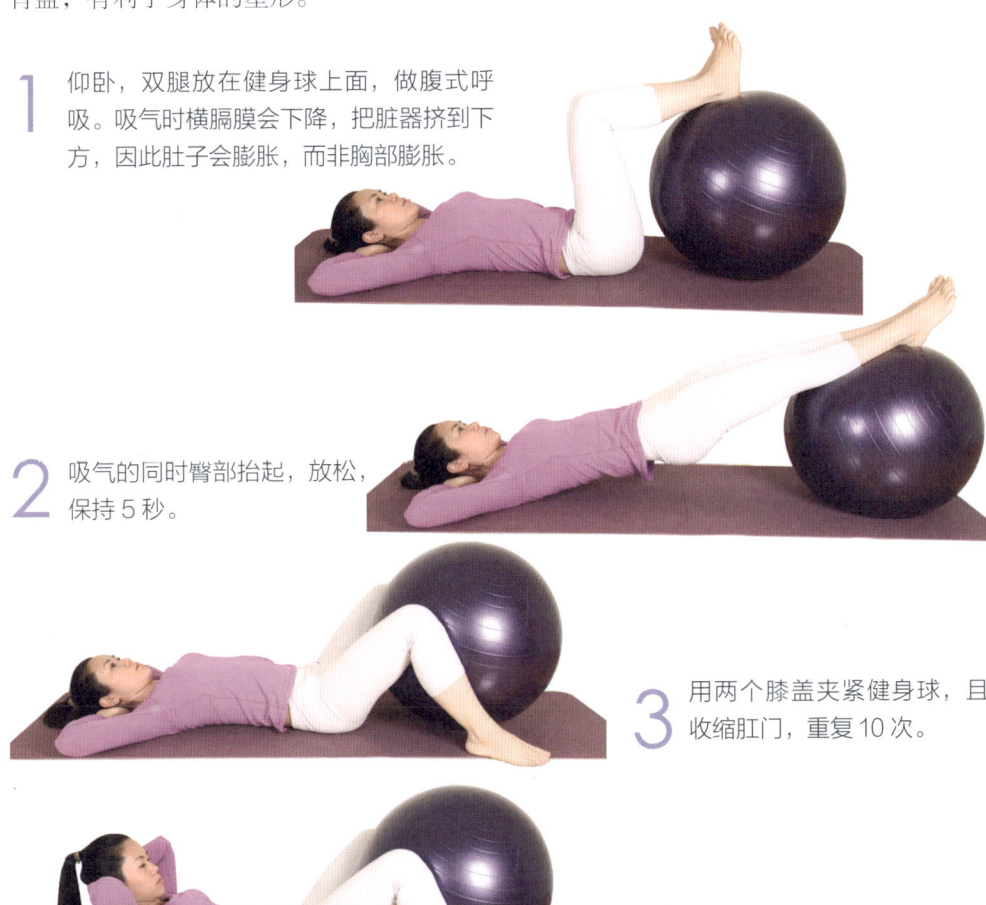

1. 仰卧，双腿放在健身球上面，做腹式呼吸。吸气时横膈膜会下降，把脏器挤到下方，因此肚子会膨胀，而非胸部膨胀。

2. 吸气的同时臀部抬起，放松，保持5秒。

3. 用两个膝盖夹紧健身球，且收缩肛门，重复10次。

4. 上身抬起，保持5秒，再平躺下来。

顺产妈妈产后第 4 周：适当增加运动量

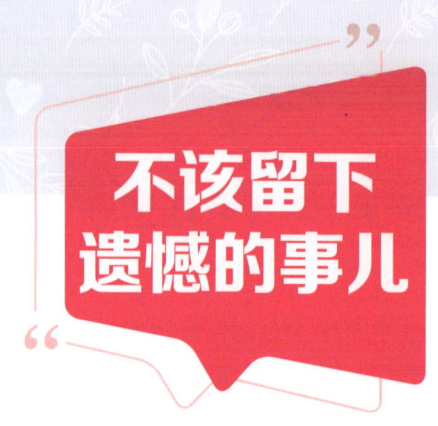

不该留下遗憾的事儿

减肥急于求成
好遗憾呀

宝妈：月子里身体恢复不错，第 4 周便增加运动量，想争取快速减肥，结果会阴又痛了起来，只好暂缓运动。后来运动按照医生的指导进行，会阴再也没痛过。

增加运动量要有专业指导
不留遗憾

马大夫：产后减肥不能操之过急，月子里运动只是促进恢复，为以后减肥打基础，此时还是要以调养、保健为目的，擅自增加运动量非常伤身，新妈妈若有增加运动量的需求，应事先咨询专业人员。

不敢增加运动量导致腰背酸痛
好遗憾呀

宝妈：产后第 4 周，腰背明显有酸痛感，难道是运动导致拉伤？可是自己一直挺小心的，甚至运动量还维持在第 1 周的水平。咨询医生后才知道，原来是因为运动量太少造成的。

应合理增加运动量
不留遗憾

马大夫：有些新妈妈不敢增加运动量，以为这样最安全，其实运动不足也会对身体造成损害。长期不动会引发全身肌肉酸痛、脖子僵硬、头痛头晕。因此，有规律的增加运动量对缓解产后肌肉酸痛很有效果。

做做颈部运动,缓解哺乳引起的颈部酸痛

妈妈生产时体内会分泌松弛素,导致全身关节肌肉的松弛,关节的保护作用减弱,加上长时间低头喂宝宝吃奶,很容易引起颈部酸痛。颈部运动可以帮助锻炼颈部肌肉,缓解酸痛。

仰卧在瑜伽垫上,双肩着地,双手平枕在脑后,颈部向右转,然后再向左转,根据自己的身体情况重复动作。做此运动时要选在地板或者较硬的床上进行,否则难以达到锻炼效果。

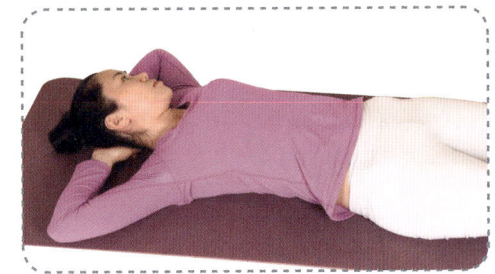

双臂运动,预防肩部疼痛

新妈妈抱宝宝的时间比较长,容易造成双臂和肩膀疲劳,导致疼痛。多做做双臂运动,有助于促进血液循环,缓解疲劳。

平躺在床上,掌心相对,双臂自然伸展,双肩成一条直线。双臂伸直,不要屈肘,抬至胸前正上方,然后双手稍用力合拢。重复动作,每次10分钟左右。

随时都可以做的瘦身小动作

瘦身运动不一定非要抽出专门的时间,日常生活中随时都可以锻炼。适当洗洗衣服、收拾屋子,久坐后站一会儿做做提肛运动,也可以用脚尖站立,绷紧腿部和臀部肌肉,或者在屋里走几圈。上下电梯时,可以将头、背、臀、脚跟紧贴电梯墙壁站直,别小看乘电梯的这几分钟,养成习惯会让身体挺拔、优美。

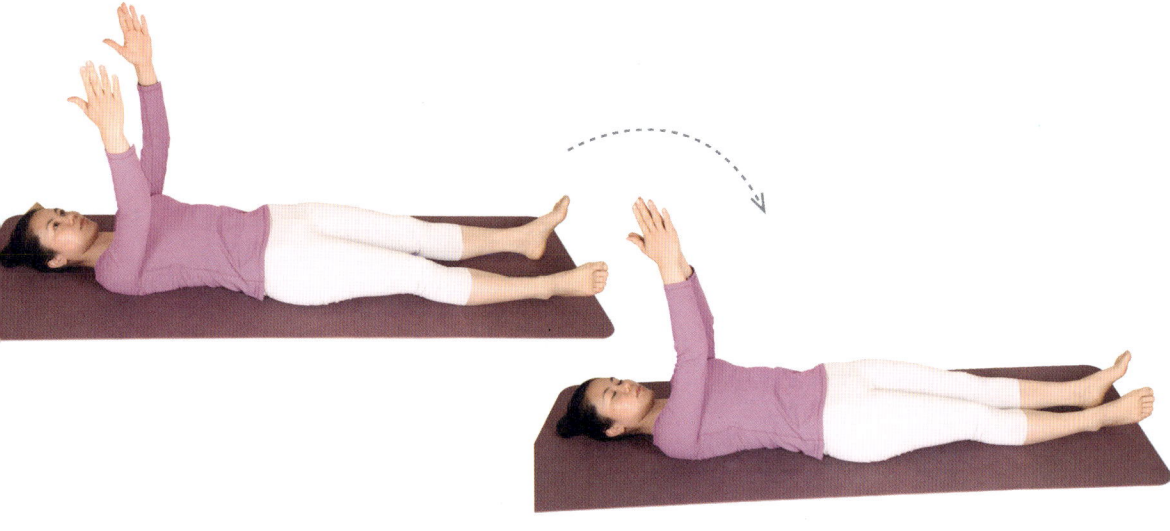

顺产妈妈产后第5周：简单家务也是活动

不该留下遗憾的事儿

好遗憾呀 —— 没及时帮助老人做些力所能及的家务

宝妈：月子里，母亲把我照顾得无微不至，第5周了，也不让我做家务。一天闻到母亲身上有膏药味儿，原来她腰疼的毛病又犯了。唉，有能力做家务时，就应该做些力所能及的事情，那样母亲就不用这么劳累了！

不留遗憾 —— 做些简单家务，既能瘦身又能缓解家人负担

马大夫：第5周，新妈妈可以做些家务，既能增加身体热量的消耗，又能缓解家人的负担。如扫地、擦桌子、熨衣服等，对身体热量的消耗也是很可观的，让家人减轻劳动负担的同时，自己也瘦了，何乐而不为？

好遗憾呀 —— 做家务时经常弯腰，落下月子病

宝妈：第5周，已经开始做家务了，经常弯腰扫地、拖地或蹲在地板上吸尘，结果落下了腰疼的毛病。如果当初能注意一些，就不用像现在这样一活动就腰疼。

不留遗憾 —— 做家务时尽量避免弯腰、久蹲

马大夫：新妈妈做家务时，尽量少弯腰扫地，可以选择手柄较长的扫把或拖把，以免弄伤腰部。此外，最好购买可以升降的童床和较高的童车，这样，每次从床上或童车里往外抱宝宝和放宝宝时就不用弯腰幅度太大。此外，也不要蹲着擦地等，避免子宫脱垂、膝盖受损。

蹬腿运动，修炼纤腿

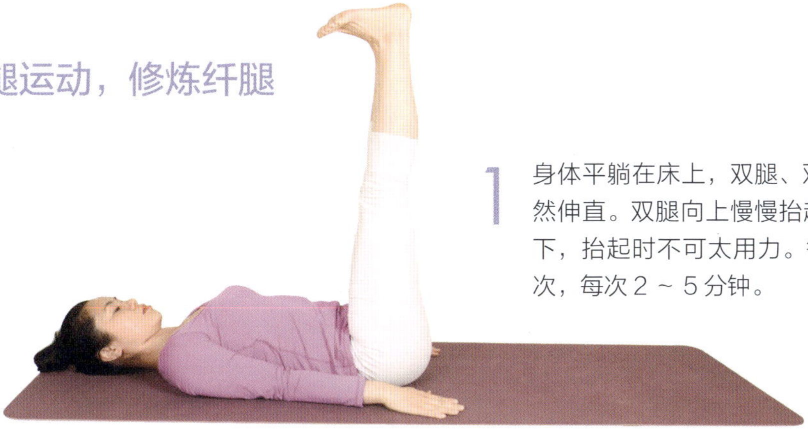

1. 身体平躺在床上，双腿、双臂自然伸直。双腿向上慢慢抬起，放下，抬起时不可太用力。每天2次，每次2～5分钟。

2. 身体平躺在床上，交替举起左右腿，使腿和身体成直角，然后放下。重复10次。

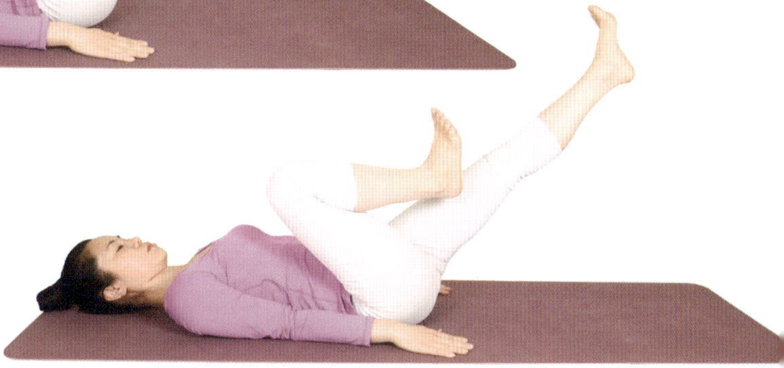

运动后做些放松动作

运动后做些放松动作，可以加速全身血流的重新分配，促进肌肉中乳酸的消除和利用，减少肌肉的延迟性酸痛，有助于消除疲劳，也是预防运动损伤的重要手段。

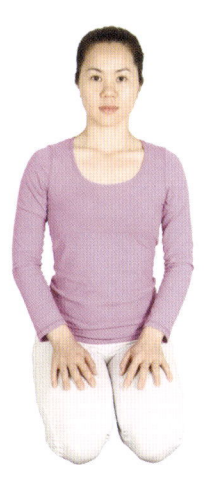

1. 跪坐，腰背挺直，双手自然放在大腿上面。

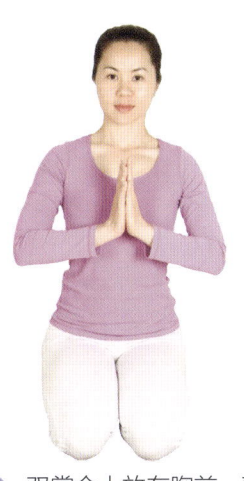

2. 双掌合十放在胸前，双肩成一条直线，放松身体。

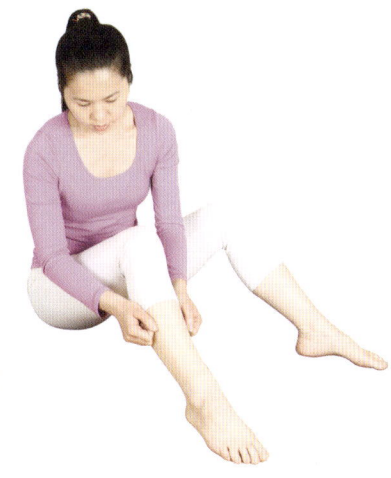

3. 轻轻拍打双臂、双腿，舒缓身体，防止运动后肌肉酸痛。

顺产妈妈产后第 6 周：开启瘦身黄金期

以为减肥容易而错过瘦身黄金期

好遗憾呀

宝妈：记得产后听医生说过，半年内是身材恢复的黄金期。当时自己不是特别胖，心想减掉这点肉还是轻松的。可一年后再怎么节食、运动，都很难甩掉肚子上那些"厚实"的肉了。唉，好遗憾错过减肥黄金期！

脂肪越来越顽固，瘦身别等待

不留遗憾

马大夫：产后第 6 周至半年是妈妈瘦身、恢复身材的黄金时期，因为这段时间妈妈的身体基本恢复到孕前状态，而且因为孕产而囤积的脂肪还不顽固，比较容易减掉，所以要抓住这个瘦身时机，轻松摆脱产后肥胖。

跳热身操而导致腿部拉伤

好遗憾呀

宝妈：产后第 6 周，我家楼下的瑜伽馆刚好开设了产后瘦身瑜伽课。为了抓住产后瘦身黄金期，毫不犹豫地报了名。可第一节课腿部就拉伤了，因为一开始教练让大家跳了 2 分钟热身操。

运动要量力而行

不留遗憾

马大夫：某些产后瑜伽课的热身运动可能并不适合每位新妈妈，因此在练习过程中应该量力而为，要根据自己的实际情况，选择适合自己的体式进行瘦身练习。

虎式瑜伽，让臀部翘起来

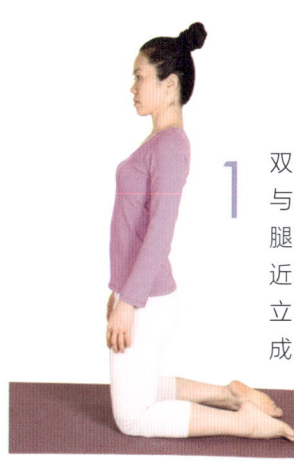

1. 双膝跪地，打开与肩同宽，让小腿和脚面尽量贴近地面。上身直立，大腿与小腿成90度。

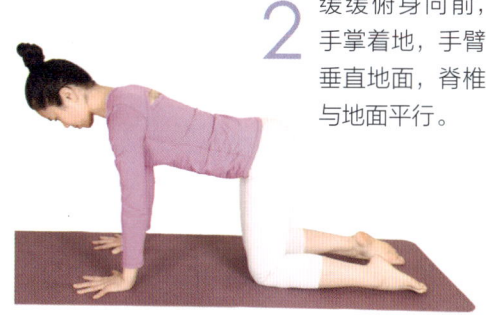

2. 缓缓俯身向前，手掌着地，手臂垂直地面，脊椎与地面平行。

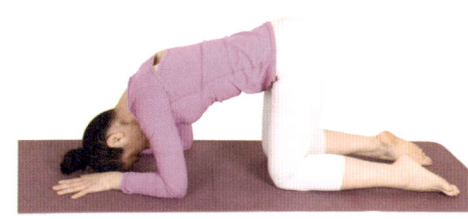

3. 吸气，脊部下沉成弧形。

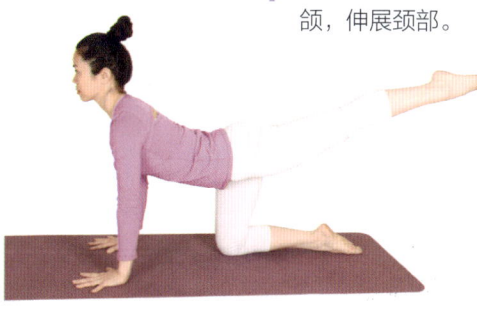

4. 抬腿笔直伸展，同时抬头、抬高下颌，伸展颈部。

5. 呼气，收腿、低头，膝盖尽量靠近头部，脊椎成拱形。

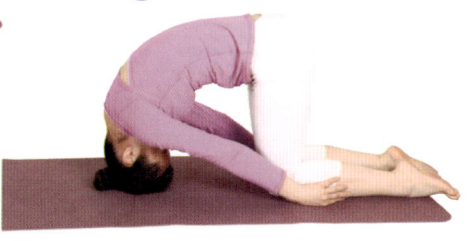

6. 头触地，收下颌尽量靠近膝盖，双臂自然向后伸展。

剖宫产妈妈前4周：不适合运动

不能运动，但可以适当活动

很多人觉得剖宫产后要静卧不动，等待体力恢复，这是非常错误的。只要体力允许，要尽早下床活动并逐渐增加活动量。但是要跟顺产妈妈的运动瘦身方案有所区别，一是因为剖宫产妈妈刀口恢复需要时间；二是剖宫产妈妈腰腹部比较脆弱，强行锻炼会对身体造成损伤。建议产后4周等刀口愈合良好，再进行瘦身运动。

剖宫产妈妈在身体允许的情况下可以经常坐起、在家散步，以促进肠道功能的恢复，同时帮助尽快排气，缓解腹胀，还能预防肠粘连及血栓形成而引起其他部位的栓塞。

深呼吸练习

剖宫产妈妈在床上做做深呼吸，对于体力恢复和器官复位有很好的促进作用，但是要避免大力牵扯，以免影响剖宫产刀口的愈合。

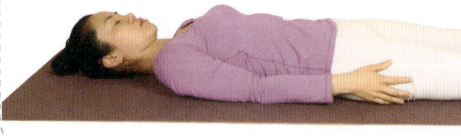

1 仰卧，双手贴在身体两侧，缓缓吐气。

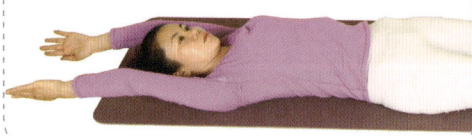

2 一边吸气，一边双臂贴床缓缓展开与肩膀成直线，再抬至头顶使双掌相对。

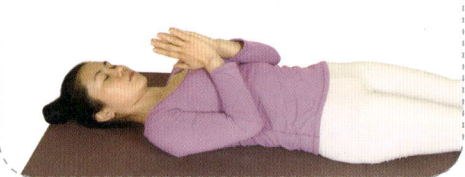

3 边吐气边将双掌在胸前合十，做膜拜状。

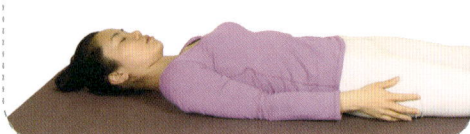

4 双臂慢慢分开下滑，恢复到初始状态。

剖宫产妈妈产后第 5~6 周：可以做伸展运动

适合月子里的运动

站姿骨盆摇摆

站姿，身体挺直，双手放在骨盆上。将骨盆轮流往右侧及左侧外推，像钟摆一样左右晃动，不要太用力，慢慢重复 5~10 次即可。可以帮助骨盆回正，放松紧绷的髋关节。

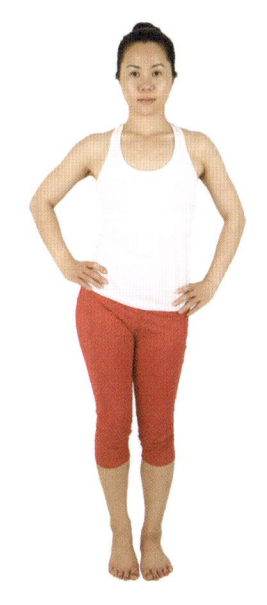

适合满月后的运动

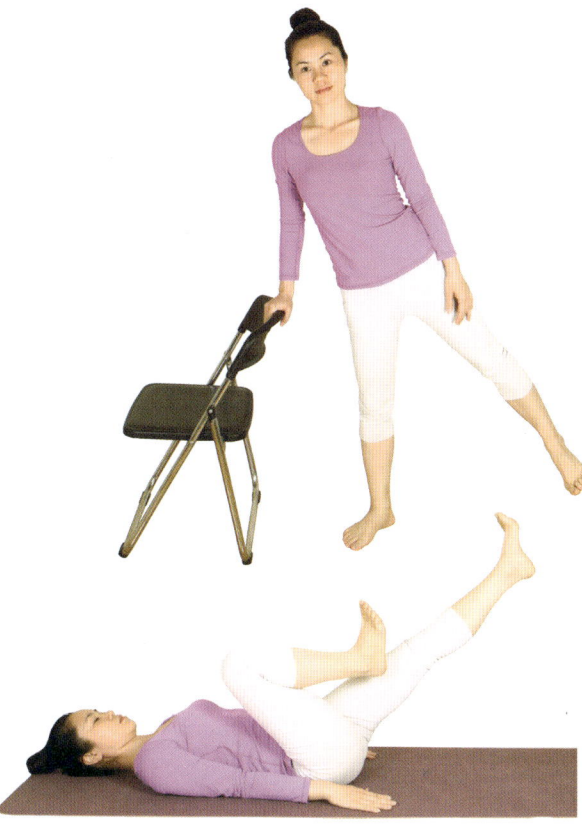

拉伸大腿肌肉

找一个稳定性好的椅子，侧身站在椅子后面，用手扶稳椅背，身体向椅背一侧倾斜，同时抬起外侧的腿，用力绷紧脚尖来回甩腿 30 下，然后换腿重复动作。

骑车蹬踏

平躺在床上，双腿并拢抬高与身体呈 90 度，然后双腿在空中交替做骑车蹬腿运动。最开始可以做 5 分钟，然后根据身体适应能力逐渐增加时间。

来自天南地北的问题大汇集

1 运动后可以马上喂哺吗？

马大夫答：妈妈刚刚运动完，不宜立刻给宝宝哺喂。因为运动时人体会产生大量乳酸，滞留于血液中会使分泌的乳汁变味，宝宝不爱吃。因此，建议新妈妈运动后最好待身体平复后再喂奶。

2 快走能对抗肥臀吗？

马大夫答：快走是很好的瘦身燃脂运动，同样也适合于新妈妈。如果在步行时迈的步子比平时稍大一些，同时在走动过程中绷紧臀部，不仅能获得更好的燃脂瘦身效果，也是对付产后肥臀的好办法。但要注意，产后最初几周不要尝试快走，待身体基本恢复再尝试，比如产后4~5周根据自身情况选择。

3 产后运动有哪些注意事项？

马大夫答：运动前先排小便；避免饭前饭后1小时内做；运动后出汗较多，记得补充水分；所有运动请配合深呼吸，缓慢进行以增加耐力；每天早晚各做15分钟，至少持续2个月，次数由少渐多，勿勉强或过累；若有恶露增多或疼痛增加，需暂停等恢复正常后再开始。

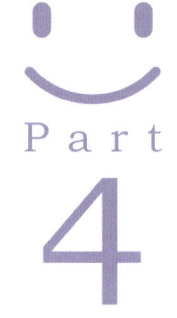

Part 4

特殊新妈妈的月子护理，坐月子有时也需私人订制

高血压妈妈

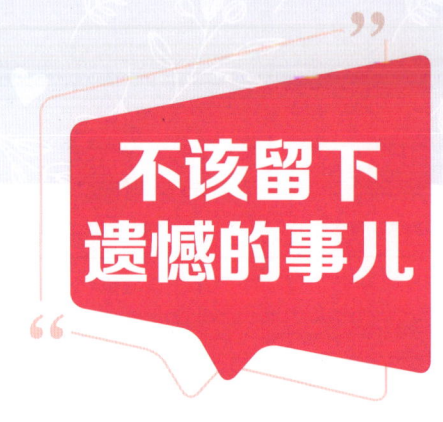
不该留下遗憾的事儿

好遗憾呀 没及时调节心情而患高血压

宝妈： 产后42天去医院检查，竟然患上了高血压。我十分惊讶：一没肥胖，二没高血压家族遗传史，怎么会得高血压呢？医生解释说：引发高血压的原因很多，宝宝哭闹、精神紧张都有可能。原来如此，我一听到宝宝哭闹就紧张，还经常因此而失眠！

不留遗憾 避免精神过于紧张

马大夫： 一般肥胖会导致高血压的发生，但是不代表瘦就不会患上高血压。高血压的发病机制复杂，包括遗传、环境、压力、应激等因素。因此，常常紧张、压力过大的妈妈要注意及时调节，放松心情。

好遗憾呀 产后没吃降压药而患上高血压

宝妈： 孕期一直血压偏高，产后医生给开了药，说哺乳期也可以吃。我没吃，怕对宝宝不好，心想慢慢就会好的。没想到产后42天检查，患上了高血压。

不留遗憾 积极配合医生治疗，才能有效控压

马大夫： 妊娠高血压一般在分娩后会自行恢复，但如果不注重调理和血压管理，高血压可能会持续存在。新妈妈切忌擅作主张，有什么想法一定要多跟医生沟通。

高血压妈妈的饮食对策

1. 在月子期间要低盐饮食,适当减少钠盐的摄入有助于降低血压,减少体内的钠水潴留。也可以选择低钠盐,控制钠的摄入。
2. 控制热量的摄入,要低脂饮食,并遵循少食多餐的原则。
3. 多吃富含钾、钙的食物,如土豆、茄子、海带、莴笋等钾含量丰富,牛奶、酸奶、虾皮、黑芝麻、黄豆等可提供丰富的钙质。
4. 一定要按时吃早餐,不吃早餐容易导致头晕等低血糖表现。
5. 晚餐应坚持少而清淡,可以吃些木耳、南瓜、胡萝卜、丝瓜等有降压作用的食物。

采用低盐烹调方法

月子里,家人给高血压妈妈做饭菜都会发愁,因为放盐会导致新妈妈血压升高;不放盐,没有味道,新妈妈不爱吃。其实,家人可以采用一些低盐又美味的烹调方法,这样既可以减少食盐的

后放盐

烹饪时,不要先放盐,要在起锅前将盐撒在食物上,这样盐附着在食物的表面上,能使人感觉到明显的盐味,又不至于加盐过量。

用酸味激发咸味

刚开始低盐饮食时,如果觉得口味太淡,可在饮食中用醋、柠檬汁、番茄汁等调味,既可以减盐,又可以让味道更好。

用味道浓郁特殊的调料来调味

在烹饪菜肴时,可以适当加入蒜、葱、洋葱等味道独特的食物提味,这样可以掩盖菜品的清淡。

摄入量,又能保证食物美味。

减少"隐形盐"

有些食品看起来含盐量不高,其实在加工过程中加入了不少盐,对这种"隐形盐"同样要小心。奶酪、糕点暗藏高盐,储存发酵前,表面是要抹上一层盐来腌制的,这是发酵和储存的必备工序。还有挂面、面包、蜜饯等也都含有不少的盐。

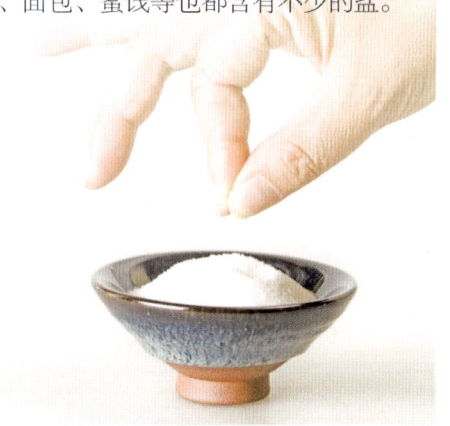

重点推荐食物

香蕉
香蕉富含钾、膳食纤维,可促进钠排泄,有降低血压、预防便秘的功效。

西蓝花
西蓝花中维生素 C 和叶绿素的含量都很高,可抗氧化,清除自由基,保护血管健康,有助于降血压。

土豆
土豆富含钾、膳食纤维,对维护心脏健康有益,还有助于利尿降压。

土豆片炒牛肉

平稳血压、补铁

材料 土豆150克,牛肉200克,甜椒50克。

调料 淀粉适量,盐3克。

做法

1. 牛肉洗净,切丝,加盐、淀粉腌片刻;土豆去皮,洗净,切片,用清水浸泡,捞出沥水;甜椒洗净,去蒂及子,洗净,切丝。
2. 锅内倒植物油烧至四成热,下牛肉丝滑熟,捞出沥油;土豆片放入微波炉中高火加热4分钟,取出。
3. 锅内放油烧热,下土豆片和甜椒丝炒熟,加入牛肉丝炒匀,调入盐即可。

功效:土豆含钾丰富,利于降压;牛肉补脾胃,滋补健身。

血脂异常妈妈

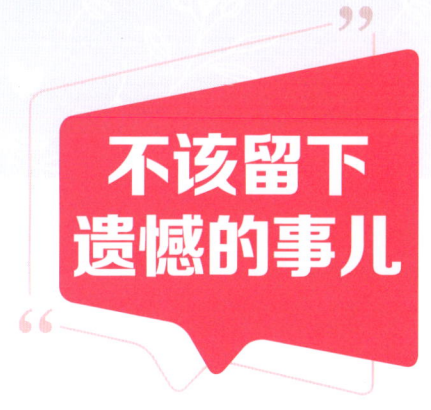
不该留下遗憾的事儿

好遗憾呀

少吃肉和蛋来控制血脂，没什么效果

宝妈：孕期血脂比较高，产后特意加以控制，肉、蛋等吃得较少，可后来检查血脂还是没有下降。问过医生才知道，血脂异常不仅仅是控制了肉蛋等动物性食物就可以了。

不留遗憾

综合考虑各方面因素再进行有效控制

马大夫：导致血脂异常的原因有很多，如肥胖、遗传、年龄、不良的饮食习惯、缺乏运动等，饮食只是其中的一个部分。也就是说，不是吃肉和蛋就会导致血脂异常，大量吃饭、馒头加之久坐不动，同样会诱发血脂异常。

好遗憾呀

血脂水平正常了就立即停药

宝妈：产后在接受调脂治疗后，血脂恢复了正常水平，因想要改为母乳喂养，便停止用药了。产后42天检查时，血脂又升高了，唉，真是不该擅作主张！

不留遗憾

调脂治疗是长期过程，不能擅自停药

马大夫：尽管血脂达标或正常了，还是要在医生的指导下调整剂量，坚持长期服药。因为调脂治疗是终身的，不能按照自己的意愿和感觉停药。

遵循"一少三多"的饮食原则

减少总热量

血脂异常的新妈妈要将血脂控制在正常范围内,首先要控制总热量的摄入。总热量摄入过多,多余的热量会转化成脂肪堆积在体内,导致甘油三酯堆积。在控制总热量的前提下,减少脂肪和胆固醇的摄入,而增加粗粮、蔬菜等低热量、高膳食纤维和高维生素食物的摄入,可避免发胖,有利于控制血脂升高。比如在做米饭或粥时,加入杂豆或者粗粮,再比如每天增加蔬菜尤其是绿叶蔬菜的摄入量,用低脂肪的禽肉、鱼肉来代替畜肉,或者适当用豆制品代替肉类。

多膳食纤维

增加粗粮、豆类等富含膳食纤维的食物的摄入。膳食纤维可以减少食物中胆固醇和脂肪的吸收,并有助于体内的胆固醇转变成胆汁酸,从而促进胆固醇代谢并排出体外。体重增长不超重的新妈妈,可以不用限制蛋白质的摄入,但是要选择高蛋白、低脂肪的白肉(鸡、鸭、鱼肉)和瘦畜肉(猪瘦肉、牛瘦肉、羊瘦肉),以及豆类及豆制品等作为蛋白质的主要来源,以避免胆固醇摄入过多。

多吃蔬果

蔬菜和水果可提供丰富的维生素C、维生素E、胡萝卜素、番茄红素等天然抗氧化剂,可以防止坏胆固醇氧化、堆积,有利于降血脂。

多补水

每天饮水量要达到1500~1700毫升,除了多喝白开水,还可以适当喝清淡的茶,有助于改善血液黏稠度,促进血液循环。

减少饱和脂肪酸和反式脂肪酸的摄入

少吃动物脂肪,尤其注意"隐藏"的动物脂肪,如香肠、排骨内的脂肪。少吃奶油蛋糕、酥饼、人造黄油等富含反式脂肪酸的食物。同时,增加不饱和脂肪酸的摄入:每周吃2次海鱼,用橄榄油或茶子油代替动物油。

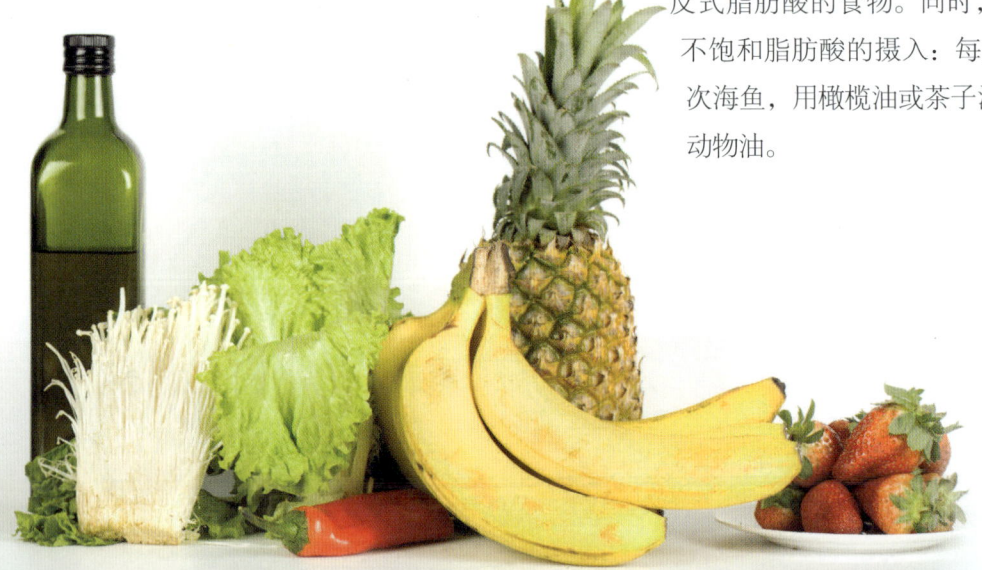

重点推荐食物

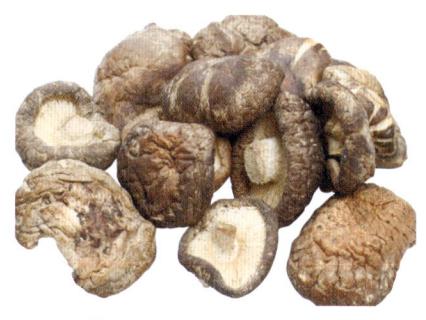

香菇
香菇中含有的膳食纤维和香菇多糖能促进胆固醇的分解和排泄,降低血胆固醇,防止动脉硬化。

木耳
木耳中的多糖能抑制胆固醇在血管壁上的沉积,防止动脉硬化和血栓的形成,减轻血液对血管壁的压力。

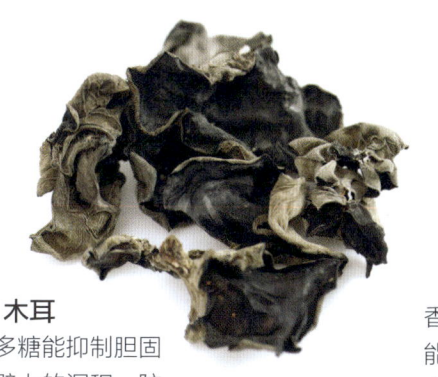

黄瓜
黄瓜热量和脂肪含量都很低,有利尿、消脂的作用。

腐竹炒黄瓜

材料 黄瓜300克,泡发腐竹100克。
调料 盐3克,葱花、蒜末各5克。
做法

1. 将泡好的腐竹洗净,切段;黄瓜洗净,切成柳叶形。
2. 锅内倒油烧至七成热,放入葱花、蒜末爆炒出香味,放入腐竹段、黄瓜片翻炒,加盐调味即可。

功效:黄瓜不仅热量低,还能抑制碳水化合物转化为脂肪,和富含蛋白质的腐竹一起食用,可有效降低胆固醇。

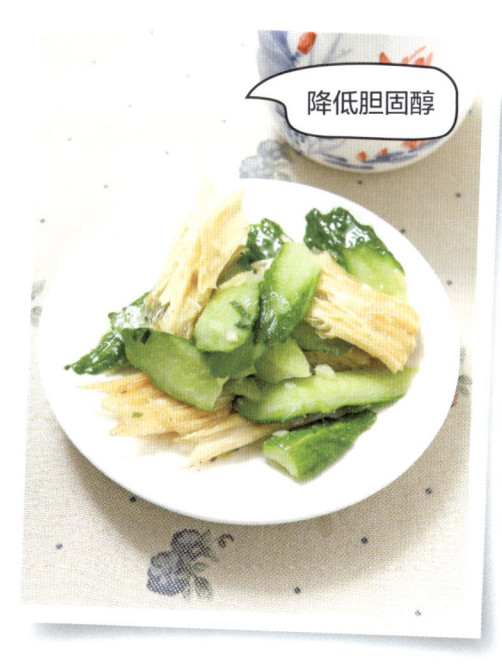

降低胆固醇

糖尿病妈妈

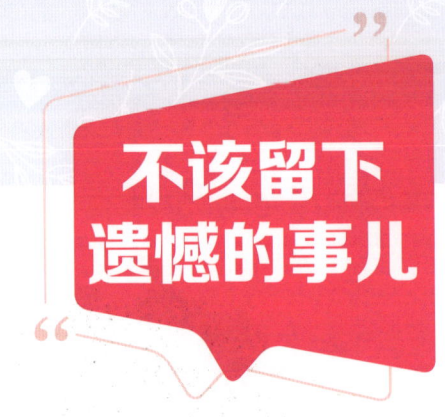

不该留下遗憾的事儿

好遗憾呀 吃无糖饼干没控制摄入量

宝妈：产后成了"糖妈妈"，饮食得控制。一次网购买了无糖饼干，高兴极了：加餐可以多吃一点了。3天后自测血糖，又升高了！问过医生才知道，无糖饼干也不能多吃。

不留遗憾 吃无糖食品也需要控制食用量

马大夫："无糖食品"是食品生产厂家的叫法，因为其加工过程中不添加蔗糖，而是用一些甜味剂代替。但是这些无糖食品本身都是粮食做的，它在体内最终还是会转化成葡萄糖，这些无糖食品吃多了还是会导致总热量超标。因此，"糖妈妈们"加餐的时候依然要控制食用量。

好遗憾呀 自行增加胰岛素的用量

宝妈：因为患有糖尿病，产后开始打胰岛素。认为有胰岛素控制，就没太控制饮食，后来自测发现血糖升高，就擅自将胰岛素用量调高了几个单位。一次跟邻居聊到此事，得知这样做很危险，立即咨询了医生，以后便严格按照医生的指导来操作。

不留遗憾 胰岛素用量、饮食要严格遵从医生指导

马大夫：有的"糖妈妈"在打了胰岛素后就不控制饮食了，吃多了就自作主张追加胰岛素使用量，这也是犯了糖尿病治疗的大忌！这样做只会加重胰岛素抵抗，胰岛素的用量必须在饮食固定的基础上才可以调整，且要在医生指导下进行。

糖尿病妈妈的饮食原则

1. 计算好每日所需的热量，严格控制每日总热量。
2. 遵循食物交换份法，让饮食多样化。
3. 坚持少食多餐，定时、定量进食。
4. 多吃富含膳食纤维、维生素及微量元素的食物。
5. 为了减少低血糖发生，每天应至少摄入130克的碳水化合物，在哺乳之前适量进食，有助于预防低血糖的发生。
6. 忌食油炸食品、肥腻肉食、甜食等。
7. 在碳水化合物的选择上，糖尿病患者应尽量避免吃含单糖和双糖的食物，如白米粥、糖果、蜂蜜、甘蔗等，防止进餐后血糖迅速升高。
8. 血糖控制稳定的糖尿病妈妈，吃水果最好选择在两餐之间。要选择含糖量低的水果（低GI、低GL），如果每天吃新鲜水果的量达到200~250克，就要从全天的主食量中减掉25克，以免全天摄取的总热量超标。

蔬果能生吃不熟吃

食物的生熟程度也会影响血糖指数，一般来说，成熟的水果或蔬菜中糖的含量高于没有成熟的水果或蔬菜，生食物的血糖指数相对比熟食物要低。蔬菜能焯一下就吃的不要长时间煮，能生吃的不熟吃。另外，挑选水果时，最好不要选择那些熟透的甚至有酒精发酵味道的。

三类蔬菜不宜生吃

一是富含淀粉的蔬菜，如土豆、山药、芋头等必须熟吃，不然淀粉颗粒不破裂，人体无法消化；二是含有抗胰蛋白酶的豆类，如毛豆、四季豆、豇豆、芸豆等，烧熟煮透后，有毒物质失去毒性，才可以放心食用；三是塌地生长的绿叶菜，这类蔬菜在常规栽培条件下，往往要泼浇人畜粪尿和农药，造成污染，用清水不易洗净。当然，这些蔬菜如果在无土栽培条件下生产，也可以放心生吃。

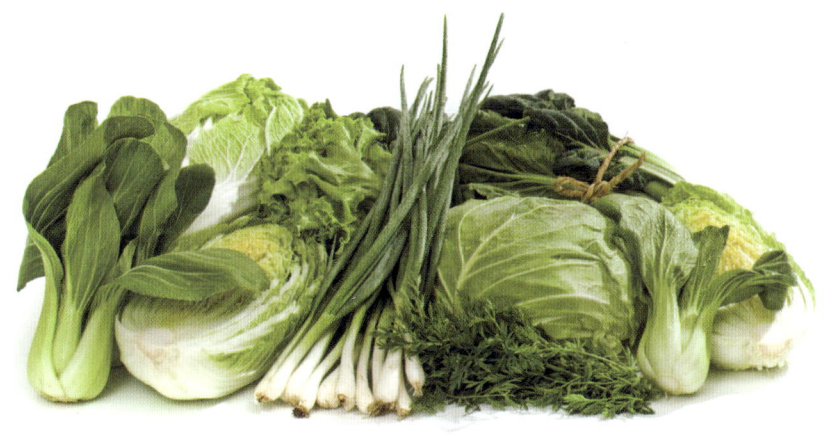

重点推荐食物

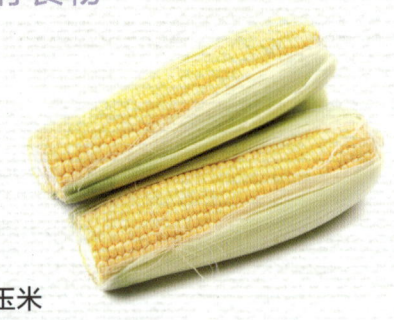

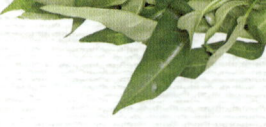

玉米
玉米含有的镁能强化胰岛功能，含有的谷胱甘肽能清除破坏胰岛素的自由基，延缓糖类吸收，稳定血糖水平。

空心菜
空心菜含有丰富的膳食纤维，可降低胰岛素需要量，对控制餐后血糖有益。

苦瓜
苦瓜中的皂苷有平稳血糖的作用，含有的维生素C还有助于保护血管。

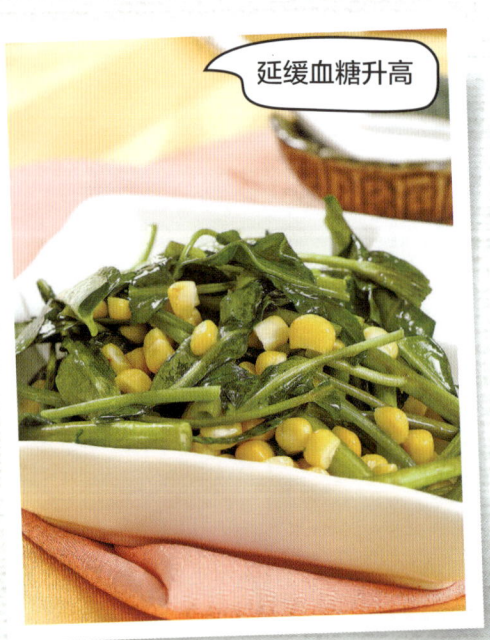

延缓血糖升高

空心菜炝玉米

材料 空心菜200克，玉米粒75克。
调料 花椒3克，盐少许。
做法
1. 将玉米粒洗净，放入沸水锅中煮熟；空心菜洗净，入沸水锅中焯一下，捞出，切段。
2. 锅置大火上，放入植物油烧热，下花椒爆香。
3. 倒入玉米粒、空心菜段炝熟，加盐调匀，起锅即可。

功效：利尿除湿，延缓餐后血糖升高。

中重度肥胖妈妈

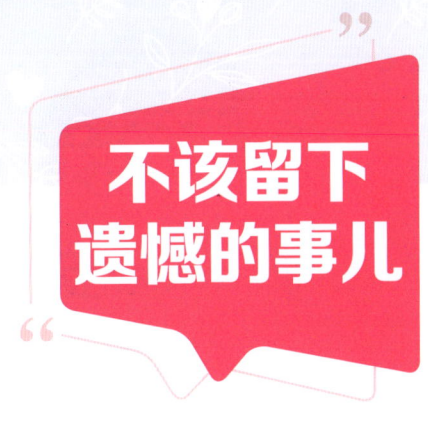

不该留下遗憾的事儿

好遗憾呀

因体重过重又患有关节炎而没有运动

宝妈： 由于自身体重过重，同时患有关节炎，月子里的运动量很少。满月后称量体重，居然又增加了许多，只好去医院做了检查，看是否有并发症出现。医生说即使自己不方便运动，在月子里也可以在别人的帮助下活动。

不留遗憾

被动运动也对控制体重有益

马大夫： 可以根据新妈妈的实际情况，选择一些不会增加关节负担的运动形式。例如躺在床上，主动或被动（请别人帮忙）做一些四肢和腰背部的运动，也可以利用一些运动器械进行锻炼。只要每天坚持，对减轻体重、保持关节的灵活性都是有益的。

好遗憾呀

因吃减肥药而停止母乳喂养

宝妈： 产后体重过重，便停止母乳喂养，开始吃减肥药。满月后体重减了不少，只可惜委屈了宝宝。一次跟一个肥胖朋友聊起此事，她说不是严重肥胖不用吃减肥药。我立即咨询了医生，原来真的不用吃减肥药，更没必要给宝宝停止母乳喂养！

不留遗憾

不是严重肥胖，饮食调理＋适量运动即可

马大夫： 对于肥胖妈妈而言，应根据医生的安排进行饮食调理和运动，只有严重肥胖的患者（体重超过标准体重35%）才适合服用减肥药，因为此时肥胖已成为患者获得良好生活质量的障碍。

生理结构和饮食习惯的改变是产后肥胖的两个主要原因,所以在坐月子的时候就要注意膳食结构的合理性,有效进行饮食搭配。

坚持哺乳,有利于减肥

坚持哺乳,不仅有利于宝宝的生长发育,也有利于新妈妈保持身材,避免肥胖。当新妈妈给宝宝喂奶时,大脑就会发出增加乳汁分泌的信号,而制造乳汁需要消耗身体的热量,有助于减肥。

饮食清淡少油,保证基础热量

月子里卧床休息的时间比较多,所以食物应以高蛋白、低脂肪为主,比如动物肉应多选黑鱼、鲫鱼、虾、鸡胸肉、鸽子等,避免因脂肪摄入过多引发产后肥胖。为了饮食更加健康、营养,在烹调方法上宜多采用蒸、炖、焖、煮,不宜采用煎、炸的方法。

此外,有的新妈妈为了产后迅速恢复身材,在月子里就开始节食,这种做法是不对的。因为摄入的热量不足,会影响妈妈的泌乳量,宝宝的"粮食"就得不到保证,会影响宝宝的生长发育。

不要暴饮暴食

新妈妈在产后几周食欲逐渐恢复正常后,往往吃东西无所顾忌。这时一定不要暴饮暴食,否则容易造成饮食过度,使过多的热量蓄积体内,进而引发肥胖,对产后瘦身不利。新妈妈在月子里可少食多餐,饿了就吃,出月子以后逐渐恢复正常一日三餐的饮食习惯。

"催奶"时如何控制体重

排骨汤、老鸭汤、猪蹄汤,加上每餐满满的大碗米饭,这种坐月子的饮食想不胖都难。可面对长辈们的"催奶"说辞,新妈妈难以拒绝。但催奶的同时也在催肥,该怎样解决这样的两难问题呢?

1 保证泌乳所需的各种营养素就可以了,质优胜于量大。

2 控制总热量,吃饭时要细嚼慢咽。

3 在消化吸收能力许可的前提下,提供富含膳食纤维的食物。

重点推荐食物

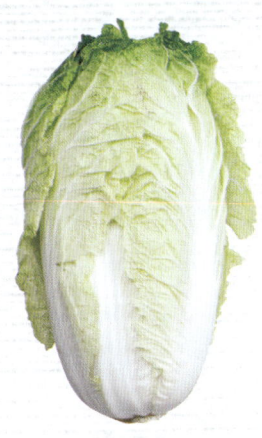

白菜
含有丰富的膳食纤维，可增强肠胃的蠕动，减少粪便在体内的存留时间，减少体内毒素堆积。其含水量丰富，热量低，有助于控制体重。

冬瓜
能养胃生津、清降胃火、利尿消肿，促进热量代谢。

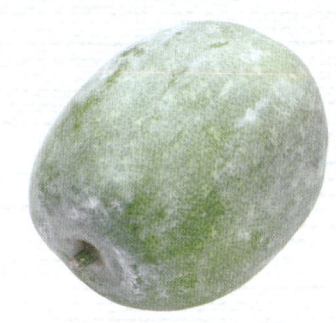

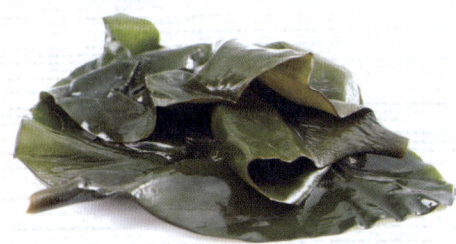

海带
海带富含碘，能够提高甲状腺功能，对热量消耗、加快新陈代谢有着重要的作用。

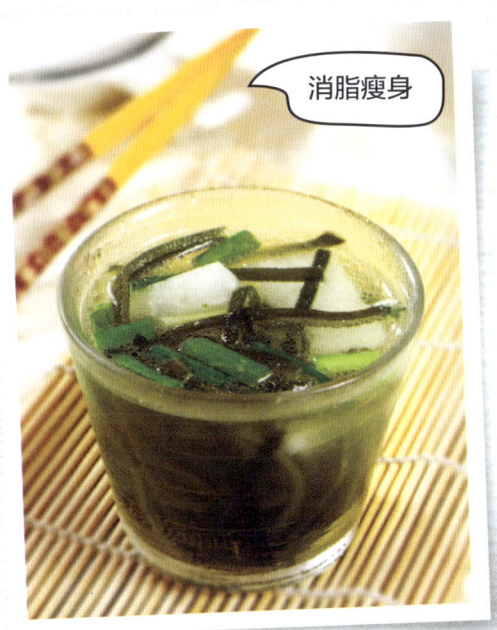

消脂瘦身

冬瓜海带汤

材料 冬瓜 150 克，海带 50 克。
调料 盐、葱段各适量。
做法
1. 将冬瓜洗净，去皮、去瓤，切块；海带泡软，洗净，切丝备用。
2. 锅置火上，倒适量清水，放入冬瓜块、海带丝煮沸，出锅前撒上葱段，放少许盐调味即可。

功效：冬瓜可减肥祛脂、润肤美白，与海带搭配，可加快热量消耗，有助于瘦身。

甲状腺疾病妈妈

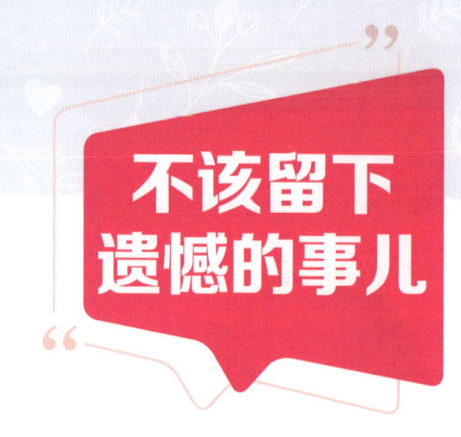

不该留下遗憾的事儿

好遗憾呀 以为补充甲状腺素不能进行母乳喂养

宝妈：怀孕时因甲减一直补充甲状腺素，生产后，害怕对宝宝有影响而没有进行母乳喂养。产后42天去医院检查时提到此事，没想到医生说这种情况可以母乳喂养。可惜坐月子时采取了回奶措施，现在已经没有奶水了。

不留遗憾 甲减妈妈可以正常母乳喂养

马大夫：甲减妈妈完全可以正常母乳喂养，不会对新生儿造成不良影响。甲减患者补充的甲状腺素是身体本身就有的激素，只是甲减妈妈体内合成不足才额外补充。除非补充剂量不合适，只要剂量合适就没问题。

好遗憾呀 担心宝宝遗传甲亢，月子没休养好

宝妈：孕期患有甲亢，很担心宝宝生来就有，月子里总想着将来怎么给宝宝治疗。满月后迫不及待地带他去做检查，结果宝宝很正常，没有患任何甲状腺疾病。一颗心总算落了地，唉，忐忑了一个月，没好好休养。

不留遗憾 新生儿患甲亢概率很低，不要顾虑重重

马大夫：很多遗传性疾病不是出生时就患病了，绝大多数是在成年后发病。出生时就患病的疾病中，有相当一部分是先天性疾病。孕期才患甲亢的妈妈，生出的婴儿多数不会发生甲亢；而甲亢合并妊娠的妈妈，生出的婴儿患甲亢也不足1%。所以有甲亢病史的母亲不必顾虑太多。

甲亢、甲减妈妈的饮食调养

甲亢妈妈需及时补充营养，但忌碘

甲亢妈妈代谢率增高，热量消耗增多，如果补充营养不及时，长期处于营养不良的状态，将无法通过乳汁为宝宝提供充足营养。因此，摄入的营养充足且均衡是最基本的健康保证，但是要忌高碘海产品如海带、紫菜、贻贝、海杂鱼、虾皮、海米，同时应选择无碘盐。

甲减妈妈注意补碘

甲减妈妈体内甲状腺素低于正常水平，碘元素是甲状腺合成甲状腺素的必需元素，所以补充足量的碘十分重要。除了服用必要的碘制剂之外，日常饮食中要用碘盐，还应增加含碘量较高的食物，如海带、紫菜、海鱼、虾贝等。

保护眼睛，防止眼部并发症

有突眼症状的甲亢妈妈尤其要注意眼部的保护。首先要避免用眼过度。出门最好佩戴墨镜，避免眼睛受到强光刺激和灰尘的侵害。睡觉时垫高头部，以便减轻眼部肿胀，如果眼睛闭合不全，睡觉时可以使用眼罩。如果眼睛有异物感、感觉不适，不能用手直接揉眼，可以做转动眼球等运动。定期去医院做检查，避免并发症的发生。

另外，饮食中要限制钠盐的摄入，以减轻球后水肿。

妈妈甲状腺激素缺乏，宝宝需要补充吗

胎儿在母体内3个月就会摄入碘，4个月左右自己能合成甲状腺激素，出生后，新生儿靠母亲乳汁中的碘，自己合成甲状腺激素，而不是依赖乳汁中的甲状腺激素来维持自身代谢功能。所以只要母亲饮食中碘摄入量是充足的，即使母亲甲状腺激素合成不足，也不会发生新生儿甲减，所以甲减妈妈完全可以放心喂养。

重点推荐食物

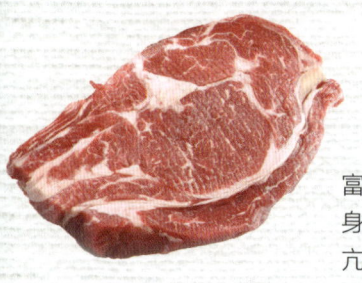

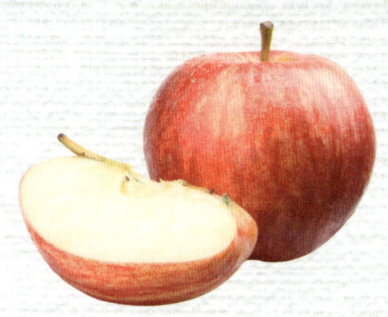

牛肉
富含优质蛋白质，容易被身体吸收，能很好地为甲亢患者补充营养和热量。同时，牛肉中富含锌，有利于甲亢妈妈病情的好转和恢复。

苹果
甲亢患者代谢快、消耗大、排尿增加，维生素、矿物质的消耗量明显增多，而苹果可以为甲亢患者补充维生素和矿物质。同时，苹果中含有的果胶可以帮助人体清除体内的垃圾，减少血液中胆固醇含量。

虾
虾皮富含碘，能避免机体碘摄入不足，有利于维持甲状腺正常的代谢功能；其含有的钙、蛋白质、钾有助于强健骨骼、提高免疫力、稳定情绪。适合甲减妈妈食用。

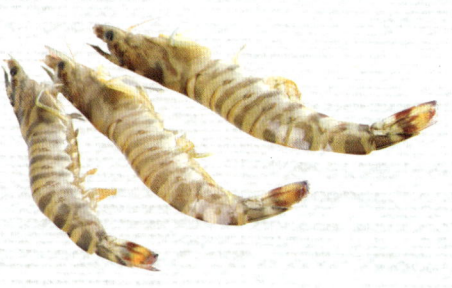

盐水虾

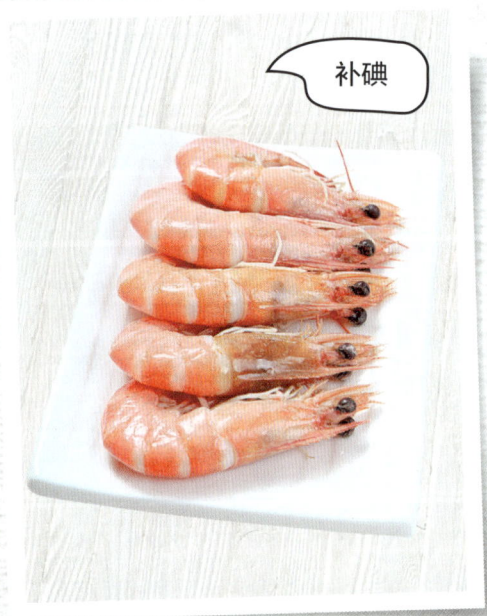

补碘

材料 虾 300 克。

调料 葱段、姜片各 5 克，料酒 10 克，花椒 2 克，大料 1 个，盐 4 克。

做法
1. 虾洗净控干。
2. 锅置火上，倒入清水，放入葱段、姜片、料酒、花椒、大料烧沸。
3. 将虾倒入锅内，煮 5 分钟，加盐再煮 1 分钟关火，闷 10 分钟左右即可。

功效：虾富含碘，能避免机体碘摄入不足，有利于维持甲状腺正常的代谢功能，适合甲减妈妈食用。

素食妈妈

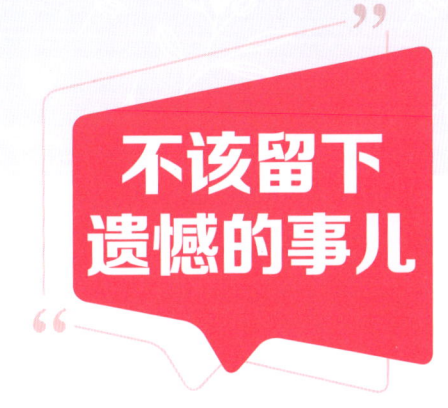

好遗憾呀 吃过多水果导致肥胖

宝妈：作为一个素食妈妈，总担心宝宝营养不够，便每天增加了水果的摄入量。没想到满月后的体重却增加了不少。原来水果也能让人肥胖，有的水果的含糖量不容小觑！

不留遗憾 多吃水果，要相应减少主食的摄入量

马大夫：很多素食妈妈都热爱水果，每天三餐之外还要吃不少水果。然而，水果中含有的高糖分不可忽视，吃半斤以上的水果就应当相应减少主食的量，以达到一天当中的热量平衡。否则，额外增加的热量只会导致肥胖。

好遗憾呀 吃精加工主食导致血脂升高

宝妈：坐月子时，加餐时常常吃奶油蛋糕、饼干等精加工主食，据说营养丰富。可检查时血脂却升高了，自己明明是素食者，是不是检查结果出错了？于是，我迫不及待地把自己的食谱跟医生讲了一下。医生却说："问题就出在精加工食品上！"

不留遗憾 别忽视精加工食品中的油糖盐

马大夫：不少加工食品大多用精白米面制作，除去了膳食纤维，添加了大量的油、糖或盐。一些产品甚至拿"植物奶油"等作为宣传卖点，所谓的"植物奶油"，富含饱和脂肪酸，就对血脂的影响而言，这类产品比动物性食物更糟糕。

月子里的饮食少不了鱼、肉、蛋等荤食，这些食物既能帮助催乳，又能补充生产时的体力消耗，促进产后的身体恢复。但是对于一直坚持素食的新妈妈来说，是否就不能实现母乳喂养，就坐不好月子了呢？答案是否定的。对于素食者来说，只要讲究一定的饮食搭配，不但能把身体调理好，也可以做一个职业"奶牛"。

多食豆制品，补充优质蛋白质

由于妈妈乳汁分泌越多，钙的需要量越大，所以膳食中可多补充大豆及豆制品、芝麻酱等。膳食摄入钙不足时，可用钙制剂进行补充。需要注意的是，大豆对素食妈妈来说是必不可少的，大豆含有丰富的优质蛋白质、B族维生素，可以补充人体所必需的热量和营养，对素食新妈妈的身体恢复也是很有帮助的。

加强 B 族维生素的摄取

B 族维生素可以促进新妈妈身体的热量代谢，帮助提高神经系统功能，还可改善食欲，对产后脏器功能恢复大有好处。富含 B 族维生素的食物包括五谷类、豆类等。

选择富含铁的植物性食物

素食妈妈无法从动物性食物中获得血红素铁，为了弥补生产过程中损耗的气血，应多选择富含铁的植物性食物。燕麦、糯米、黑豆等五谷杂粮，葵花子、榛子、黑芝麻等坚果，菠菜、苜蓿、西蓝花等蔬菜均富含铁；同时多吃富含维生素 C 的蔬果，以促进铁的吸收。还可以吃含铁的营养补充剂，但要在医生或营养师的指导下进行，以防补充过量。

加强锻炼，按摩乳房

素食妈妈可能会出现营养不良的情况，导致身体虚弱，所以素食妈妈要加强锻炼，增强体质，为哺乳提供良好的基础。

除了通过饮食促进乳汁分泌外，素食妈妈还需要格外注意乳房的护理，按摩乳房以促进乳汁的分泌，为宝宝提供充足的"粮食"。

重点推荐食物

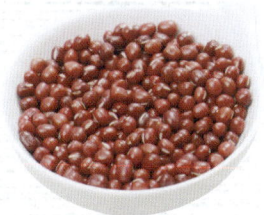

红豆

红豆富含叶酸、铁、碳水化合物等，有通乳功效，素食妈妈常食有助于改善贫血、乳汁不足等症。

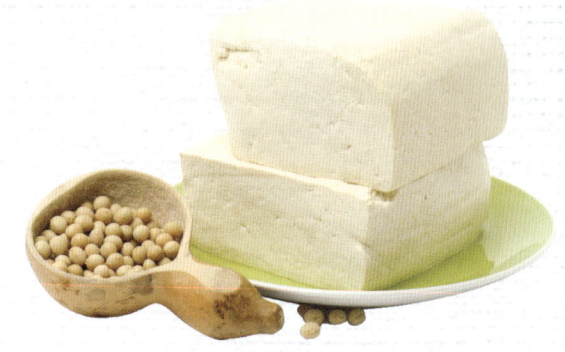

豆腐

含有铁、钙、磷、镁等人体必需营养素，还含有丰富的优质蛋白质，素有"植物肉"之称。

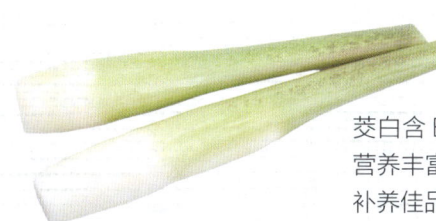

茭白

茭白含 B 族维生素、锌、钾、蛋白质等，营养丰富，还有催乳作用，是素食妈妈的补养佳品。

茄汁菠萝茭白

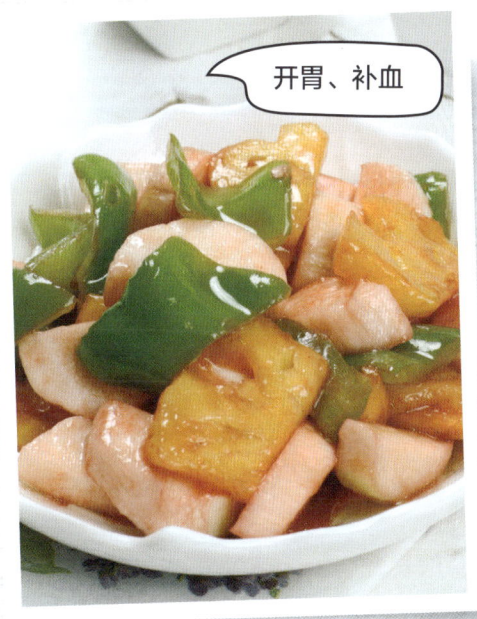

开胃、补血

材料 茭白400克，菠萝50克，青椒20克。

调料 番茄酱15克，蒜片5克，白糖10克，盐3克。

做法

1. 菠萝去皮，切片，放盐水中泡10分钟；茭白去皮，切片；青椒洗净，去蒂，切片。
2. 锅中倒入水烧开，放入茭白片焯熟，捞起备用；另起锅倒油烧热，放入蒜片、青椒片炒香，放番茄酱、菠萝片、茭白片翻炒，加白糖炒入味即可。

功效：茭白含 B 族维生素及锌、钾等矿物质，青椒富含维生素 C。这道菜可帮助素食妈妈强健身体，具有开胃促食的作用。

> 产后第一天没奶水，用不用给宝宝喂糖水呢？
>
> 宝宝出生后，家里有吸烟习惯的人都躲到外面去吸烟了，这样就能避免宝宝吸到有害物质了吗？
>
> 宝宝总是哭闹，抱起来就好了，这样会不会养成不好的习惯啊？
>
> 不慎将痱子粉弄进宝宝脐带处，该怎么处理？

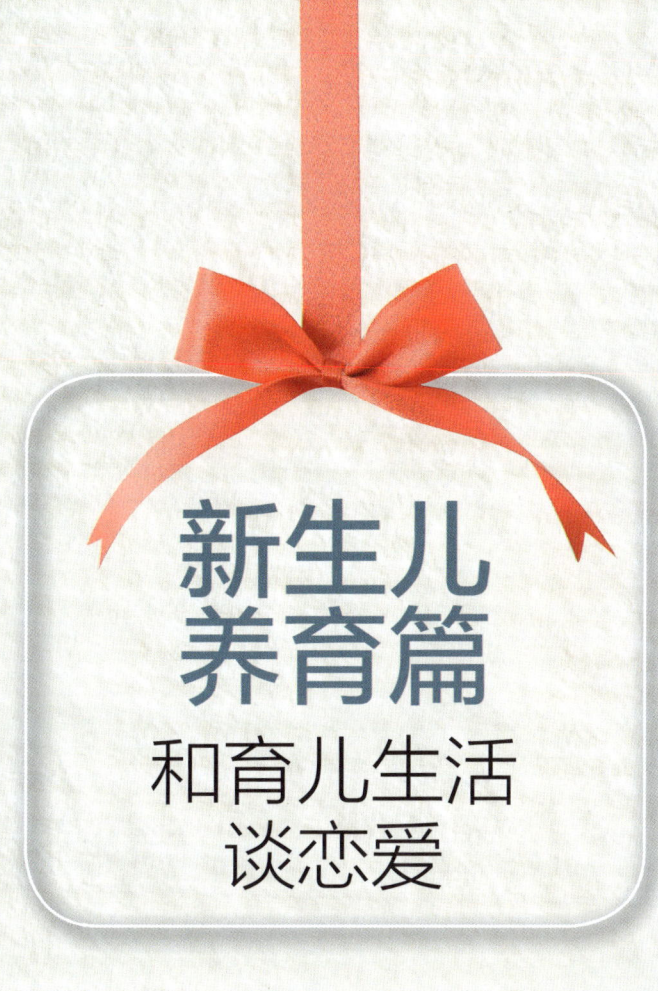

新生儿养育篇

和育儿生活谈恋爱

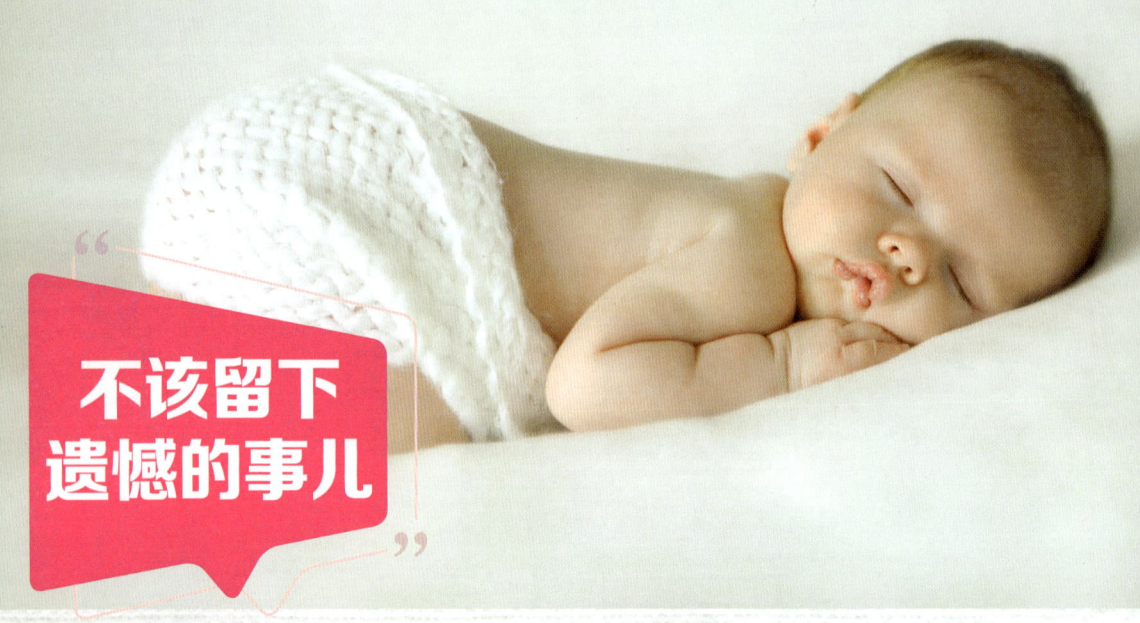

不该留下遗憾的事儿

 **认为只有自己能照顾好宝宝，不让别人碰**

好遗憾呀

 **让照顾宝宝成为所有家庭成员的事**

不留遗憾

宝妈： 当年在月子里，为了宝宝健康成长，我坚持"宝宝无小事"，凡事亲力亲为：不让宝爸给宝宝洗澡，怕他粗心给宝宝耳朵灌进水；不让爷爷抱宝宝，担心年纪大抱不稳……现如今，宝宝跟爷爷奶奶特别生疏，老人一抱他，他就喊着找妈妈。唉，我心里挺愧疚的。

马大夫： 新生命的到来，会给整个家庭带来新变化，不但是宝妈一个人拥有了宝宝，爷爷奶奶也有了可爱的孙子。宝宝对全家每个人都有着特别的意义。这也就意味着，宝宝是整个家庭的孩子，他要了解、认识每一个家庭成员。同样的，照顾宝宝是每个家庭成员的事情，不仅仅是妈妈一个人的事情。

常给宝宝穿新衣，反而对宝宝皮肤不利

好遗憾呀

宝妈：怀孕时，给宝宝买了好多新衣服，宝宝出生后，恨不得每天都穿新的。婆婆让我给宝宝穿当年大姑姐家儿子穿过的衣服，我委婉地拒绝了，心想：我的宝宝可不穿别人剩下的！如今有些后悔了，因为新衣服即使穿前洗过一次，也不能完全洗掉化学成分，而且新衣没有旧衣服柔软。

贴身衣物不要"喜新厌旧"，亲友小孩旧衣服就很好

不留遗憾

马大夫：宝宝的皮肤很娇嫩，再合格的贴身衣服也含有一定的化学成分，且柔软度不够，可能会擦伤宝宝的皮肤，所含的化学成分也可能危害宝宝的健康。因此，选择贴身衣物时，材质很重要，而且不要只认新的，如果有亲友小孩穿过的可以拿来用，因为里面所含的甲醛等化学成分经过长期的洗涤已经基本不在了，而且更柔软舒适，虽然不是新的，可是对宝宝的成长更有利。

直接用奶嘴试温度，把口腔细菌传给宝宝

好遗憾呀

宝妈：生完宝宝后，奶水不足，便采用了配方奶喂养。一开始冲奶粉，把握不好温度，每次都是直接吸一口来判定。还好有一次被闺蜜看见，及时告知其中的利害。原来，这样做会危害宝宝的健康，大人口腔里的细菌会通过奶嘴传给宝宝！

将奶瓶倒过来，滴几滴在手腕内侧以判断温度

不留遗憾

马大夫：妈妈吸奶嘴，会让自己口腔中的细菌依附到奶嘴上，然后再进入宝宝的身体。有的妈妈有蛀牙，而宝宝也有蛀牙，有可能就是这种不良习惯导致的。所以，如果在冲调奶粉时把握不好温度，可以将奶瓶倒过来，将滴几滴在手腕内侧，如果感觉不烫也不凉，说明温度比较合适，可以给宝宝喝。

宝宝来了,该准备什么

用品	数量	备注
连体衣	2套	
帽子	1个	
隔尿垫	2条	防渗、吸水
尿布	若干	勤换洗,保持干爽
纸尿裤	若干	合身、透气
婴儿棉被	1条	
睡袋	1条	可根据气温选择薄厚
婴儿床	1个	
婴儿专用纸巾、湿巾	若干	
棉棒	1盒	清洁肚脐、眼睛周围、耳道与鼻腔
奶瓶、奶嘴	2套	奶嘴可准备多个
消毒器具	1套	
围嘴	2个	
痱子粉	1盒	
婴儿指甲剪	1个	
婴儿沐浴露	1瓶	
婴儿专用洗衣液	1瓶	

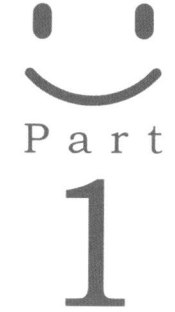

Part 1

科学养护，宝宝吃得好、少哭闹、少生病

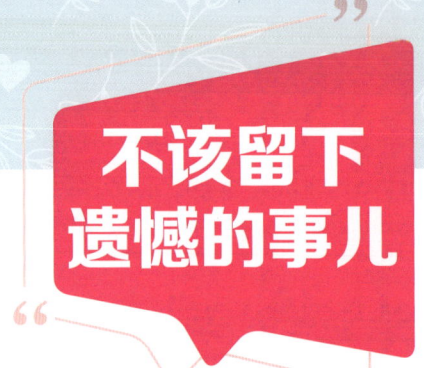

产后第1天：第一口食物——初乳，不可替代

  宝宝没吃奶先喂了糖水
好遗憾呀

宝妈： 宝宝刚出生时，开始没什么奶水，怕他饿着就给他喂了非常甜的糖水。后来宝宝就不愿意吸吮乳头了，通常吸吮几下就不再吸了，导致我的乳汁分泌得越来越少。哺乳期间一直是这种状态，吸吮总是不充分，真后悔当时太心急了。

 **新生儿自带水、糖，几口初乳足矣**
不留遗憾

马大夫： 新生儿是伴着水、脂肪和葡萄糖存储而诞生的，且出生前2天胃容量只有葡萄粒般大小，少量的初乳完全能满足需求，除了妈妈的乳汁，并不需要添加任何液体和代乳品。如果添加，只会给母乳喂养造成不良的影响。

喂奶前，如给宝宝喂白开水、喂糖水或其他代乳品等，宝宝有了饱腹感，就会减少对母乳的需求，也就不能有力地吸吮乳头，就会减少对乳房的吸吮刺激，使妈妈泌乳减少，导致乳量不足，不利于母乳喂养和宝宝的健康发育。

好遗憾呀 母乳喂养时，还喂了几天水

宝妈： 生完宝宝，虽然奶水很充足，可还是担心宝宝缺水，于是在喂完奶后，偶尔给宝宝喂了点温水。现在想想，当时真是画蛇添足。

不留遗憾 纯母乳喂养的宝宝，不用喂水

马大夫： 一般情况下，纯母乳喂养的宝宝不用额外喂水。因为母乳中80%是水，含有的蛋白质、脂肪、乳糖、钙、磷等，满足6个月内宝宝成长所需，所以6个月内的宝宝根本不需要补充任何辅食，当然也不需要额外补充水。妈妈的母乳温度适宜，还能根据宝宝需要自动增减水分和成分，是宝宝最完美的食物。此外，前奶、后奶成分不同，前奶主要补水和蛋白质，所以不要觉得没营养而挤掉。

好遗憾呀 宝宝出生后没及时排便，致使黄疸加重

宝妈： 宝宝出生24小时后没有排便，我以为是宝宝没怎么吃奶才会这样，并没当回事。后来宝宝黄疸很严重，连续20多天都没有消退，医生说24小时未排便是一个重要诱因。想想我这个妈妈也真是太粗心了，让宝宝遭了那么多天罪。

不留遗憾 宝宝出生24小时还未排便，要及时找医生

马大夫： 新生儿大多会在出生后24小时内第一次排出墨绿色的胎便，主要是胎儿肠道内的分泌物、胆汁、吞咽的羊水以及胎毛、胎脂、脱落的上皮细胞等在肠道内混合而成。

胎便总量大约150克，一般3~4天排干净。但如果新生儿出生后超过24小时不排便，就要找医生看一下。因为胎便中有大量的胆红素，必须尽早排出，否则会加重新生儿黄疸。

给宝宝珍贵的母乳

感受母爱,宝宝与妈妈的第一次接触

分娩后,医生第一时间将宝宝放在妈妈身边。宝宝对妈妈的抚摸、声音和体温都非常敏感,反应度极高。一般来说,母婴皮肤接触应在分娩后 30 分钟内开始,接触时间不得少于 30 分钟。给宝宝爱抚、跟他说话、喂他奶,仔细看看这个小天使,让他感受深深的母爱。

新妈妈要给宝宝最亲切的注视

刚出生的宝宝就可以准确分辨出妈妈,对于妈妈,宝宝显得格外熟悉、亲切和依恋。此时,妈妈给予宝宝最亲切的注视,有助于建立母子之间的特殊联系。所谓母子连心,在以后的日子里,妈妈跟宝宝之间仅仅通过眼神就可以表达内心的情感。

此外,新生儿天生就具有与外界交流的能力,新生儿与妈妈对视,也相当于交流的开始,能减少他对外界的恐惧。

坚持吮吸,争取第一口食物是母乳

一般来说,正常分娩情况下,新生儿的第一口食物应该是母乳,而不宜添加糖水和配方奶,以免降低新生儿吮吸的积极性。这样也可以预防宝宝过敏,并减轻新生儿黄疸、体重下降和低血糖的发生。坚持让宝宝吮吸,是确保成功纯母乳喂养的关键。

怎样判断宝宝是有效吮吸还是无效吮吸

宝宝开始吃奶后,如果进行有效吮吸,就能吃得饱;如果是无效吮吸,就吃不饱,不利于身体发育,还会导致妈妈出现涨奶。

有效吮吸	无效吮吸
吮慢而深,有停顿	吸吮快而浅
吸吮时面颊鼓起,能听到吞咽声	吸吮时面颊内陷,基本无吞咽声
吃饱后嘴松开乳房	易把宝宝和乳房分开
妈妈有泌乳反射指征	妈妈无泌乳反射指征

金水水银水水，不如妈妈的奶水水

易于消化吸收、促进智力发育	母乳中含有较多的脂肪酸和乳糖，钙、磷比例适宜，适合新生宝宝消化和吸收，不易引起过敏反应、腹泻和便秘；母乳中含有利于宝宝大脑发育的牛磺酸，有利于促进宝宝智力发育
含免疫球蛋白，任何代乳品都不具有	母乳中含有多种可增加新生宝宝免疫力的物质，可帮助宝宝预防感染，减少患病。特别是初乳中含有多种抗体和免疫球蛋白，这是任何代乳品都没有的
母乳喂养加深母子感情	在母乳喂养过程中，新妈妈对宝宝的照顾、抚摸、拥抱等身体接触，都是对其良好的刺激，不仅能够促进母子感情日益加深，而且能够使宝宝获得满足感和安全感，促进其心理和大脑的发育
减少腹泻、气喘、皮肤炎症的发生	母乳的乳蛋白不同于牛奶的乳蛋白，对于过敏体质的新生儿，可以减少因牛乳蛋白过敏所引起的腹泻、气喘、皮肤炎症等过敏反应
预防宝宝贫血	母乳中铁的含量比较少，但其中铁是活性铁，吸收率高达 75%；且母乳中含有较多的乳糖和维生素 C，能促进铁的吸收，有利于预防新生儿贫血

喝配方奶的宝宝需要喝水吗

一般来说，只要按照比例冲调奶粉，其水分是完全可以满足宝宝需要的。但喝配方奶的宝宝相较母乳喂养的宝宝容易缺水，建议家长应适当为宝宝补充些水分。因为宝宝肝脏的代谢功能和肾脏的浓缩稀释功能尚在不断完善中，渗透压过高过低都会给宝宝的肾脏增加额外的负担，还可能引起大便干燥而出现便秘、口唇干燥等。

因此，吃配方奶的宝宝一定要按时喝水，这点一定要引起妈妈的重视。

产后第2天：小小瞌睡虫

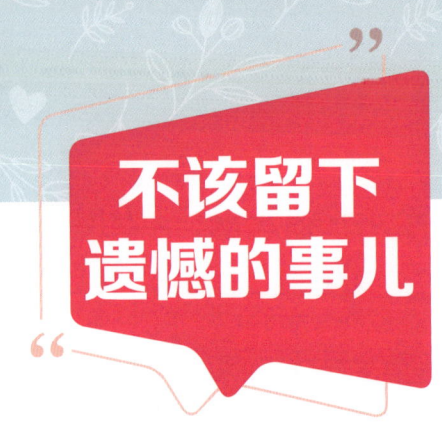
不该留下遗憾的事儿

好遗憾呀 以为母乳喂养的宝宝饿得快，又兼喂了配方奶

宝妈：宝宝出生后，我想坚持母乳喂养，但总感觉宝宝饿得很快，每天要喂10次以上，比邻居家喂配方奶的宝宝吃奶的次数多。后来我怕影响宝宝发育，便在喂母乳的同时兼喂了配方奶，没想到宝宝吃奶的次数还是很多。问过医生才知道，不是母乳饿得快，而是喂的方法有问题。都怪自己没弄清问题的根源，破坏了纯母乳喂养。

不留遗憾 让宝宝吃通前后奶，饿了就要喂

马大夫：有些宝宝吃一会儿奶就不吃了，或者闭上眼睛，妈妈就以为吃饱了。实际上，他可能只是吃累了，想休息一会儿。如果此时停止哺乳，宝宝通常是吃不饱的。乳汁分为前奶和后奶，前奶水分多、比较稀，后奶脂肪等成分更多、比较浓稠。喂奶时要保证足够的时间，让宝宝吃通前后奶。

此外，新生儿纯母乳喂养一天不能少于8次，具体的次数每个宝宝都不同，切忌跟别的宝宝比较。母乳喂养的原则永远是按需喂养，宝宝饿了就要喂。

好遗憾呀 因"乳头错觉"而没能坚持母乳喂养

宝妈：记得宝宝刚出生时，我第一天没有分泌乳汁，家人就急不可耐地用奶瓶给宝宝喂了配方奶，宝宝最先接触到的是橡胶乳头。等第二天我的乳汁下来后，宝宝怎么也不认我的乳头了，无奈之下还是给宝宝喂了配方奶。后来才知道，宝宝当时是产生了"乳头错觉"，再坚持一下就好了！

不留遗憾 用母乳替换配方奶要循序渐进

马大夫：用奶瓶吃奶和宝宝自己吸吮妈妈乳头的感觉是不同的。尤其在最初的时候，一旦宝宝习惯了奶瓶，在吸吮妈妈的乳头时，宝宝就会很惜力，舍不得用劲。久而久之，就会对妈妈的乳头产生错觉。一旦产生了乳头错觉，再用母乳来替换配方奶就会很难，妈妈必须循序渐进地进行。开始宝宝一定哭闹得很厉害，但只要妈妈有信心、坚持下去，经过一段时间，宝宝还是能够适应母乳的。

好遗憾呀 宝宝溢奶时拍了前胸

宝妈：宝宝吃奶偶尔会溢奶，所以每次喂完之后我就给他拍拍后背，可是有一次婆婆看到了连忙制止我，说拍后背会震心脏，让拍前面，可是我按照她说的拍了前面，一点作用也没有。

不留遗憾 正确拍嗝有助于防止溢奶

马大夫：心脏位于胸廓的左中部，从位置来说，拍前胸和后背对于心脏震动是相同的。但是后背有脊柱，对心脏的保护性更好一些，而且拍扣后背也比较容易操作。

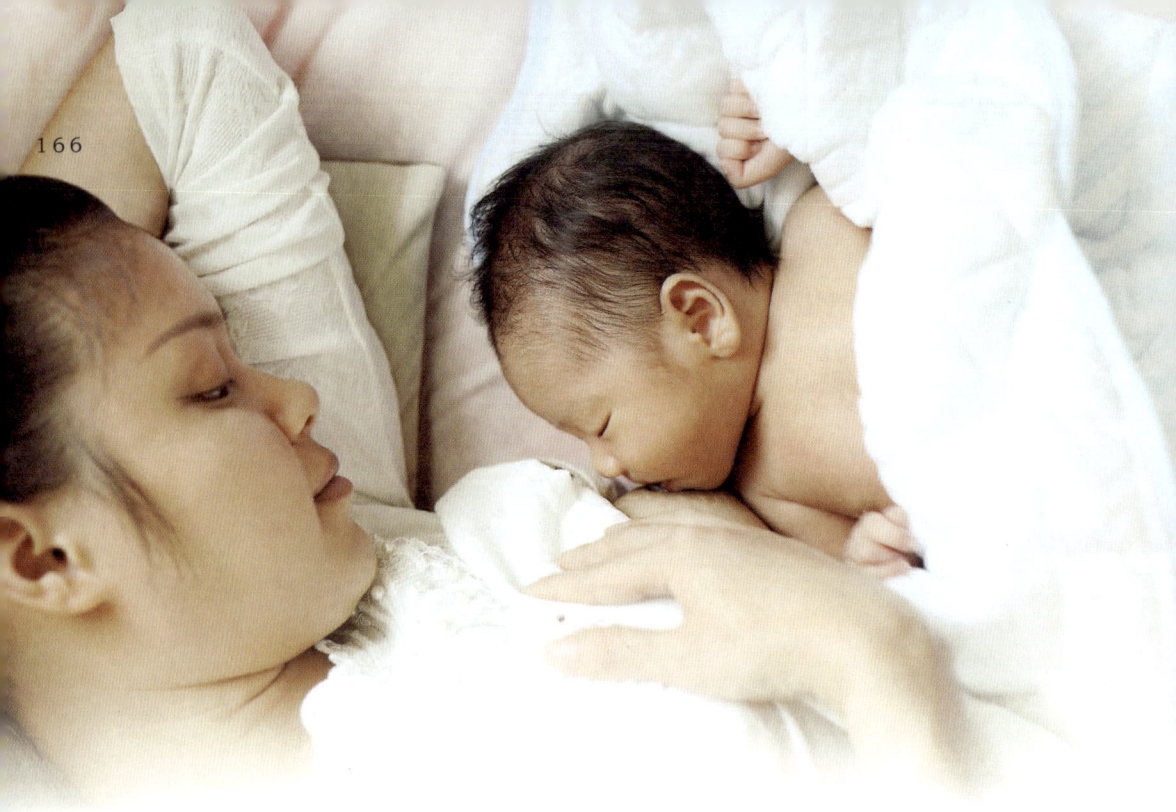

怎样准确判断宝宝是否吃饱了

1. 听新生儿吃奶时下咽的声音，是否每吸吮2~3次就可以咽下一大口。
2. 看新生儿吃完奶后是否有满足感，是否能安静睡30分钟以上。
3. 看新生儿的大便是否为金黄色糊状，排便次数是否为2~6次/天。
4. 看新生儿排尿次数，是否达6次/天（每天换下6块尿布，或4个沉甸甸的纸尿裤）。
5. 看新生儿体重增长情况，是否每天增长30~50克，是否第一个月体重增长600~1000克。

如果不能达到以上标准，就说明宝宝没有吃饱，需要及时找到原因，否则会影响宝宝的生长发育。

新生儿睡觉的那些事儿

新生儿睡觉真的不需要枕头吗

是。因为新生儿的脊柱是直的，生理弯曲还未形成，后脑勺和背在平躺时在同一水平面上，不会造成肌肉紧绷。此时，新生儿的头几乎与肩同宽，这样平躺、侧卧都会很自然，而枕头的作用是支撑颈椎，让颈部肌肉松弛。因此，新生儿是不要枕头的。

新生儿都是小小瞌睡虫

新生儿大部分时间都是在睡觉，一昼夜会睡上18~20小时。给人的感觉是，宝宝除了吃奶几乎把所有的时间都献给了睡眠，事实的确如此。除了吃奶、排便、洗澡等，在其他时间里宝宝完全清醒的状态很少，在来到这个世界的最初一个月，他最主要的任务就是睡觉。

从生理角度来说，睡眠可以使宝宝的大脑皮层得到充分休息，充足的睡眠对宝宝的健康发育非常关键。新生儿大脑皮层兴奋性低，外界的任何刺激对他来说都是过于强烈的，因此，持续和充分的刺激很容易使他感到疲劳。

睡眠也可以说是新生儿的一种生理性自我保护。不过，随着宝宝月龄的增加以及大脑皮层的不断完善，他所需要的睡眠时间会逐渐缩短。

睡眠习惯早养成

1~3个月
白天睡眠时间慢慢缩短

白天睡眠时间明显缩短，夜间连续睡眠时间会逐渐延长，会在清醒的时候开始认识和探索这个崭新的世界。

3~4个月
昼夜节律初形成

初步形成了24小时的昼夜节律，睡眠与外界环境逐渐同步，睡眠时间多集中在夜晚。

5个月后
昼夜节律基本形成

全天的昼夜节律基本形成，总睡眠时间和白天睡眠时间均呈下降趋势，但下降速度越来越慢。

固定的睡觉仪式

妈妈要在每天晚上睡觉前建立一套睡前仪式，这有助于宝宝早日形成睡眠规律。比如，洗澡、唱歌或听舒缓的音乐、讲故事、换舒适的衣服和干净的尿布、调暗灯光等，使睡前有一段安静的时间，时间控制在20~25分钟。

不要抱着宝宝睡觉

很多宝宝非常磨人，非得让大人抱着才肯入睡，这主要是因为父母没有给宝宝自己入睡的机会。在宝宝清醒时或已经犯困的状态下就把宝宝放在小床上，让宝宝逐渐学会自己入睡。

多种方式反复安抚

父母千万不要一直抱着宝宝哄，可以采用温柔轻拍、摸摸头，同时用平稳、轻柔的声调安抚宝宝，也可以短暂地离开，告诉宝宝自己过会儿回来。这样反复安抚，宝宝通常会在几天内就可以适应并学会自己安静下来，从而享受高质量的睡眠。

产后第3天：
请别破坏有菌喂养

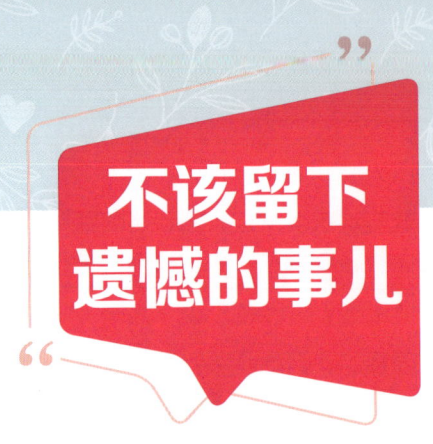

不该留下遗憾的事儿

老公躲着宝宝吸烟，没想到还是对宝宝有害

好遗憾呀

宝妈：老公吸烟总是戒不掉，不过，宝宝出生后，他每次吸烟都会躲到屋外楼道里，朋友们都说他是称职的好爸爸，我也深感自豪。后来偶然跟医生提到这件事，医生却说，吸过烟的人只要接触宝宝，还是会将烟中的有害物质传给宝宝，建议及早戒烟。

有宝宝后，家人最好戒烟

不留遗憾

马大夫：吸烟后，烟雾中的有毒物质会残留在吸烟者的衣服、皮肤、头发和周围环境中。这些残留物可以在吸烟者身上以及家具上停留数日，并不断扩散到空气中，这样一来，宝宝间接接触到有害物质是无法避免的。因此，为了宝宝的健康，家里吸烟的人最好把烟戒掉！

经常消毒，却给了宝宝一个坏体质

好遗憾呀

宝妈：坐月子时，两三天就给室内消毒；每次给宝宝喂奶前，都用特殊的消毒剂擦拭乳房，再用温水清洗乳房。如今宝宝三岁了，并没有我最初期盼的健康，他常常患过敏性疾病，体质也不太好。医生说这很可能是当初过于无菌喂养的结果。

应该让宝宝与细菌共存

不留遗憾

马大夫：过敏性疾病是一种常见的免疫系统疾病，它与肠道菌群紊乱有关。很多妈妈害怕宝宝接触细菌，其实细菌需要与人共存，宝宝吃母乳是对细菌和乳汁同时吸吮的过程，宝宝一出生就能自动适应有菌环境，无菌反而会给宝宝带来麻烦。

给宝宝挤乳头，导致她乳头发炎

好遗憾呀

宝妈： 女儿出生后的第 3 天，孩子姥姥给她挤乳头，说是避免将来乳头凹陷，有利于乳房发育。可当天夜里女儿乳头又红又肿，只好去医院检查，结果是细菌感染，真后悔当时的错误行为。

不能给宝宝挤乳头，以免感染

不留遗憾

马大夫： 有些家长认为，宝宝出生后需要时不时地给宝宝挤乳头，可以避免女孩长大后乳头凹陷。然而这种陋习不仅会造成宝宝乳头发炎，甚至可能诱发败血症，让抵抗力极低的新生儿有性命危险。

因此，不要给宝宝挤乳头，而且挤不挤乳头与女宝宝的乳房发育并没有关系。

认为多抱对宝宝不好，总是让他躺着

好遗憾呀

宝妈： 宝宝出生后，不怎么哭闹，通常吃完奶就自己静静地躺着，一会儿就睡着了，睡醒后又接着吃奶。所以，我很少抱宝宝，而且听说多抱宝宝也不好。后来看了一篇育儿文章，说是多抱更能促进宝宝神经发育。现在宝宝已经上幼儿园了，自己竟然错失了多抱宝宝的机会！

即使宝宝不哭闹，也要适当抱起来哄哄

不留遗憾

马大夫： 其实多抱有利于宝宝大脑发育，有助于建立良好的亲子依恋关系，并且这也是宝宝的运动之一。躺着的宝宝只能看到很少的事物，缺乏神经发育必需的各种丰富刺激，缺乏感情交流。建议在抱宝宝时采用左手托住宝宝的背、脖子和头，右手托住孩子的臀部和腰部的方式，这种抱法会让宝宝感到舒适。

有菌喂养别着急消毒

"如何喂养孩子最干净",妈妈们总是在不遗余力地探讨这个问题。很多家长认为消毒是重中之重。于是在母乳喂养之前,用含有消毒剂的湿纸巾擦洗乳房,或者先挤压乳房,挤掉一些乳汁再开始喂养宝宝。

其实,这么做是不可取的。母乳喂养是一个有菌喂养的过程,妈妈乳房上、乳汁中的这些细菌能够帮助宝宝建立肠道菌群。使用消毒剂、挤出几滴母乳再喂,会阻碍甚至破坏宝宝接触妈妈乳头及周围皮肤的正常菌群,不仅妨碍了自然的有菌母乳喂养过程,而且极大地削弱了母乳对宝宝独特的作用和优势,从而影响宝宝正常肠道菌群的建立以及未来的健康。

清洁不等于消毒

妈妈在给宝宝喂奶之前,只需要用温水擦洗乳房。妈妈要记住,干净不等于无菌,过分消毒而营造的无菌环境会剥夺孩子正常接触细菌的机会,有可能增加宝宝患过敏性疾病的风险。

及时更换尿布或纸尿裤

新生儿的皮肤非常娇嫩,若经常受潮,不仅容易出现红臀,而且可能继发皮肤感染,甚至导致败血症、肾炎等严重疾病。因此,家人要及时给宝宝更换尿布或纸尿裤。

一般来说,每次宝宝大小便后均需为其更换尿布或纸尿裤,且每晚临睡前、清晨醒来后、每次洗澡后都要更换尿布或纸尿裤,换之前别忘了用温热毛巾给宝宝清洗屁屁。

解读宝宝的哭

类型	表现
健康性啼哭	健康的哭声抑扬顿挫,不刺耳,声音响亮,节奏感强,没有眼泪流出
饥饿性啼哭	哭声带有乞求,由小变大,很有节奏,不急不缓
尿湿性啼哭	强度较轻,无泪,大多在睡醒或吃奶后啼哭
困倦性啼哭	啼哭呈阵发性,一声声不耐烦地号叫
疼痛性啼哭	哭声比较尖利
害怕性啼哭	哭声突然发作,刺耳,伴有间断性号叫
便前啼哭	腹部不适,哭声低,两腿乱蹬

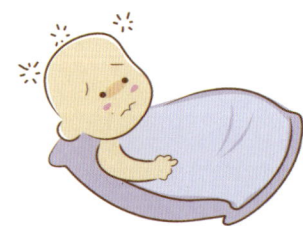

软绵绵的宝宝,抱和放有技巧

抱起宝宝

1. 托住宝宝的脖子和屁股。一只手伸向脖子下方,用全部手掌托住脖子,另一只手托住屁股。

2. 妈妈的腰部要稍微弯曲,将宝宝拉向妈妈的方向抱起来。

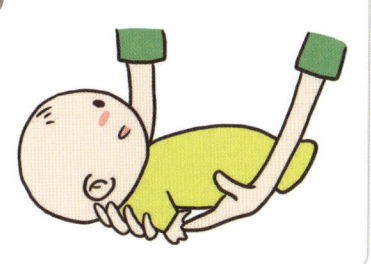

放下宝宝

1. 托住关键部位。放下宝宝前,两只手分别稳稳地托住他的头颈部和屁股,把胳膊往外伸。

2. 屁股先挨床。把宝宝的身体放低,慢慢让宝宝的身体贴近床垫,让宝宝的屁股先挨着床,然后把手从宝宝的屁股底下抽出来。

3. 调整姿势。轻轻地把托着宝宝头颈部的手挨到床上,把宝宝的头稳稳地放到床上后,再把托着头颈部的手抽出来,然后把宝宝的姿势调整好。

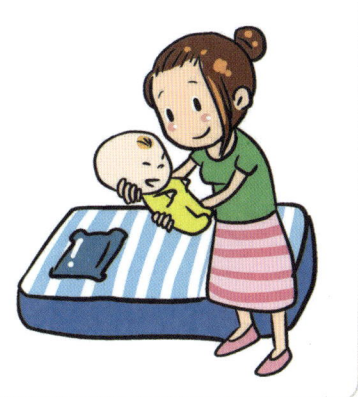

不宜摇晃哄睡

一些宝宝哭闹不停,妈妈就会抱着摇晃着宝宝让其入睡。其实,这种做法是不对的,因为过分摇晃会让宝宝的颅骨腔受到一定的震动,影响脑部的发育,严重的会使尚未成熟的大脑与较硬的颅骨相撞,造成颅内出血。所以,不宜摇晃哄睡,特别是10个月以内的宝宝。

抱着宝宝时,妈妈不要挺肚子

有的妈妈在站立着抱宝宝时,身体会不自觉地向后倾。如果身体太挺起,身体重心向后移,容易造成盆骨前倾,腰部肌肉紧张,容易给腰部造成负担,可能会受伤。所以妈妈自然站直就可以了。

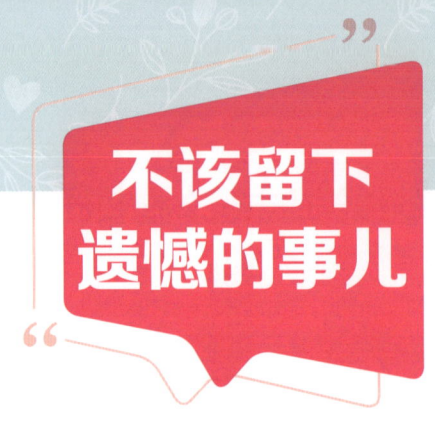

产后第4天：乳汁够宝宝吃吗

好遗憾呀 特意延长喂奶时间，导致宝宝呕吐

不留遗憾 按需喂养即可，以免影响宝宝和妈妈的健康

宝妈：宝宝出生时还不到6斤（3000克），我担心宝宝以后会长得瘦小，于是从第4天开始特意延长每次喂奶的时间，以为宝宝能多吃点。没想到几天过后，宝宝反而呕吐起来。我赶紧带宝宝去医院，把这几天的喂奶情况详细说明了一下。医生却说：呕吐很可能是每次喂奶时间过长引起的！

马大夫：喂奶时间过长，新生儿会吸入较多的空气，容易引起呕吐、溢奶、腹胀等不适。此外，新生儿含乳头时间过长，妈妈的乳头皮肤容易因浸渍而糜烂，而且也会养成宝宝日后含着乳头入睡的坏习惯！

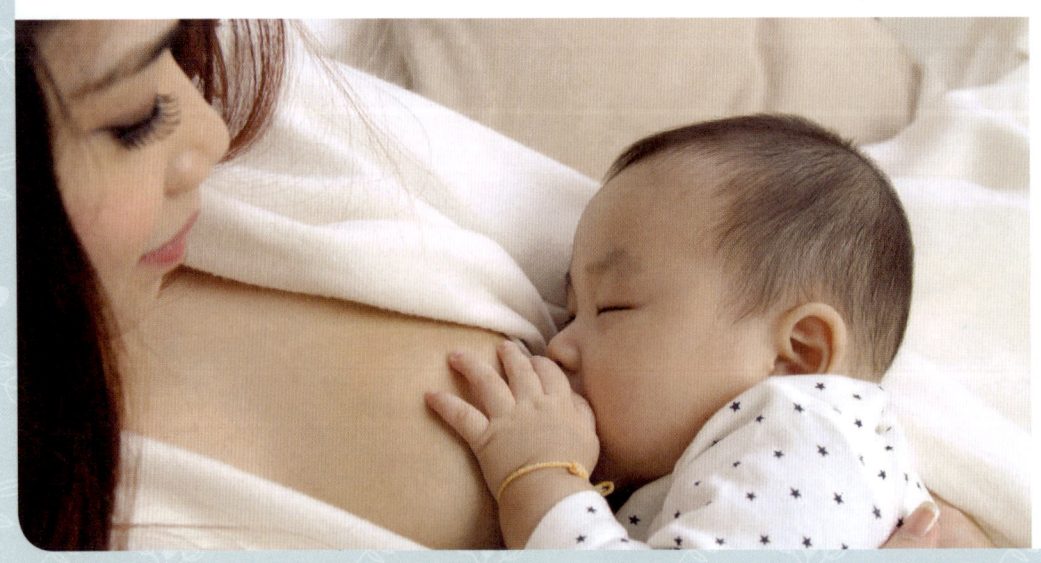

让二宝跟爷爷奶奶一起睡，可能让他没有安全感

好遗憾呀

宝妈：二宝出生时，大宝也还没懂事，常因为睡觉的事情哭闹。我只好让二宝跟着爷爷奶奶睡。几天过去，不仅二宝睡哭闹得更厉害，爷爷奶奶也睡不好。后来只好自己带两个宝宝睡。书上说宝宝跟着妈妈睡才有安全感，之前真是忽略了这个问题！

妈妈带宝宝睡觉，彼此都安心

不留遗憾

马大夫：如果房间空间够的话，最好让大宝、二宝都跟父母一起睡。新生儿在母体内待了10个月，已经熟悉妈妈的心跳、呼吸，跟妈妈一起睡，宝宝能更踏实、更有安全感。

此外，妈妈带宝宝一起睡，夜里喂奶更方便，而且自己也会消除种种顾虑和焦虑。

让宝宝睡软床，增加了他驼背的风险

好遗憾呀

宝妈：宝宝出生后，身体特别柔软，我特意让老公给他买了软床。月子里表姐来看我，严肃地把我和老公给"批评"了。原来，让宝宝睡软床，对他骨骼发育不利，将来很可能形成驼背。还好表姐批评得及时，否则后果不堪设想！

宝宝睡硬木板床有利于骨骼发育

不留遗憾

马大夫：宝宝应当睡木板床。宝宝的骨骼较柔软、弹性大、可塑性强，如果长期睡软床，会增加宝宝脊柱的生理性弯曲度，使脊柱两旁的韧带和关节负担过重，不仅容易形成驼背，还可能导致脊柱畸形。

仔细观察，就知道宝宝吃得够不够

母乳喂养时，不可能将乳汁挤出来称重估算宝宝的摄入量。一般来说，通过观察宝宝的情绪和尿量加以判断。妈妈可以参照以下5点来判断乳汁分泌量够不够宝宝吃：

1. 每天8~12次母乳喂养。

2. 每次哺乳完，至少一侧乳房已经排空。

3. 哺乳时，宝宝有节律地吸吮，伴有听得见的吞咽声（如果宝宝光吸吮不吞咽或咽得少，说明母亲奶量不足）。

4. 生后前2天，宝宝至少排尿1~2次（如果存在粉红色尿酸盐结晶的尿，应该生后第3天消失）。生后第3天开始，每天排尿应达到6~8次。

5. 宝宝体重稳定增加，第一个月增重不少于600克。

别让推荐量限制喂养

母乳喂养时间极具个性化。父母不要太纠结于宝宝的吃奶量是否与推荐量相同。所有的建议只是参考，每个宝宝各有特点，不是所有的推荐量都一定与自己的宝宝完全符合。

每天喂奶8~12次

母乳喂养应顺应宝宝胃肠道成熟和生长发育的特点，一开始需要按照宝宝的需求来实施。宝宝出生后的最初几周，由于胃容量小，妈妈最好每天喂奶8~12次。因为宝宝需要丰富的乳汁来满足热量和营养的需求，必须通过高频率的摄入才能实现足量饮食。

宝宝睡觉时，家人不需要蹑手蹑脚

当宝宝睡觉时，有些妈妈会要求家人走路蹑手蹑脚，不能发出任何声响，怕打扰宝宝睡觉。实际上，宝宝在睡觉时，只要适当放小音量就行，保持一定的生活声音是可以的。因为如果宝宝养成必须在安静的环境下才能睡觉的习惯，会让其睡觉不踏实，有点轻微响动就会惊醒，不利于提高宝宝的睡眠质量。

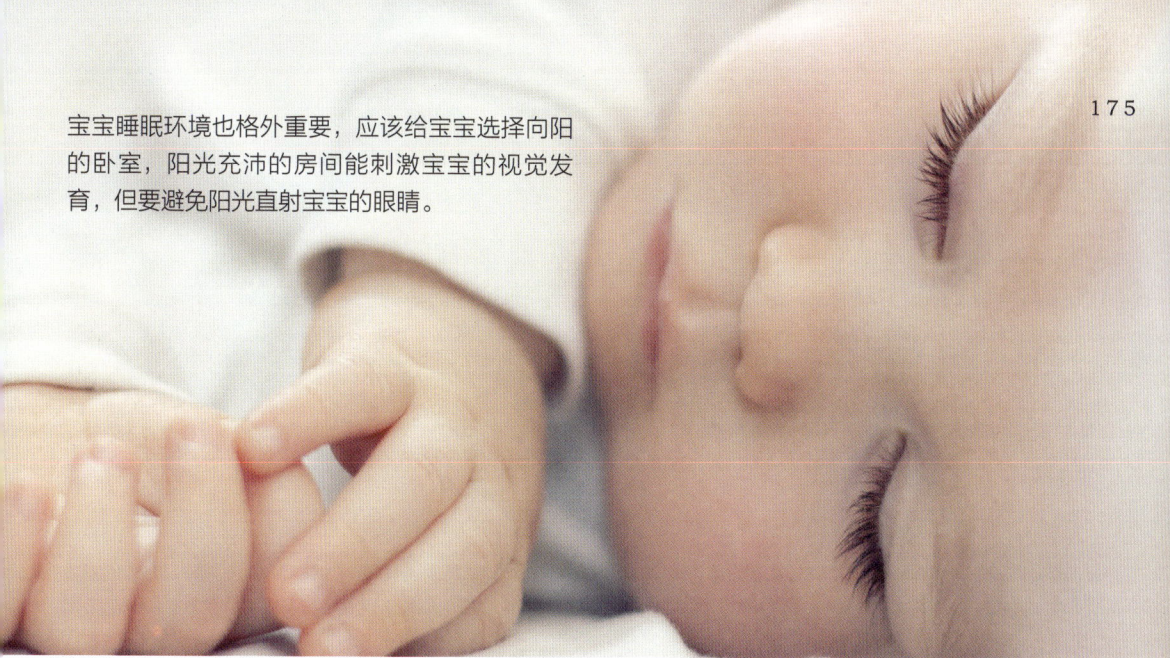

宝宝睡眠环境也格外重要，应该给宝宝选择向阳的卧室，阳光充沛的房间能刺激宝宝的视觉发育，但要避免阳光直射宝宝的眼睛。

经常给宝宝变换睡姿，避免睡偏头

新生儿睡姿可以有仰卧、侧卧和俯卧几种姿势，没有固定模式，只要宝宝睡得舒服就可以了。新生儿睡姿最好是多种睡姿交替进行，左侧卧、右侧卧、仰卧、俯卧轮流进行，经常给宝宝变换一下，可以避免宝宝睡偏头。需要注意的是，俯卧时要注意保持宝宝口鼻的呼吸顺畅，防止出现被子、衣物堵住宝宝口鼻而引发窒息。

宝宝睡觉时，要不要叫起来吃奶

夜里宝宝熟睡不醒的话，就尽量少惊动宝宝，适当延长喂奶的间隔时间。通常来讲，新生儿期的宝宝一夜喂2~3次就可以了，稍大一些的宝宝可以喂1~2次，再大一些就要养成夜间不喂奶的习惯。

混合喂养，夜间最好喂母乳

夜里妈妈比较累，尤其是后半夜，起床给宝宝冲奶粉很麻烦。此外，夜间妈妈处于休息状态，乳汁分泌会相对多一些，宝宝的需求量又少，喂母乳就可以满足宝宝的需求。但是，如果母乳分泌确实太少，这时就只能以配方奶为主了。

混合喂养，要尽量多喂母乳

混合喂养的宝宝在添加奶粉后，有的宝宝就喜欢上了奶粉，再加上奶瓶吸吮省力，而母乳吃起来比较费力，宝宝慢慢就对母乳不感兴趣了。这时，妈妈要尽量多喂宝宝母乳。母乳是越吸越多，如果认为母乳不足就减少母乳喂养的次数，会使母乳越来越少。

产后第5天：做好宝宝眼部和私处的护理

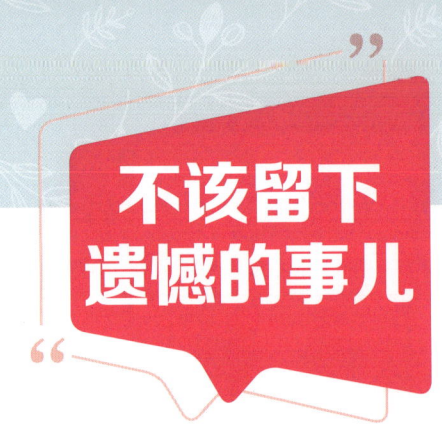

不该留下遗憾的事儿

好遗憾呀 以为宝宝泪腺有问题，给宝宝抹了茶水

宝妈：宝宝出生5天了，其他都很正常，就是哭起来没有眼泪。哭厉害了，感觉眼角有些湿润，但就是不流泪。担心宝宝泪腺有问题，可去医院又不方便，于是找了个偏方，往宝宝眼皮上抹茶水，几天后被来访的姑妈制止了。原来宝宝这时候就是没有眼泪的，我真是多此一举。

不留遗憾 新生儿泪腺不发达，无泪是正常的

马大夫：有的新生宝宝哭的时候可能会干哭不流泪，其实这是正常现象。因为新生儿出生时泪腺是部分或全部封闭的，仅能产生很少的液体，只能让眼球湿润，要等几个月后泪腺完全打开，才会形成眼泪。

好遗憾呀 给女儿剪睫毛，差点弄伤她的眼睛

宝妈：多年前听说，剪睫毛能让睫毛长得更长更密。月子里，我就给女儿剪过一次，结果她睡梦中一动，差一点碰到眼睛，后来再也不敢剪了。现在回想起来还心有余悸，女儿眼睛健康比什么都重要！

不留遗憾 睫毛对眼睛起到保护作用，不能剪

马大夫：靠剪睫毛来促进睫毛生长，这并无科学依据。而且剪睫毛对宝宝的健康不利，睫毛具有保护眼睛的作用，可以防止灰尘等物质直接进入眼内。睫毛剪掉以后，眼睛很容易被"攻击"，更容易引起各种眼病。

好遗憾呀 宝宝睡觉时灯光直射眼睛，让眼睛受了罪

宝妈： 宝宝出生后没几天，总是仰视着灯光睡觉，我并没留意。后来我妈过来照顾我，她见宝宝睡觉时紧紧闭着双眼，就说我粗心，出去买了一盏光线柔和的台灯。这样，晚上入睡前便将大灯关掉，只用台灯。果然，宝宝睡觉的样子比以前平和多了！

不留遗憾 睡前仅用光线柔和的台灯照明即可

马大夫： 宝宝在妈妈肚子里时，眼睛看到的是一片黑暗，刚来到这个世界，需要对光亮有一个适应过程。宝宝直接被灯光照射很容易使眼睛受刺激，因此，婴儿房间里要避免灯光太亮，也不要抱着宝宝站在灯下。

好遗憾呀 给宝宝洗澡时，直接往浴盆加热水而烫着宝宝

宝妈： 月子里，老公很心疼我，怕我累着，很多事情他都亲力亲为。一次给宝宝洗澡，却把宝宝大腿的皮肤给烫得通红。原来他是为了方便，直接往浴盆里加热水，没能及时感知水温，导致宝宝烫伤。

不留遗憾 先调好水温再让宝宝洗澡，以免发生意外

马大夫： 用浴盆洗澡，水容易变凉，有些家长贪图方便，直接往浴盆里加热水，这样做存在很大的安全隐患。加热水过程中，不可能同步感知盆里的水温，容易导致宝宝被烫伤。此外，宝宝皮肤娇嫩，大人感觉适中的水温可能对宝宝来说就太烫了。因此，一定要将宝宝用浴巾包裹起来，再加热水、调水温。

宝宝"惊跳"是怎么回事

宝宝常会在睡着之后有局部肌肉抽动的现象，尤其当受到外界刺激时，如声音或强光等，表现为双手向上张开，又迅速收回，有时还伴有啼哭，这些都是宝宝神经系统不成熟导致的。不用过于担心，只要用手按一下宝宝的身体，安抚一下，就可以使他安静下来。

宝宝眼部护理不容忽视

新生儿的眼睛十分脆弱，平时护理宝宝眼部时，要把棉棒蘸湿，从内眼角向外眼角轻轻擦拭。如果新生儿的眼睛流泪，或有较多黄色黏液使眼皮粘连，应请医生诊治。

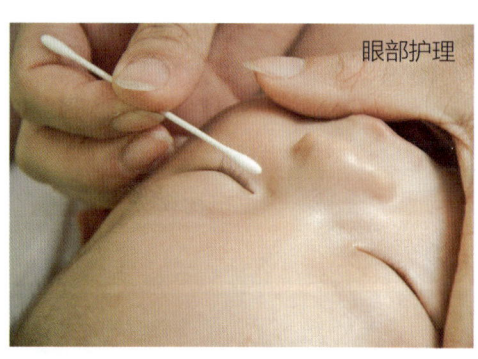

眼部护理

避免异物进入宝宝的眼睛

瞬目反射是眼睛一种保护性反射，可以使角膜始终保持湿润，防止异物进入眼睛，但此时宝宝的瞬目反射尚不健全，不能自动阻止异物进入眼内。所以，日常生活中要注意以下细节，避免异物进入宝宝的眼睛。

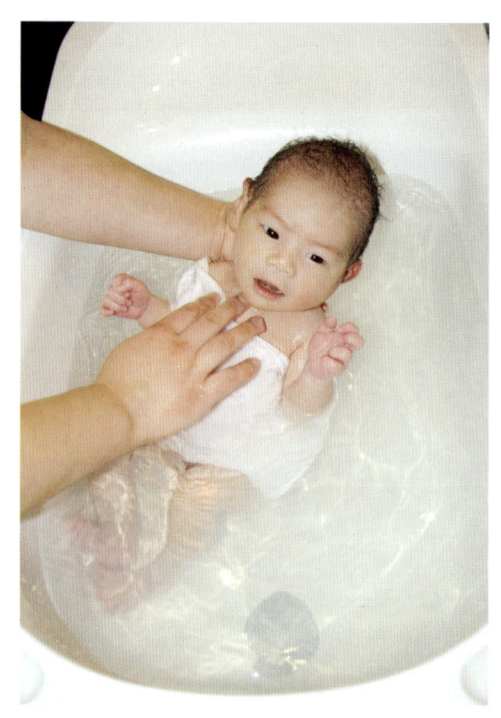

1. 保持宝宝周围环境清洁、湿润；当宝宝躺在床上时，不要清理床铺，避免灰尘进入宝宝眼内；打扫室内卫生要把宝宝抱开。

2. 给宝宝洗澡时要避免洗发露、沐浴液等进入宝宝的眼睛。一旦有异物进入眼睛，不要用手揉擦，要用干净的棉签蘸温水轻拭眼睛。

洗澡时浴霸用乌光最安全

给新生儿洗澡时不建议用浴霸，若用浴霸，要选乌光的。因为洗澡的时候宝宝脸向上，眼睛看到的是浴霸的强光，因此必须使用乌光浴霸，或者把浴霸的强光用纸张等稍作遮蔽，可避免损伤新生儿的眼睛。

男宝宝私处的清洁

包皮清洗

在男宝宝周岁前不必刻意清洗包皮，因为这时宝宝的包皮和龟头还长在一起，过早翻动柔嫩的包皮会伤害宝宝的生殖器。

水温适当

水温控制在38℃左右，保护宝宝的皮肤及阴囊不被烫伤。阴囊是男性身体温度最低的地方，最怕热，高温会伤害成熟男性睾丸中的精子。宝宝睾丸中此时虽没有精子，但也必须注意防止烫伤。

切莫挤压

宝宝的阴茎和阴囊布满筋络和纤维组织，又曝露在外，十分脆弱。洗澡时要特别注意，不要因为紧张慌乱而用力挤压这些部位。

阴囊褶皱的清洗

把宝宝的阴茎轻抬起来，轻柔地擦洗根部。阴囊多有褶皱，较容易积聚污垢，家长可以用手指轻轻地将褶皱展开后擦拭。阴囊下边也是隐蔽之所，包括腹股沟附近，都是尿液和汗液常会积留的地方，要着重擦拭。

女宝宝私处的清洁

女宝宝的尿道较短，如果不注意卫生，细菌、真菌可以经较短的尿道进入膀胱，引起泌尿系统炎症。而阴道口也时常留有少量分泌物，若不加清洗，将为病菌繁殖创造有利条件，引起生殖器炎症。女宝宝清洗外阴部一般在就寝前或者大便后进行。外阴部一般用温水清洗即可，水温太高容易烫伤。需要注意的是，妈妈洗护的用具和宝宝的用具要分开。清洗时要注意以下几点：

从前向后

要遵循从前向后的原则，先从小便的部位从中间向两边清洗小阴唇部分，再从前往后清洗阴部及肛门。最后要仔细擦净大腿根缝隙中的水分。

洁具卫生

给宝宝擦拭阴部时，最好把毛巾用开水烫洗后再用。如果使用婴儿护理湿巾，则要注意及时更换，千万别重复使用。

保持干爽

及时更换纸尿裤或尿布，保持外阴清洁和干燥。涂抹爽身粉时不要涂在宝宝生殖器附近，以免造成污染。

产后第 6 天：脐带护理要细心

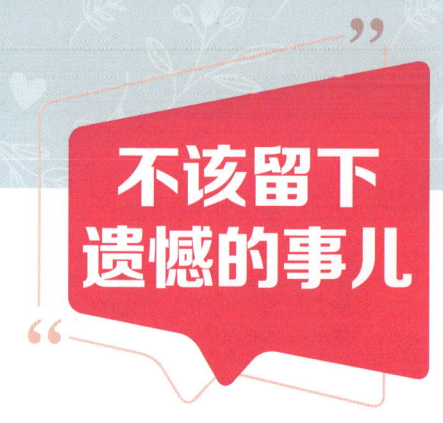

不该留下遗憾的事儿

好遗憾呀 — 不慎将痱子粉弄进宝宝脐带处，导致红肿

宝妈：月子里，给宝宝用痱子粉的时候不慎将一些粉末弄进了脐带处，当时没在意。结果晚上宝宝哭闹，仔细检查才发现肚脐有些红肿，赶忙去了医院。医生说如果当时及时做好清洁就不会红肿了。都怪我太大意了！

不留遗憾 — 及时清洁，保持干爽

马大夫：一定不要在脐部撒痱子粉和其他粉状用品，以免导致脐部感染。一旦不小心弄到脐带处，要及时清洁护理，保持干爽，以免发生红肿、感染。此外，还要注意保持宝宝衣物洁净，尤其是紧贴脐部的内衣，最好每天更换。尿布或纸尿裤也避免摩擦脐部。

好遗憾呀 — 将尿布未做清净直接晒干，导致宝宝红臀

宝妈：月子里老公负责洗尿布，见他辛苦，有时候，便将尿湿一点的尿布直接晒干。后来宝宝患了红臀，检查后，医生说很可能是尿布上残留的尿酸盐引起的！

不留遗憾 — 清洗尿布需用开水烫洗

马大夫：宝宝尿布上的尿迹是尿酸的痕迹，清洗后需要用热水烫一下，才能将尿酸清除，否则很容易引起尿布性皮炎（即红臀）！

不敢对脐带根部消毒，导致宝宝脐带感染

好遗憾呀

宝妈： 生完宝宝出院后没几天，又回去了。因为我发现宝宝肚脐出水了，医生说有些感染。明明每天都会给宝宝脐带消毒2次，怎么会感染呢？医生解释，可能是消毒时没有消毒脐带根部。确实，我只是给宝宝肚脐表面擦了酒精。

掌握正确的消毒方法，让宝宝脐带真正洁净

不留遗憾

马大夫： 愈合中的脐带残端经常会渗出清亮的或淡黄色黏稠的液体，属于正常现象。但如果不及时清除，分泌物干燥后，会使脐窝和脐带的根部发生粘连，这时脐带表面看起来很干净，其实脐窝里可能积有脓液。有的妈妈不敢触碰脐带根部，仅在表面擦拭，根部起不到消毒作用。（具体护理办法见P182）

以为奶水稀没营养而添加了配方奶

好遗憾呀

宝妈： 月子里闺蜜来看我，恰逢我给宝宝喂奶，她说我的奶水稀，可能是营养不足。一直为奶水充足而高兴的我，心情一下子跌落谷底。思来想去，第6天的时候给宝宝添加了配方奶。产后42天检查时，跟医生提到了这件事，医生感到特别可惜，原来奶水稀并不能说明质量不好，分娩后头几天的奶是初乳，本来就比成熟乳清亮！

乳汁分泌有个体差异，主要以宝宝身体发育情况来判断

不留遗憾

马大夫： 妈妈不能以奶水的稀或浓来判断奶水有没有营养。因为妈妈的乳汁分泌具有个体差异，有的少一些，有的多一些，有的稀一些，有的浓一些。但只要宝宝身体发育良好，各项发育指数都达标，则说明母乳的营养是充足的。

脐带脱落前要小心护理

脐带是胎儿连接母体的通道,胎儿在子宫里通过脐带从母体获得营养。宝宝出生后,脐带就完成了它的历史使命。宝宝脐带脱落的时间会有差异,一般3~7天干燥后慢慢变为深色、变硬,然后自然脱落,有的宝宝可能会到2周或更长时间脐带才脱落。在脐带脱落前要小心护理:

1. 每天清洁肚脐部位。重点清洁白色的脐带根部,宝宝的肚脐处痛感不敏感,妈妈可以放心清洁。

2. 清洁完毕,要用干净的毛巾将肚脐处的水分擦干。

3. 用棉花棒蘸75%的酒精,一只手轻轻提起脐带的顶端,另一只手用酒精棉签仔细清洁脐带根部,然后用干棉签擦干水分。一般一天1~2次即可,这样可以保持脐部干燥,加快愈合速度。

4. 每次换尿布或纸尿裤时,需要检查脐部是否干燥。如发现脐部潮湿,就用75%的酒精再次擦拭。酒精的作用是使肚脐加速干燥,干燥后易脱落,也不易滋生细菌。脐带脱落后,也可按此方法护理。

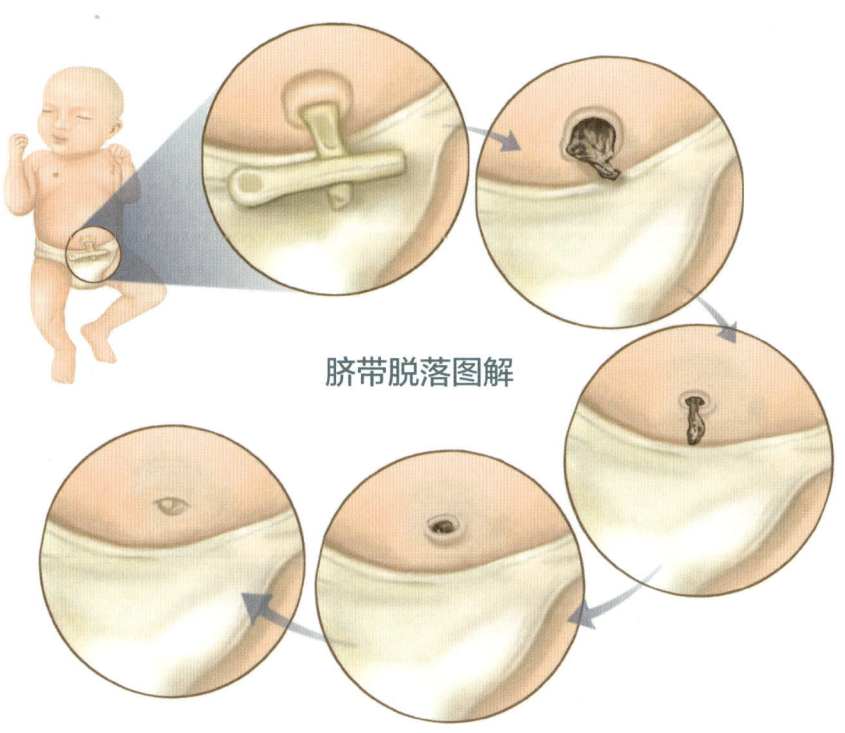

脐带脱落图解

别让脐带受到摩擦

尚未脱落的脐带残端会越来越干、越来越硬,如果经常被触碰、受到摩擦,容易导致脐带根部出血。所以,家长要避免衣服和纸尿裤或尿布蹭到宝宝的脐部。如用纸尿裤,应选择柔软的纸尿裤,而且要将纸尿裤的上端往下翻一点。消毒脐带时,不能太用力,避免擦伤。

奶水不足,及时补充奶粉

宝宝生长发育需要获取足够的热量,此时,如果妈妈的奶水仍然不够宝宝吃,应该及时补充配方奶了。在选择奶粉时一定要慎之又慎:

根据宝宝月龄选择

宝宝在生长发育的不同阶段需要的营养是不同的,例如,新生儿与7~8个月的宝宝所需要的营养就不一样。奶粉说明书上都有适合的月龄或年龄,可按需并根据宝宝的健康情况选择。有的宝宝对牛奶蛋白过敏、对乳糖不耐受,或由于早产对营养有特殊需求,需要选择有治疗意义的配方奶。如早产儿可选早产儿奶粉,待体重发育至正常(大于2500克)后再更换成普通配方奶;患有慢性腹泻导致肠黏膜表层乳糖酶流失、有哮喘和皮肤疾病的宝宝,可选择脱敏奶粉;缺铁的宝宝可补充强化铁奶粉。

根据日期选择

2018年1月1日之后生产的国产或正规进口奶粉都是注册过的(违法小作坊除外),如无备案,不能生产(据2016年10月1日正式实施的《婴幼儿配方乳粉产品配方注册管理办法》要求)。新日期的奶粉将有以下变化:

1. 奶粉名称回归质朴

"金装""超级""强体""益智""益生菌""贵族""心护""亲体""仿生"等名称不能再有。

2. 植物油成分明确罗列

比如,植物油需列出具体哪种油:棕榈油、菜籽油、棕榈仁油、葵花子油。

3. 羊奶粉的乳清蛋白不再有"面纱"

产品名称中标明是羊乳(奶)粉的,生乳和乳粉应该全部来自羊。生乳或乳粉有两种以上动物性来源的,不应标注为羊奶粉。

需要提醒的是,在过渡期间,对于2018年1月1日前生产的奶粉,仍可继续销售至保质期结束。

产后第 7 天：护理好宝宝的"天窗"——囟门

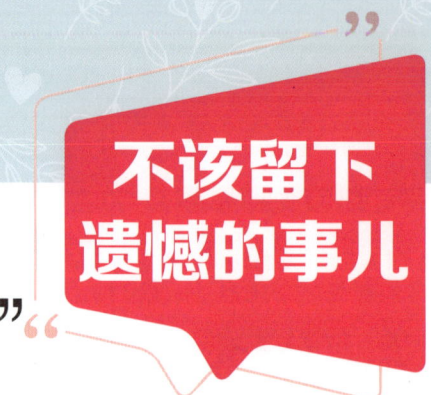

 以为宝宝囟门很脆弱，一个月没敢碰

好遗憾呀

宝妈：宝宝出生后，家人、朋友都特别叮嘱：宝宝的囟门摸不得。于是，只要有人靠近宝宝、逗宝宝，我都会跟他们强调"别碰囟门"！平时也不敢清洗囟门，结果宝宝囟门上满是皮垢。后来带宝宝去体检，医生看了，解释说正常触碰和清洁不会造成损伤，还说我太过小心了。

 **宝宝囟门没那么脆弱，正常触碰、清洁没问题**

不留遗憾

马大夫：很多父母都不太敢碰宝宝的囟门，可能是因为囟门没闭合时，能从囟门处看到脑动脉在跳动，所以认为这个地方很薄、很脆弱，缺少有效的保护，稍用点力就会碰破。

实际上，宝宝的囟门闭合后，除了一层骨头，还有其他组织加以保护。也就是说，用手指按压就会对脑内部造成伤害是不太可能发生的事情。但禁止用尖锐的物品碰撞囟门。

好遗憾呀 用手捂前囟门给宝宝退热，结果耽误了病情

宝妈： 宝宝发烧了，老人说用热毛巾捂捂前囟门就好了。可是过了很长时间也没起到什么作用，只好去了医院，最后用药治疗。医生解释道，如果及时用正确的物理降温方法，可能不必用药，而且用手捂前囟门根本起不到退热作用！

不留遗憾 给宝宝退热，要及时采用正确的物理降温法

马大夫： 导致发热的原因有很多，如细菌感染、病毒感染、着凉等。在不超过38.5℃以上的情况下以物理降温为主；超过38.5℃，则应在医生指导下积极进行药物治疗。需要说明的是，在有效的退热方式中，并没有用手捂前囟门这种做法。

好遗憾呀 以为宝宝有痰而拍背，经常弄哭宝宝

宝妈： 宝宝的嗓子总是呼噜呼噜的，以为是有痰吐不出来。我担心宝宝卡嗓子，便经常试着给他拍背，就像拍嗝那样，可是往往会把宝宝弄得哇哇大哭。没办法，只好咨询了医生。结果医生说宝宝的这种现象是正常的，没有呼吸困难、呛咳等情况就没问题。

不留遗憾 经医生确认不是有痰，不需要特殊处理

马大夫： 如果经过医生确认不是有痰，就是先天性喉喘鸣，也称为先天性喉软骨发育不良，主要是因为宝宝喉软骨发育不完全。但也不要太担心，只要不影响宝宝的呼吸、进食，是不需要特殊处理的。因为喉软骨会随着年龄的增长逐渐发育，一般6个月左右会有所好转，2岁左右呼噜呼噜声会消失。但如果宝宝长期处于营养不良的状态，伴有喂养困难，或反复呼吸道感染、呼吸窘迫、气促、呛咳反流等情况，应及时就诊。

什么是囟门

刚出生的宝宝头顶有两块没有骨头的"天窗",医学上称为"囟门"。前囟门一般会在宝宝1~1.5岁时闭合。而后囟门是顶骨和枕骨形成的较狭小的"人"字形间隙,会在宝宝出生后6~8周闭合。

前囟门是反映宝宝健康与否的窗口

一般来说,前囟门能在一定程度上反映宝宝的健康状况,妈妈要多留心:

1. 囟门鼓起可能是颅内感染、颅内肿瘤或积血积液等。

2. 囟门凹陷多见于因腹泻等原因导致脱水的宝宝,或者营养不良、消瘦的宝宝。

3. 囟门早闭指前囟门提前闭合。此时必须测量宝宝的头围,如果明显低于正常值,可能是脑发育不良。

4. 囟门迟闭指宝宝一岁半后前囟门仍未关闭,多见于佝偻病、呆小症等。

5. 囟门过大可能是先天性脑积水或者佝偻病。

6. 囟门过小很可能是小头畸形。

日常护理,没有危险

即使宝宝的囟门还没有闭合,日常护理仍然可以正常进行,完全不用避而远之。比如,给宝宝洗头发、清理皮垢、剪头发,这些都是没有任何问题的。如果因为担心碰到宝宝的囟门而不予护理,则会导致宝宝的头部出现大量头垢,反而影响宝宝健康。平时护理中,应注意以下几点:

1. 囟门缺少颅骨保护,闭合前一定要防止硬物触碰。

2. 不要给宝宝用材质过硬的枕头。

3. 夏季外出给宝宝准备遮阳帽,冬季外出戴棉帽子。

清理头垢有技巧

头垢是每个新生儿都会有的,如果头垢过多,对宝宝健康是不利的。因为头垢内有大量污垢,一旦宝宝抓破头皮,很容易导致感染。可以通过下面的方法清理头垢:

1. 清洗时,不要用指甲硬抠,更不要用梳子刮,要注意动作轻柔,以免

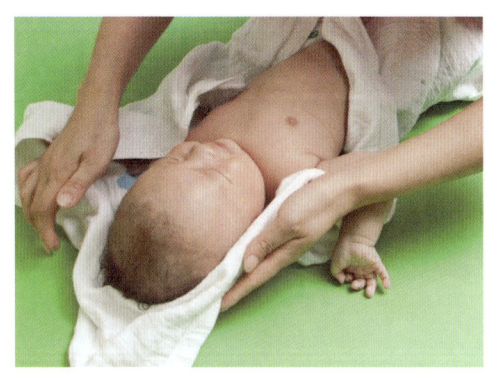

宝宝的头发最好每天清洗1次,特别是天气炎热时。经常保持清洁,可使头皮得到良性刺激,促进生发。

损伤头皮而引发感染。

2. 必须清洗宝宝颅囟处,只要动作轻柔,是不会给宝宝带来伤害的。

3. 洗好后还要注意用干毛巾擦干宝宝头部,冬季可给宝宝戴上小帽子或用毛巾遮盖头部,防止宝宝受凉。

植物油浸润

可以直接用植物油或婴儿油去除乳痂。清洗时,在长头垢的位置擦一点橄榄油或婴儿油,10~20分钟后乳痂会变得松软,比较薄的会自然脱落下来,厚一点的则需多涂一些植物油,多等一段时间。

用软硬适度的刷子把大块的头垢刷松,厚的就会自行脱落,然后用温水洗净头部的油污即可。

宝宝的精神状态反映宝宝的健康状况

因为宝宝天真无邪,什么都会写在脸上,一旦生病会表现出与平时不同的样子。妈妈只要在平日多留意观察,那么宝宝生病时,从他精神状态的变化上就能有所发现。宝宝在生病早期精神状态可能有以下几种变化:

1. 精神变差,感觉总在迷迷糊糊地睡。

2. 醒来时,没有了往日的神气劲儿。

3. 醒着时,两眼无神,表情呆滞。

4. 对外界的反应差而慢。

5. 吃奶没劲,吃奶量比平时少。

6. 比平时爱哭,又难哄,显得烦躁不安。

7. 不哭不闹,比平时安静得多。

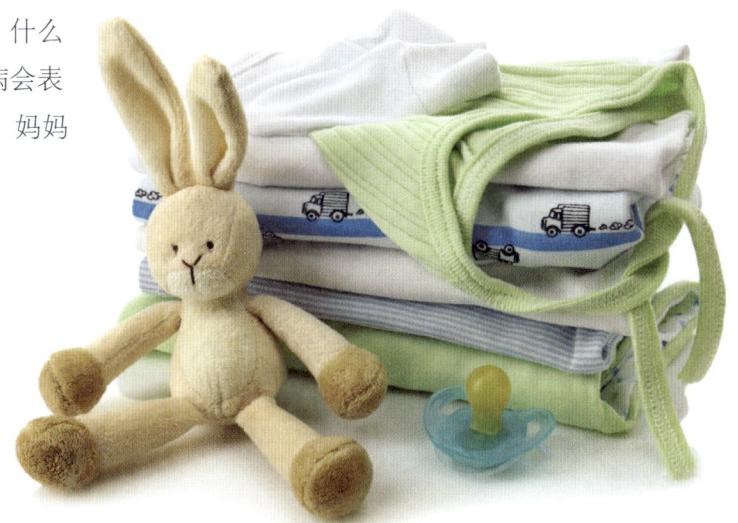

产后第 2 周：纸尿裤的学问

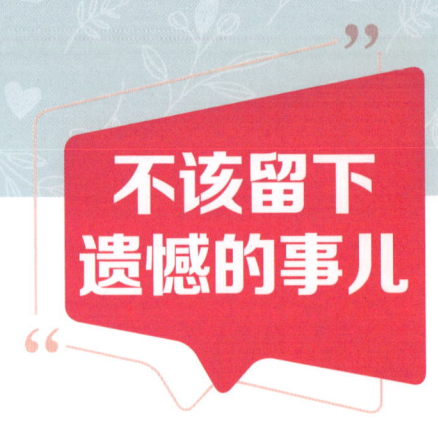

好遗憾呀 — 害怕纸尿裤会让宝宝长成罗圈腿，一直用尿布

宝妈：记得当初坐月子时，我一直给宝宝用尿布，因为听邻居说纸尿裤会让宝宝长成罗圈腿。每天洗尿布就成了家里人的"头等大事"。后来宝宝满月了，我带着他出来溜达，看见别的宝宝都穿着纸尿裤，我就跟别的妈妈说起了我的顾虑。原来，我的担心是毫无根据的！

不留遗憾 — 宝宝罗圈腿是正常的生理特点，与纸尿裤无关

马大夫：将宝宝以最自然的姿势平躺在床上，就会发现宝宝的腿并不是笔直的，而是有点罗圈腿。这样的腿形是天生的，刚出生的宝宝尤为明显。1岁以内的宝宝，双腿做不到完全并拢，中间会有一些缝隙很正常。因此，罗圈腿是宝宝成长过程中一种正常的生理特点，与穿不穿纸尿裤无关。

好遗憾呀 — 让宝宝睡在父母中间

宝妈：月子里，为了方便照顾宝宝，让他睡在我和老公之间，可是晚上他哭闹得更厉害了。后来才知道，这容易导致宝宝缺氧。

不留遗憾 — 别因缺氧影响宝宝发育

马大夫：宝宝睡在父母中间，就会处于一个缺氧的环境里，容易出现睡觉不稳、做噩梦以及半夜哭闹等现象，直接妨碍了宝宝的正常生长发育。

没及时更换尿布，使宝宝得了尿布疹

好遗憾呀

宝妈： 听同事说，男孩儿经常穿纸尿裤会影响将来的生育能力。于是从月子的第10天开始，我就再也没给儿子用过纸尿裤，改用尿布。尿布吸水性较差，好几天晚上没能给宝宝及时更换，结果宝宝患了尿布疹！后来问了一个育儿专家才知道，同事的说法并没有科学依据。

纸尿裤不会影响宝宝将来的生育能力，可正常使用

不留遗憾

马大夫： 到目前为止，还没有证据说明使用纸尿裤会影响宝宝将来的生育能力。实际上，阴囊有调节温度的能力，小便没排出前，阴囊的温度相对较高，而小便排出后，其温度会降至室温水平，不会一直处于高温。因此，正确使用纸尿裤，并不会影响宝宝将来的生殖健康。

一直不敢剪指甲，害得宝宝抓伤了小脸

好遗憾呀

宝妈： 宝宝出生快2周了，一直想给他剪指甲，但始终没敢实际操作。因为宝宝的指甲就那么一丁点儿，我害怕剪到肉。有一天早上，我发现宝宝脸上有一道细细的口子，是他自己抓的。都怪我一直犹犹豫豫，早点给宝宝剪指甲就好了！

选用婴儿专用指甲钳，新手妈妈不用太纠结

不留遗憾

马大夫： 对于新手妈妈来说，婴儿指甲钳是个不错的选择，这种指甲钳专门针对婴儿的小指甲而设计，安全实用。剪指甲的时间最好是在宝宝入睡后进行，避免因为宝宝乱动而伤及手指，应按宝宝的指甲或手指的形状来剪，不要剪得太短，和指端齐平就可以了，剪完后尽量将指甲边缘磨平滑，以避免划伤宝宝的皮肤。

给宝宝用纸尿裤还是尿布

很多妈妈对到底给宝宝用尿布还是纸尿裤非常纠结,其实它们各有优缺点,这里就做一个比较,妈妈们可以根据自己的实际情况和二者的特点进行选择。

优缺点	纸尿裤	尿布
优点	方便:脏了换下来扔掉就行 简单:操作简单,很快就能学会 服帖:宝宝的活动不会受限制,而且不易发生侧漏 省时省力:把父母从洗尿布的劳动中解放出来,有更多的休息时间和陪宝宝的时间	环保:可以重复使用 费用低:相对于纸尿裤来说,花费要少得多
缺点	不环保:纸尿裤是一次性的,会增加许多垃圾,给环境带来污染 费用高:纸尿裤的费用也是一笔不小的开销	费时费力:洗尿布要花费不少时间,增加了很多工作量 操作复杂:要想把尿布包好,不会漏尿,需要掌握一定的技巧

选对、用好纸尿裤是关键

给宝宝用纸尿裤是现代生活的一种趋势,只要选对、用好,它就能为父母节省下好多时间和精力。在选购时,应注意以下几点:

1. 尽量选择吸水性强、透气性好、防侧漏的纸尿裤。
2. 根据宝宝的体重和月龄选择纸尿裤,不要过大或过小,否则会让宝宝不舒服。
3. 有的纸尿裤是根据男女宝宝的生理特点设计的,所以要选择适合自己宝宝的纸尿裤。

纸尿裤和传统尿布交替使用

新妈妈可以将纸尿裤和传统尿布结合使用,比如白天大人精力充沛的时候,不妨给宝宝用传统尿布,勤洗勤换,晚上为了保证大人好好休息,也为了宝宝睡得舒服,给宝宝使用纸尿裤。另外,白天外出的时候最好使用纸尿裤,更方便卫生。

宝宝屁屁护理要点

1. 选择大小适中、透气性好的纸尿裤。

2. 最好每 2 小时检查一次是否排便，大便后及时更换尿布或纸尿裤；每天排便次数大于 10 次、大便稀软、皮肤敏感的宝宝，应每小时检查一次。

3. 易流汗的宝宝，即使 4 小时未大小便，仍要注意更换纸尿裤或尿布。

4. 大便较黏稠或次数较多时（一天大于 6 次），除注意清洗外，最好每天使小屁屁曝露于空气中一段时间。可以每天 1~3 次，每次 5~10 分钟，以保持皮肤干燥，但避免着凉。

5. 大便后擦拭时，男宝宝要注意阴囊褶皱处的清洁，女宝宝应由前往后擦，且不可以来回重复擦。

护臀霜不要等有问题才用

护臀霜以氧化锌为主要成分，氧化锌是隔离层，其作用是隔离和保护，避免皮肤与尿便的接触。所以，即使宝宝没有患尿布疹，也要使用护臀霜，可以起到一定的预防作用。

皮肤干透再用护臀霜

给宝宝洗完屁屁后，一定要让皮肤干透了再使用护臀霜。如果皮肤还湿着就着急涂抹，会把湿气滞留在皮肤上，散发不出去。这样一来，皮肤长时间处于潮湿状态，更容易引起或者加重尿布疹。这种情况下，护臀霜涂得越厚，反作用越大。

不要涂得过厚

护臀霜作为一种含有化学成分的洗护产品，会有微弱的刺激性，当宝宝已经出现红屁屁时，皮肤更为敏感，容易受到刺激。所以妈妈不要误以为护臀霜这层保护膜越厚越好，涂得过厚反而会影响皮肤透气性，只需浅浅一层就可以了。

让小屁股干爽的几个方法

1. 用柔软的毛巾轻轻擦拭，尤其要注意皮肤褶皱处的擦拭。
2. 在足够暖和的室内，可以让宝宝自然晾干。
3. 室内温度较低时，用吹风机吹干，但要注意吹风机的温度不能过热，不能离小屁股太近，以免烫伤宝宝。

产后第3周：
抚触，让宝宝增强体质，获得安全感

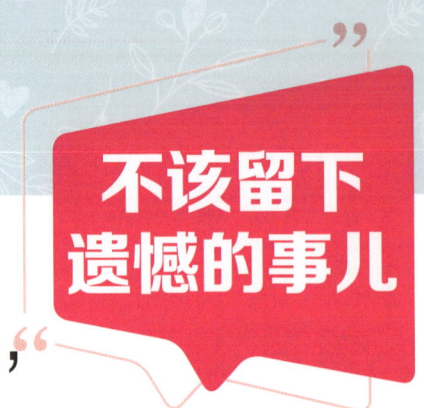

不该留下遗憾的事儿

好遗憾呀 请别人来给宝宝做抚触，错过增强亲子情感的机会

宝妈：月子里，听说做抚触有利于宝宝的发育，家人特意请了附近早教机构的专业老师来给宝宝做抚触。后来跟医生提起这件事，没想到，医生说抚触应该是父母给宝宝做，才能增强宝宝的安全感，并增强亲子之间的感情！

不留遗憾 抚触是最早的亲子活动，父母不能错过

马大夫：如今，很多父母都知道抚触对宝宝的好处，如促进发育、提高免疫力、改善消化功能等。但是随着月嫂、早教机构等广泛开展婴儿抚触工作，越来越多的父母将宝宝的抚触工作交给了他人。实际上，只有父母亲自给宝宝做抚触，才有利于增强宝宝的安全感和自信心。通过皮肤和皮肤的接触，才能让宝宝感受到父母的爱，促进良好亲子关系的建立。

好遗憾呀 因为宝宝不配合，没坚持做抚触

宝妈：月子里，一给宝宝做抚触，宝宝要么躲、要么哭闹，几次失败后，就没再坚持。现在想想有些后悔，当初应该多研究一下方法就好了。

不留遗憾 不必绞尽脑汁想方法，让宝宝开心就好

马大夫：如果宝宝实在不配合，也不必讲究什么正规的方法，可以随意一些：拉一下小手，抚摸小脸，揉揉肚子、脚丫，只要让宝宝感到舒服开心就行。

好遗憾呀 在宝宝情绪不佳的时候做抚触

宝妈：宝宝出生第3周时，我开始学着给宝宝做抚触。可每天坚持做下来感觉有些力不从心。宝宝经常哭闹，我常常是边哄边做，真是磨人啊！持续了半个多月，对抚触已经心灰意冷。后来姐姐带着她1岁的女儿来我家小住，看见她给女儿做抚触特别顺溜，妈妈、宝宝都很开心，原来情绪才是最关键的！

不留遗憾 学会尊重宝宝意愿，在宝宝高兴时做抚触

马大夫：宝宝有不同的状态，包括哭、浅睡眠、深睡眠、安静觉醒、活动觉醒、瞌睡。只有当宝宝在觉醒快乐的状态下做抚触，才能取得最好的效果。宝宝哭了、饿了、困了、睡了，都不要勉强做。婴儿的最基本生理需求应该首先满足，这是很重要的，只有当他心情愉快时，做抚触的过程对宝宝和父母才是一种享受，才能实现抚触的各种好处。

好遗憾呀 在宝宝睡觉时做抚触，将其当成一种机械性操作

宝妈：记得坐月子时，在网上购买了宝宝抚触操的书籍，准备给宝宝做。可实施起来特别困难，宝宝从来不能老老实实的，所以我总是不能按照一套流程做完。于是趁宝宝睡觉时给他做，但有几次都把宝宝弄醒了，又哭又闹，最后只好放弃了。后来才知道，抚触的目的就是为了让宝宝感到温暖、融洽、愉快，所谓的步骤并不重要！

不留遗憾 不要太在乎操作步骤，情感交流才是关键

马大夫：抚触的过程是情感交流的过程，是给宝宝带来安静、舒适的过程，因此抚触的重点不是怎么操作，更不是千篇一律的从头到脚的过程。抚触要创造温暖舒适的环境，要从宝宝和父母最能放松的姿势开始，所以要从宝宝最喜欢的姿势开始，可以是抱着、躺着或趴着。大多数宝宝更接受轻轻地从手脚开始，再到四肢、胸背，最后到面部。

抚触前的准备

1. 取下戒指、手镯、手表等容易划伤宝宝的饰品,剪短指甲,用温水洗净双手。

2. 抚触前,家长可以为宝宝涂抹按摩油,如橄榄油、婴儿润肤油等,在保护并滋润宝宝娇嫩皮肤的同时,宝宝也可以更舒适地享受抚触。

3. 在做抚触的过程中,可以播放节奏舒缓、曲调优美的古典音乐,既可营造舒适温馨的氛围,又可以通过音乐来激发宝宝的音乐欣赏能力、创造性、认知能力和语言能力。

抚触的时间和环境

抚触最好选择在两次喂奶间,或是晚上宝宝洗澡后。将宝宝衣物脱掉,在身下铺上柔软的毛巾被,使用婴儿油或乳液,对宝宝进行抚触前记住要保持按摩手掌的温热。

室内温度最好在 24~26℃,光线柔和,通风状况良好,尽量保证抚触期间不要有人来回走动。

抚触力度缓慢增加

最开始抚触时,动作要轻柔。特别注意宝宝的眼睛周围,以免引起宝宝的反感。抚触是通过刺激宝宝皮肤中的神经元,增强宝宝的心理安全感和舒适感。随着宝宝月龄的增加,逐渐适应了抚触,可以慢慢加大力度,以宝宝舒适不反抗为度,以促进宝宝的肌肉协调性。在做全身抚触的时候,可以重点按摩宝宝身上的几个穴位,起到保健作用。如膻中穴(两乳头连线中点)、天突穴(胸骨上窝中央)、天柱穴(后发际正中旁开1.3寸处)。

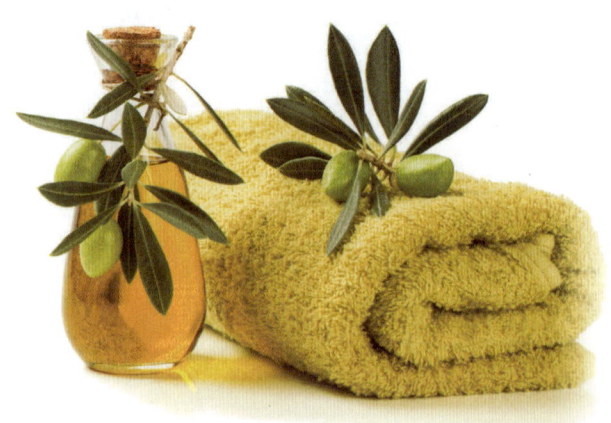

妈妈给宝宝做抚触前可以涂抹一些婴儿按摩油,有利于滋润宝宝的肌肤。

抚触——爱的传递

上肢抚触——搓手臂

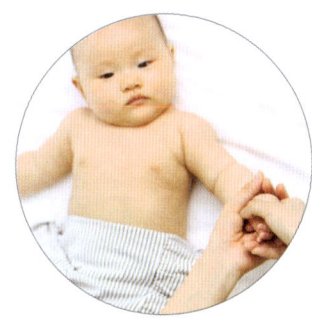
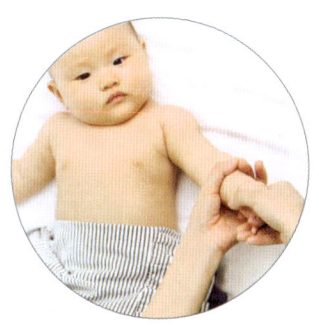
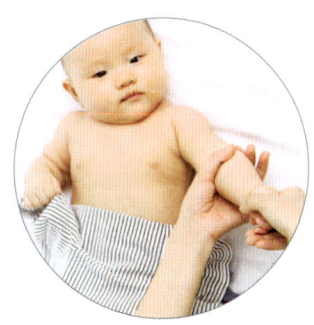

1. 左手握住宝宝的小手，固定。右手拇指与其余四指握成环状，松松地套在宝宝的手臂上。

2. 右手手掌从宝宝的腕关节开始圈绕，揉按至宝宝的肩关节。揉按时，以腕关节用力。

3. 再从肩关节回到宝宝的腕关节。

下肢抚触——双腿上举运动

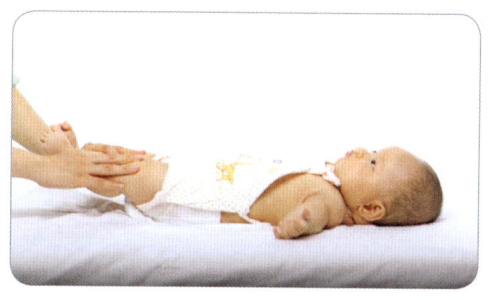
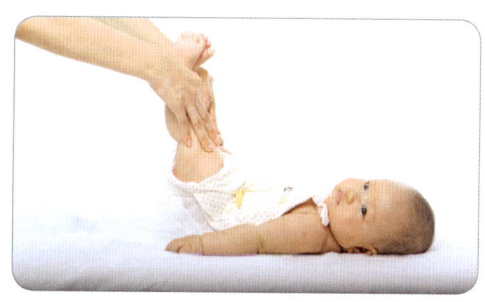

1. 双手四指紧贴在宝宝的膝关节，两拇指按在宝宝的腓肠肌上，使宝宝的双腿伸直。

2. 缓缓上举，使宝宝的双腿与身体呈90度角。

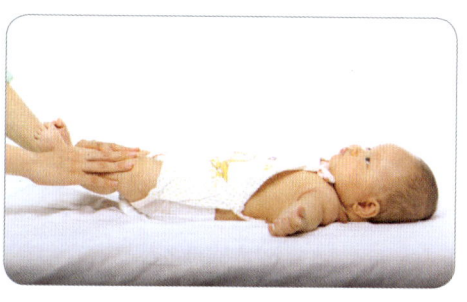

3. 慢慢还原。再重复做。

产后第 4 周：满月头，剃吗

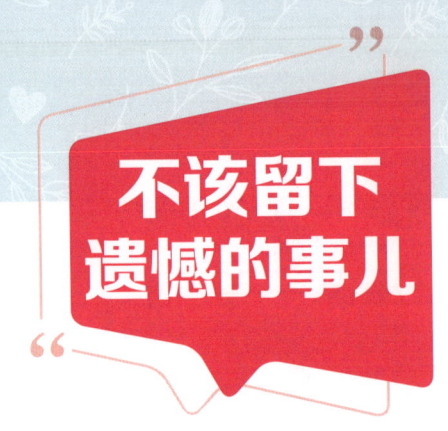
不该留下遗憾的事儿

好遗憾呀 — 剃满月头划破头皮，使宝宝患上脑膜炎

宝妈：按照老公家乡的习俗，宝宝满月那天要喝满月酒，剃满月头。我不太想给宝宝剃头，但家人一再坚持，也只好入乡随俗了。可第二天，宝宝无缘无故发起烧来，吃退烧药也不好使，只好去了医院，经过一系列检查，医生诊断出宝宝患的是细菌性脑膜炎，需要住院治疗。当医生看到宝宝头上的伤时，问是怎么弄的，我说是给宝宝剃满月头不小心弄伤的，医生说宝宝的病应该就是这伤口造成的。

不留遗憾 — 宝宝头皮幼嫩，不能轻易剃头

马大夫：宝宝的皮肤比较娇嫩，剃头容易伤及头皮或毛囊组织，容易增加宝宝感染细菌的风险。宝宝头皮受伤了，刚好给细菌一个入侵的机会。细菌会通过血流传到全身，最终造成细菌性脑膜炎。此外，因为宝宝头骨和神经系统尚未发育完善，如果必须剃头，一定要小心谨慎，以免误伤头骨和神经。

好遗憾呀 — 把喂奶当作止哭的办法，使宝宝偏胖

宝妈：儿子月子里哭闹频繁，每次只要喂奶就不哭了，而且吃奶后会放很多屁，并有少许大便。产后 42 天检查，说孩子偏胖，还患有肠绞痛。

不留遗憾 — 频繁哭闹可能并不需要增加喂奶次数

马大夫：宝宝喝完奶后爱放屁，可能是肠绞痛的信号，同时，4~6 个月内的频繁哭闹通常也是肠绞痛的表现，不是饥饿所致。频繁的喂奶只会让体重增长过快，肠绞痛加重，并不能解决根本问题！

为了生发给宝宝头皮涂生姜，害宝宝患湿疹

好遗憾呀

宝妈：宝宝满月时头发稀少。老公的奶奶就用生姜片给宝宝涂抹头皮，说是可以生发。婆婆也很支持奶奶的意见，还用老公小时候的"案例"举证。但是没过多久，宝宝头上的湿疹越来越多，还流出黄水。去医院咨询，医生解释道：生姜会刺激宝宝娇嫩的皮肤，可能引起过敏。

不乱用所谓的偏方，以免损害宝宝的皮肤

不留遗憾

马大夫：从中医的角度来看，生姜确实可以起到生发作用。生姜中含有姜辣素，可以扩张血管，加强头皮供血，为毛囊提供更加充足的营养，刺激毛发生长。不过，婴儿的皮肤十分娇嫩，姜辣素的刺激性会对婴儿皮肤带来损害。同时，生姜中还含有姜醇、姜酚等物质，会引起过敏体质的宝宝发生过敏反应。

因宝宝头发稀少，盲目给他补充营养素

好遗憾呀

宝妈：宝宝头发一直不怎么多，我查了一下，说是缺乏微量元素，便给宝宝买了进口的营养素补充剂，每天加在配方奶里。可是满月了也未见有什么效果。后来产后42天检查时，特意问了一下医生才知道，宝宝头发稀少并不一定是缺乏营养素，而且营养素也不能随便补！

事先做好咨询，再决定是否补充

不留遗憾

马大夫：导致宝宝头发稀少的原因有很多，如头发清理不正确、缺乏营养、遗传等。不能盲目给宝宝服用营养素补充剂，最好咨询医生，再决定是否补充。

满月头还是不剃为好

一些地方会在宝宝满月时给宝宝剃满月头,就是把胎毛全部剃掉,认为这样宝宝的头发就会长得又黑又浓。事实上,这是没有科学依据的。宝宝头发长得慢与快、粗与细、多与少等,与是否剃除胎毛没有任何关系,而是与宝宝的营养状况及遗传等有关。

此外,宝宝头皮薄嫩、抵抗力弱,在剃满月头时容易损伤皮肤,导致细菌侵入发根毛囊,影响头发生长,甚至会导致脱发。

宝宝添加辅食后,头发自然会越长越好

的确,有的宝宝头发比较少,或者颜色比较黄,但是父母也不用担心。一般来说,宝宝3~6个月时会有胎毛脱落,头发和眉毛也会脱落更换。宝宝每个时期补充的营养不一样,毛发的状况也会有差别。

在添加辅食之后,宝宝补充的营养更加全面了,头发所吸收的营养也就足够了,就会越长越好的。

天气热,头发浓密的宝宝可适当剪短发

如果宝宝生出来时头发就比较浓密,天气炎热时则容易长湿疹或痱子,这时可以适当剪短头发。不过,使用理发器要特别小心,不要理得太短,更不宜剃光头,以免引起感染或导致中暑。

理发师和理发工具的选择很重要

宝宝的第一次理发,理发师的理发技艺和理发工具尤为重要。一定要注意选择理发师,应了解理发师是否有经验,并通过健康检查,受过婴儿理发、医疗双重培训等。现在市面上专门为宝宝生产的宝宝理发器也很流行,既方便又卫生,是不错的选择,父母也可以在家自己给宝宝理发。

剃发后,最好马上洗头

宝宝剃完胎发后最好能马上洗个头,用清水洗即可。及时清洁头皮,以免头皮上的油脂、汗液以及污物刺激头皮,引起头皮发痒甚至发生感染。此外,经常洗头可使头皮得到良性刺激,从而促进头发的生长。

头睡偏了应及时矫正

刚出生的宝宝颅骨尚未完全骨化,有一定的可塑性。当一方骨片长期承受整个头部重量的压力时,很容易导致宝宝头部睡偏。所以新手爸妈要时刻关注宝宝的睡姿,避免宝宝把头睡偏了。不过,即使在 3 个月以内头部睡偏了,也是可以帮助宝宝及时矫正的。过了 3 个月,宝宝自己能够翻身,就不会再随意由父母改变睡姿了,矫正偏头会有一定难度。

宝宝拍照要谨慎

现在很多父母都会给宝宝拍照,留下精彩的瞬间。但父母给宝宝照相时需谨慎。

给宝宝照相要用自然光加柔光,不能用闪光灯,因为闪光灯对宝宝来说过强,可能会影响宝宝眼睛发育。

宝宝流泪不止,别大意

一旦发现宝宝总是流泪不止,甚至有脓性分泌物,就要带宝宝去医院就诊,如果不及时治疗可能会转为泪囊炎。一般来说 4~6 个月是治疗泪囊炎的最佳时机。对于不同月龄的宝宝,治疗方法是不同的。

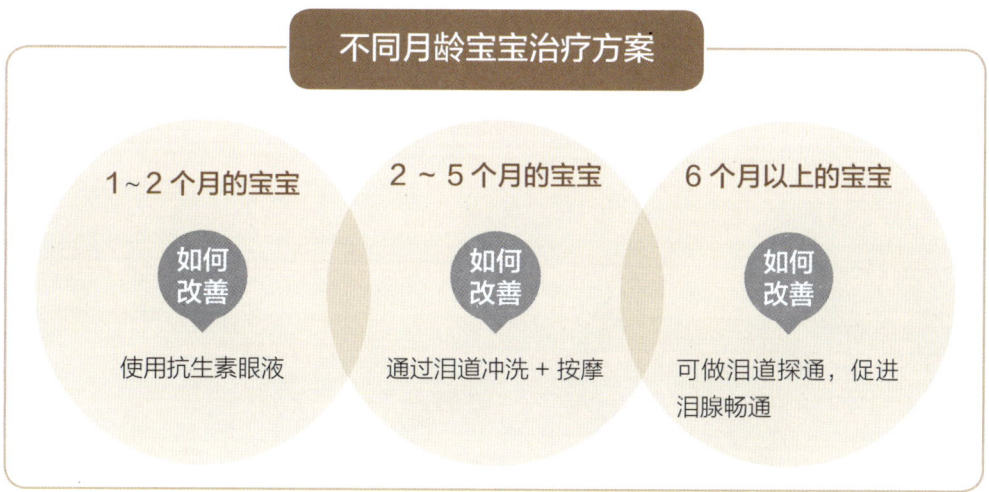

不同月龄宝宝治疗方案

- 1~2 个月的宝宝 如何改善 使用抗生素眼液
- 2~5 个月的宝宝 如何改善 通过泪道冲洗 + 按摩
- 6 个月以上的宝宝 如何改善 可做泪道探通,促进泪腺畅通

所以,父母平时要好好保护宝宝的眼睛。给宝宝护理眼睛时一定要将双手洗净,棉签一定要消毒后再给宝宝擦拭眼睛的分泌物。

产后第5周：
如何给宝宝量体温

不该留下遗憾的事儿

用冰袋给宝宝退热，耽误了宝宝的病情

好遗憾呀

宝妈：记得宝宝第5周时突然发烧，我深知不能轻易用药，便想办法降温。之前冰箱里存放的冰袋终于有了用武之地，可用了2个冰袋之后，宝宝的体温不降反增。我和老公只好深夜带着宝宝去了医院，医生给宝宝用了退烧药，并询问在家里退烧的情况，得知我们用冰袋给宝宝退烧时，却说宝宝不能随意用冰袋退烧。

别用想当然的方法退热，把握不好情况要及时就医

不留遗憾

马大夫：冰袋只能带走局部皮肤的热量，实际退热效果非常有限，有可能还会引起宝宝的不适，冰袋退热更多的是缓解家长的焦虑。宝宝发热时，多喝水，注意物理散热（比如脱去过多衣物），监测体温，超过38.5℃使用退烧药。为了保险起见，一旦发觉宝宝精神状态不佳等异常表现，应及时就医。

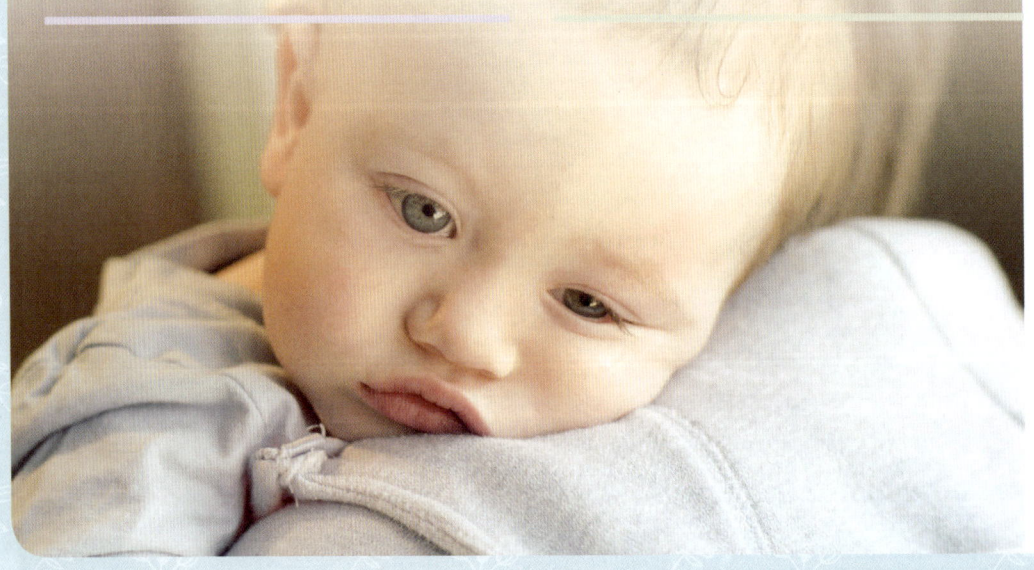

宝宝感冒几天没洗澡，弄得身上又黏又痒

好遗憾呀

宝妈：宝宝刚满月没几天就感冒了。在感冒的几天里，一直给宝宝捂得严严实实，不敢洗脸洗头，更别提洗澡了。当时天气不算太冷，感觉宝宝身上黏黏的，宝宝也时常流露出各种难受的表情。后来去了医院，大夫说可以尝试给宝宝洗温水澡，有助于降温。原来宝宝感冒可以洗澡啊！

宝宝感冒时可用温水洗澡，有助于散热降温

不留遗憾

马大夫：若宝宝精神状况比较好，可以给他洗个温水澡，洗澡能增进呼吸道的水分，有助改善上呼吸道症状，蒸汽还能软化鼻腔内的分泌物，易于分泌物排出。将水温调至35～37℃，帮助散热降温。水温一定要适当，因为水温过高会扩张血管，机体耗氧量便会增大，不利于病情的好转。当然，如果宝宝抵触洗澡，不可勉强。

以为宝宝骨密度低而立即补钙

好遗憾呀

宝妈：我和闺蜜几乎是同时坐月子，满月后，她非拉着我一起去给宝宝测骨密度，说是有个健康中心给婴幼儿免费检测。结果测出我们的宝宝骨密度较低，我俩担心得要命，当即买了一些补钙冲剂。后来做产后42天检查时，顺便问了医生补钙的事情，结果医生说宝宝骨密度低是正常的。

到正规医院检查，别盲目补钙

不留遗憾

马大夫：骨密度代表骨骼内钙质沉积的状况，宝宝发育过程中，骨骼拉长变粗，出现空隙，钙质才能沉积。骨密度高，骨骼没空间，钙就没地方沉积了。骨密度低不一定是缺钙，而是证明宝宝处于快速生长期，骨密度高才需要担心。

给宝宝量体温的几种方法

测温方式	具体做法
腋下测温法	先将体温表汞柱甩到35℃以下,然后解松宝宝的衣服,把体温表水银端放在腋窝中间,将同侧的手臂靠紧身体固定并夹紧体温表,5分钟后取出查看
肛门测温法	肛门测温要使用肛表。先甩汞柱到35℃以下,取一点石蜡或食用油抹在肛表头上,让宝宝在你膝盖上侧躺,把表从肛门轻轻插入2~2.5厘米。边和宝宝说说话边用手扶住,不要让他感到紧张,3分钟后取出,用纸巾擦干净,看体温
耳温枪测温法	先把宝宝的耳廓外展,将耳温枪塞进耳道里以后再按开关,3秒钟发出声音提示测好后,再拿出来看温度

体温中,肛温最可靠,能反映体内温度,但测量过程较复杂;腋温也相对准确,但测量时间偏长,很多宝宝不配合,且这两种测温法要用到水银温度计,使用中有破碎造成汞污染的危险。考虑到婴幼儿的特点,以及快速、安全、准确等因素,建议新手父母使用耳温枪测体温。

宝宝发热怎么办

发热低于38.5℃不要随意使用退烧药

宝宝发热如低于38.5℃,而且精神状态良好,那么家长可以不必过于担心,使用物理降温法(如脱去过多衣物、用温水擦拭、多喝水等)进行降温处理,同时注意观察宝宝的状态。如果超过38.5℃,宝宝状态也不好,则需要在医生指导下适当服用退烧药。

如果宝宝持续高温不退,或者反复,就要及时就医,寻找宝宝发热的原因,进行相应治疗。

宝宝发热的日常护理

1.多睡觉。在睡眠中,体内所耗的热量比在活跃状态时要低,能够帮助宝宝恢复健康。在宝宝休息期间,应将室温维持在22℃上下;室内空气要保持流通;注意提供一个安静的环境,不要打扰宝宝休息。

2.保持清洁。宝宝发热时,身体排汗会增多,所以妈妈要帮宝宝及时换内衣,避免汗湿的衣服让宝宝受凉不舒服。此外,可以用淡盐水帮助宝宝清洁口腔。

3.发热时呼吸道和皮肤蒸发水分,退热时也以出汗方式把体内蓄积的热能散发出去,所以宝宝发热时一定要注意补充水分。

发热未必是坏事儿,家长不要太惊慌

发热并不是一个完全有害的事情,发热可以使得病菌在高温下不能继续生长,是身体的一种自我保护应激反应。因此,体温不超过38.5℃不要急于退热,多给孩子喝水,多让孩子休息,密切注意病情变化即可。如果宝宝的体温超过39℃,为高热,应考虑有热性惊厥的可能,要立即就医。

宝宝耳朵黏糊糊的,是得了什么病吗

耳垢是由外耳道耵聍腺分泌的一种淡黄色黏稠物质形成的,它被很多新妈妈认为和鼻涕、眼屎一样没用。其实这种想法是错误的。耳垢保护着外耳道皮肤,黏附外来的一些尘土、飞虫等异物,并且有些小碎片可以随着宝宝打哈欠、咀嚼或张口时下颌关节的活动而脱落排出。因此,家长不要担心,这是正常现象。

不过,如果宝宝耳垢分泌过多,形成了黄褐色的油状物,甚至变硬堵塞在耳朵里,导致宝宝感到不舒服或者听力下降,就需要处理了。为了避免伤害宝宝,不能擅自给宝宝清理耳垢,应该找医生处理。

如果擅自用火柴棒、牙签、挖耳勺等掏挖,容易损伤外耳道,诱发炎症,甚至感染溃烂,造成耳朵疼痛难忍,影响张嘴和咀嚼。

防止宝宝的耳道进水

给宝宝洗澡、喂奶时要注意,避免耳朵进水、流进奶液而引起耳朵发炎。一旦进水,可以在进水一侧的耳道内放入棉球,5分钟后取出,松软的棉球能将耳道内的水吸出。千万别用棉签伸入耳道内部,以免把水导入耳道深部,引起继发感染。

耳后清洁盲区

在给宝宝洗澡或做清洁的时候,妈妈还要留意宝宝的耳朵后面,这里可能堆积汗液和污渍,却很容易被忽视,一旦遗漏,易引起皮疹,因此要经常清洁。

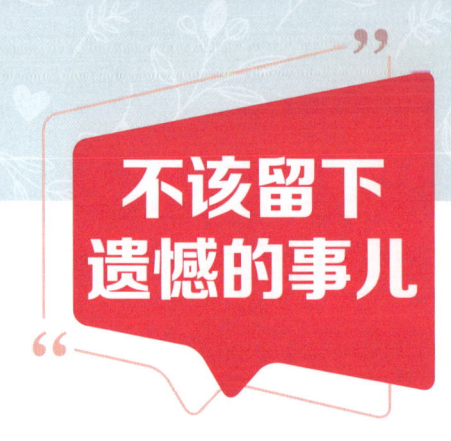

产后第6周：天气晴朗，宝宝可以出门喽

好遗憾呀 连人带车一起搬，埋下安全隐患

宝妈：满月后，常常和老公一起带宝宝出去玩，上下公交车时，老公都是连人带车一起搬。有一次被一位阿姨看见，她告诉我们说："这样做容易将宝宝挤在车里，很危险的！"幸亏遇到好心人，我们以后再也没那样做了。

不留遗憾 别贪图省事，避免婴儿车"伤害"宝宝

马大夫：带宝宝外出需要上下楼梯、公交车时，很多家长会选择连人带车一起搬。这种做法乍一看没有危险，其实是有安全隐患的：很多婴儿车都是有折叠装置的，如果在搬动的时候装置滑落或失灵，极易将宝宝挤在车里造成危险。

好遗憾呀 带宝宝回家太晚，致使其发烧

宝妈：宝宝6周时，一次带宝宝出去玩，回来有点晚，气温也降下来了，宝宝有些着凉。半夜宝宝就发烧了，好在及时进行了物理降温，清晨才退烧。唉，真不该那么晚才回来！

不留遗憾 夜晚不要带宝宝出去

马大夫：晚上一般气温较低，宝宝体质弱，很容易冻感冒。其次，夜晚太黑，宝宝容易被吓到。安全感对宝宝来说是很重要的，即使是大人也会害怕黑暗，更不要说宝宝了。

好遗憾呀 很多人都来评价宝宝枕秃，自己便没了主见

宝妈： 宝宝出生6周了，天气暖和的时候都会带她到小区里转悠。可是遇见的人，不管是家里亲戚还是小区的热心大爷大妈，看到宝宝之后都会告诉我："娃缺钙啊！你看这枕秃！回去给娃补补钙吧！"开始我还没当回事，可最终抵不过"众口一词"，便给宝宝买了钙剂。后来给宝宝做检查时，医生说枕秃并不一定就是缺钙！

不留遗憾 宝宝出现枕秃别急，等到会翻身后就好了

马大夫： 宝宝这时出现的枕秃，主要是因为大部分时间躺在床上，脑袋和枕头接触的地方容易出汗导致皮肤发痒，而宝宝不会自己抓，主要通过摩擦来应付脑后发痒，时间长了，宝宝后脑勺的头发就会被磨掉而出现枕秃。妈妈也不必过于担心，等宝宝过了3个月，能自由翻身就好了。

好遗憾呀 因没时间带宝宝出门而产生内疚情绪

宝妈： 当年，自己在家开网店，根本没时间带宝宝出去活动。每天累得精疲力竭，实在没有力气带宝宝出门，只有老公下班早时，才带他出去溜达一会儿。觉得妈妈当得不合格，只好对宝宝百依百顺，哭了就必须想办法让他高兴。现在宝宝上幼儿园了，脾气特别不好，稍不顺他的意就出手打人。真是后悔对他太过溺爱了！

不留遗憾 体验不同的生活环境很重要

马大夫： 妈妈如果太累了，可以不带宝宝出去。只要不是成天闷在家里就没什么大问题。重要的是要让宝宝体验不同的生活环境，这样可以丰富宝宝的生活和情绪。不要因为出门少而产生愧疚，更不要因此而溺爱宝宝，那样容易使他的性格出现缺陷。

根据季节调整户外活动的时间

如果天气温暖无风,妈妈可以带着宝宝到户外晒晒太阳,既可以呼吸新鲜空气,还能让宝宝开始认识这个大千世界。社区、庭院、公园等空气清新、风景优美的地方都是户外活动的好去处。而且外出活动还可以缓解产后抑郁。

妈妈要根据季节变化来调整户外活动的时间:

夏季
最好在上午10点前、下午4点后

春秋两季
最好在每天10~3点

外出需做哪些准备

由于新生儿的特殊性,在带宝宝外出时,需要提前做好充分准备,以免外出时发生一些状况而难以应付。一般来说,可以从以下几方面做准备:

穿着方面
穿一套薄厚适中的衣服、鞋袜,最好戴上帽子。同时多备一套衣服,防止大小便弄脏后没有换的

吃的方面
奶粉、奶瓶、保温瓶、宝宝专用水杯、汤匙等

婴儿用品
纸尿裤或尿布,围兜、手帕、小毛巾、纸巾、安抚玩具等

其他方面
手推车、背带(腰凳)、驱蚊虫药、干净塑料袋等

外出时,避免他人亲吻宝宝

婴幼儿的抵抗力很低,免疫系统还有待完善,亲吻很容易将成人身上的病菌传染给宝宝。嘴对嘴的亲密接触更加危险,可能会把口腔里带有的病菌,尤其是经呼吸道传播的病菌传给宝宝,使其染病。

因此,父母在带宝宝外出之前,最好想好如何应对这种状况。

隔着窗户晒太阳不能补钙

众所周知，晒太阳不但能补钙、防治骨质疏松，还能促进血液循环，冬季更应该多晒太阳。天气寒冷的冬季，有些人喜欢隔着玻璃在屋里晒太阳。这样能补钙吗？答案是否定的。

晒太阳是要让宝宝的皮肤直接接触紫外线，以促进维生素 D 的合成，而维生素 D 有利于钙吸收。

隔着玻璃晒太阳，紫外线中能促进合成维生素 D 的光被玻璃挡在外面，无法促进维生素 D 的合成，自然也就不能促进机体对钙的吸收了。

晒太阳前，不要给宝宝洗脸洗澡

宝宝晒太阳前不要洗脸洗澡，因为那样宝宝皮肤上自然分泌的油脂会被洗掉，没有这层油脂，宝宝容易被晒黑、晒伤。

宝宝戴脖圈游泳不可取

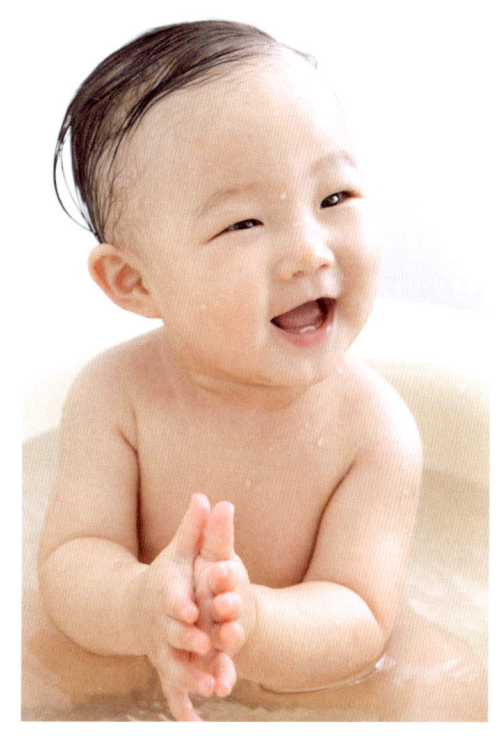

如今，专门提供婴幼儿游泳服务的机构越来越多，很多妈妈都喜欢带宝宝去。的确，游泳有助于促进婴幼儿感知觉的发展，水压、浮力、冲击会对宝宝的皮肤、骨骼产生轻柔的爱抚，促进宝宝各种感觉信息的传递，宝宝全身包括神经系统、内分泌、消化系统等都获得了一系列的良性反应，有助于提高睡眠质量和机体免疫力，并能带给宝宝快乐的情绪体验，对促进其身心健康大有好处。

但是，在宝宝全身骨骼没有发育成熟的时候，如果在水里戴着脖圈，易伤到宝宝的颈椎，而且有可能压迫气管和颈动脉窦，影响宝宝的呼吸、心率。想让宝宝游泳，可以等宝宝大一些后使用腋圈，或带宝宝亲子游泳。

来自天南地北的问题大汇集

1 抚触和按摩是一回事吗?

马大夫答： 抚触主要是通过刺激宝宝的肌肤，以促进血液循环，通常起保健的作用。而按摩是针对特定的穴位使其有酸、胀、痛感，能够达到治疗疾病的目的。

抚触主要针对婴幼儿，不是一种机械的操作，而是一种爱的传递、情感的交流；而按摩适用于任何年龄段的宝宝，是缓解和治疗疾病的有效方法。

2 宝宝腿部内侧有块胎记，应该到医院诊治吗?

马大夫答： 胎记、胎痣有色素型和血管型两种，与胚胎形成过程中色素分布不均、受到挤压和外界刺激、家族遗传有关。有的会自行消失，有的会终生存在，对身体健康一般无影响，不必急于处理。但家人尤其是新妈妈要注意观察，如果这种斑块继续扩大，那就不是胎记或胎痣，而有可能是血管瘤，一定要到医院诊治。

3 夜间也要及时更换尿布或纸尿裤吗?

马大夫答： 为了及时更换尿布或纸尿裤，频繁地查看宝宝的尿湿情况，会打断宝宝的正常睡眠。如果宝宝在睡着时弄脏了尿布或纸尿裤，而他仍然在继续熟睡，就没有必要为了换尿布或纸尿裤而把他弄醒。

Part 2

常见异常情况与应对，
爸妈不慌张，
宝宝少遭罪

溢奶、呛奶

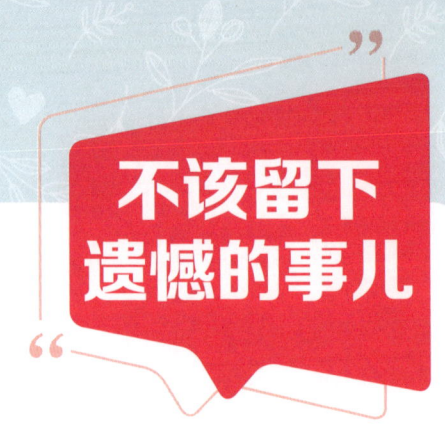
不该留下遗憾的事儿

好遗憾呀 强行喂奶差点呛坏宝宝

宝妈：我体格比较好，月子里吃得也好，奶水一直很充足。有时喂奶时，宝宝来不及吃，经常把头转开，奶水会喷出来打湿他的衣服。我还以为他是调皮，每次都按着宝宝的头，不让他的嘴离开乳头，宝宝来不及喝会经常呛到。后来当医生的小姨看到我这样做，狠狠地把我教训了一顿，说这样很危险，很容易导致呛奶，容易让宝宝患上肺炎甚至窒息，吓得我再也不敢强行喂奶了。

不留遗憾 不要在宝宝不饿的时候强行喂奶

马大夫：一般乳汁在胃内排空时间为2~3小时，所以每隔2~3小时喂一次奶比较合理。如果喂奶过于频繁，上一餐吃进的乳汁还有部分存留在胃里，必然影响下一餐的进奶量，或是引起胃部饱胀、吐奶。宝宝吃饱了不可勉强再喂，强迫喂奶容易发生意外，也容易让宝宝厌奶。如果妈妈奶水多、泌乳过快，应该用手指轻压乳晕，减缓奶水过快流出。

好遗憾呀 宝宝笑的时候喂奶呛到了

宝妈：我家宝宝一直很乖，很少哭闹，总是爱笑，有一天他爸爸逗他玩，把他逗得咯咯笑，这时候我正好感到奶阵来了，就赶紧把孩子抱过来喂，因为奶来得比较急，孩子刚吃就呛着了。

不留遗憾 不要在宝宝笑或哭的时候喂奶

马大夫：不要在宝宝笑或哭的时候喂奶，应当先哄哄，让宝宝呼吸平稳时再开始喂奶，这样可以防止呛咳。更为重要的是，应遵循按需喂养的原则，而不是随兴喂养。

溢奶、呛奶是怎么回事

溢奶

是新生儿比较常见的一种正常生理现象。宝宝出生后几周内常会有溢奶发生，一般表现为喂奶后从嘴边流出少量奶汁，通常是一种无压力的、非喷射性的。一般没有呕吐动作，只是随打嗝、腹部或全身用力等出现，也没有痛苦表情。每天可溢奶一次或多次，但不影响生长，宝宝亦无其他不适或异常情况。新生儿溢奶一般不需要治疗，随着成长发育，溢奶逐渐减少，约在6个月可自行缓解或完全消失。

呛奶

常伴有呕吐现象，且表情痛苦。呛奶窒息的婴儿表现为脸色青紫、全身抽动、呼吸不规律、吐出大量奶液或泡沫等。一旦发生严重窒息，如抢救不及时极易造成婴儿猝死。

宝宝吐奶的原因

大部分婴儿期的吐奶都是因为"胃浅"。就像开口大、容量小的水池容易溢水的道理一样，婴儿的胃浅，一旦受到刺激，如哭闹、咳嗽等外力导致腹压增高，就容易把胃里的内容物挤压出来。所以，大部分这个时期的婴儿的吐奶都是因为"胃浅"导致的。

喂奶后拍拍嗝，防止宝宝溢奶、吐奶

吐奶、溢奶是很多新妈妈遇到的头疼事儿，因为宝宝喝完奶后，由于胃里下部是奶，上部是空气，所以就会造成胃部压力，出现溢奶、吐奶现象。因此，妈妈每次喂完宝宝，可以给宝宝拍拍嗝，让他把吸入的空气吐出来，就不容易溢奶、吐奶了。

吐奶情况不同，应对方法不同

宝宝出生后1~2天，可能会有溢奶的现象。此时，如果宝宝尚未排出胎便，需要排查是否存在肠道梗阻。如果排出了胎便，腹部也没有异常肿胀，宝宝状态良好，不必过于担心。而宝宝吃母乳或配方奶就吐，除注意拍嗝外，配方奶喂养的宝宝可换其他奶粉喂养再观察。

如果吐奶量少，可以让宝宝侧卧；如果吐奶量多，可以让宝宝俯卧，家长帮宝宝空心手状拍宝宝背部，使口鼻、气管及肺中奶水能有效地咳出来。

遇到以下情况应及时就医

宝宝连续呕吐混有黄绿色胆汁的奶，逐渐出现腹胀，且伴有高热，应及时就医。就医前要保留呕吐物，以便医生能得到更准确的判断。

红臀

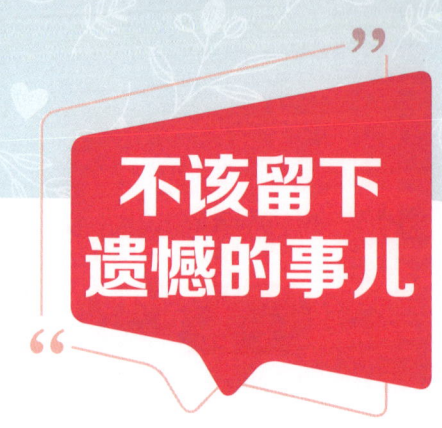
不该留下遗憾的事儿

好遗憾呀 给宝宝撒太多痱子粉，结果屁股变红了

宝妈： 宝宝是8月份出生的，天气很热，宝宝的脖子和臂弯都有点变红了，我怕宝宝起痱子，每次给他洗完澡或者换纸尿裤的时候都撒上一些痱子粉，后来再换纸尿裤的时候发现他的屁股有点红，以为要起痱子了，撒了更多的痱子粉，可是没想到不仅没用，他的屁股周围还起了一些疹子。

不留遗憾 宝宝的臀部要保持干爽

马大夫： 不要给宝宝涂抹太多太厚的痱子粉，这样做反而容易阻塞毛孔，使症状加重。治疗红臀最好的方法就是勤换尿布或纸尿裤，让宝宝的臀部保持干爽。如果天气够温暖，就拿掉尿布或纸尿裤，让宝宝的屁股在太阳下晾一会儿。每次换尿布或纸尿裤前应用温水和棉布给宝宝清洗，抹上护臀霜。

好遗憾呀 没及时更换纸尿裤，让宝宝屁股变红了

宝妈： 国庆假期开车回老家，路上车很多，堵车堵了很久，宝宝的纸尿裤用完了，又没有地方买，所以尿湿了也没有及时更换。等回到老家之后，发现他的小屁股已经红红的一大片，赶紧带宝宝去了医院，还好医生说不严重。

不留遗憾 及时更换纸尿裤，以免湿气和细菌引发红臀

马大夫： 如今，很多父母都给宝宝用纸尿裤，如没有及时更换，纸尿裤里的湿气和细菌会使宝宝的小屁股（外生殖器周围、大腿根部和臀部）发红，有时还会长出成片的小斑疹，宝宝又疼又痒，很不舒服。皮肤特别敏感的宝宝，即使纸尿裤更换频繁，也可能会出现红屁股。

宝宝为什么会出现红臀

新生儿皮肤娇嫩,尿便次数多,如大小便后没能及时更换尿布或纸尿裤,臀部长时间受尿液、粪便浸泡刺激,便后不用清水冲洗臀部,都会造成并加重红臀。

红臀,也叫尿布性皮炎,是新生儿很常见的问题,主要表现为臀部、会阴、阴囊、大腿内侧等处的皮肤出现红斑、糜烂、渗液。红臀会造成局部皮肤破损,细菌侵入皮下,可引起肛周脓肿、排便困难。

红臀了,怎么办

若是宝宝已经出现红臀(未破皮者),可用金霉素或红霉素软膏,或烧开后冷却的香油涂抹,使用时注意只用很少一点即可,在宝宝的屁股上薄薄地涂抹一层,然后轻轻拍打周围的皮肤帮助吸收。

如红臀伴有破皮,应及时到医院就诊,以免发生感染。

选对尿布或纸尿裤

尿布要选择柔软的、吸水性强的纯棉制品,每次用后洗净晒干(每天消毒一次)。如果选用一次性纸尿裤,要选用干爽型的,通常每2~3小时更换一次。

大小便后的处理

大便后应及时更换尿布或纸尿裤,先擦干净,再用温水清洗干净,然后涂上护臀霜。如果大便很少,只需用湿纸巾擦干净就可以了。

小便一般不需要每次清洗臀部,以免破坏臀部皮肤的天然保护膜。若是女宝宝,洗臀部时应由前向后淋着清洗,以免脏水进入尿道引起感染,还应注意清洗会阴部的分泌物。

红臀的预防

1 保持臀部皮肤的干爽,及时更换尿布或纸尿裤。新生儿白天可用尿布,夏天可曝露,夜晚可用纸尿裤。

2 不要用洗衣液清洗尿布,以免洗衣液残留刺激皮肤。

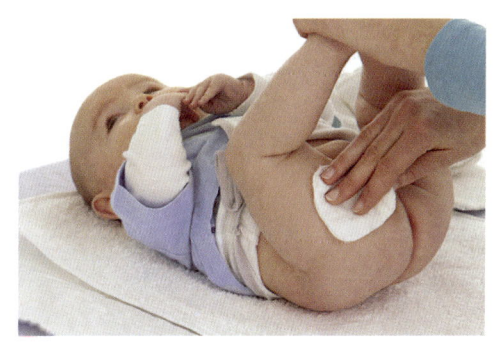

湿疹

不该留下遗憾的事儿

好遗憾呀 —— 带宝宝晒太阳加重了宝宝的湿疹

宝妈：宝宝得了湿疹，经过治疗和护理已经好多了，当时宝宝已经待在屋里好几天了，就趁着天气好带他出去晒太阳。当天阳光特别好，宝宝玩得也很开心，可是没想到晚上回家后，发现宝宝脸上的湿疹变多了。

不留遗憾 —— 湿疹宝宝不宜多晒太阳

马大夫：温度高，容易加重湿疹，湿疹宝宝不宜过多晒太阳。大多数妈妈都知道，维生素D对帮助钙质的吸收十分有益，获得充足的维生素D是成功补钙的关键，但晒太阳会加重湿疹，所以，湿疹发作期间尽量避免晒太阳。

好遗憾呀 —— 宝宝湿疹皮肤破损没好就擦药膏导致感染

宝妈：宝宝1个月的时候得了湿疹，每天很难受，总是用手挠，我看他把胳膊的皮肤都挠破了，就给他涂了点药膏，擦完药膏感觉宝宝好像舒服一点了，过了半天又给他涂了一些，可是到了晚上宝宝开始哭闹不停，我发现小胳膊已经又红又肿了，赶紧抱去医院，医生说还好来得早，不然感染会更严重。

不留遗憾 —— 皮肤破损时不能乱用外用药

马大夫：当宝宝皮肤出现破损，特别是渗液阶段，只能使用激素和抗生素药物，促使破损尽快恢复，否则会出现皮肤感染，导致湿疹持续不退。这两种药物同时使用直到皮肤完整，也就是说皮肤表面裂口都已愈合、表面变光滑了，但还有点红、痒等表现时，才能抹其他护肤用品或外用药。

湿疹的特点

湿疹多在宝宝出生后1~2个月发生，但由于宝宝体质不同、生活环境多样，因此湿疹出现的早晚也有差异。宝宝出生6个月后湿疹会有所好转；通常2岁后有自行消退的趋势。也就是说，一般湿疹会随着年龄的增长而逐渐减轻甚至痊愈。但也有少数湿疹严重的宝宝，会发展至儿童期甚至成人期。

婴儿湿疹的三种类型

类型	多发时间	发病部位	表现特点
脂溢型	多见于出生后1~3个月	以颜面部为主	皮肤潮红，覆盖黄色油腻性鳞屑
渗出型	多见于3~6个月的肥胖宝宝	开始在头面部，以后可蔓延至全身	面颊出现红色小丘疹、小水疱及红斑，可有红肿、糜烂、渗出、黄色结痂
干燥型	多见于6~12个月	出现在面部、躯干、四肢	表现为丘疹、鳞屑及结痂

湿疹宝宝的日常护理

1 如果宝宝只是头部出现湿疹，可以不去处理，如护理得当，通常6周后会自然痊愈。

2 症状很轻时，注意保持宝宝皮肤清洁、滋润，每天可在患处涂婴儿专用润肤霜，有助于缓解湿疹。也可用炉甘石洗剂，用时摇匀，取适量涂于患处，每天2~3次，或在洗澡时使用。症状反复或较为严重时，在医生指导下进行治疗，通常会给予激素类药膏，遵医嘱使用。

3 渐退的痂皮不可强行剥脱，待其自然痊愈，或者可用棉签浸熟香油涂抹，待香油浸透痂皮，用棉签轻轻擦拭。

4 患儿皮损部位每次在外涂药膏前先用生理盐水清洁，不可用热水或者碱性肥皂液清洗，以减少局部刺激。

5 患湿疹的宝宝怕热，湿热会使湿疹局部充血、发红、痒感增加。家中温度尽可能保持在20~24℃。紫外线对皮肤刺激很强，因此不要让日光直射。穿衣要适度，跟大人一样就行，千万别捂着。

黄疸久久不退

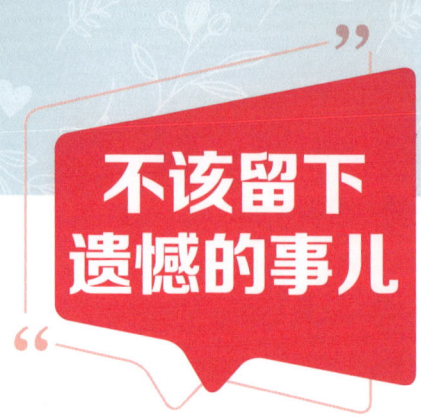
不该留下遗憾的事儿

错把病理性黄疸当成生理性黄疸
好遗憾呀

宝妈：儿子出生一天后全身皮肤就开始变黄，听人说大部分新生儿都会有黄疸，不用管，慢慢自己就好了，我就真的"慢慢等着"。可是到了20天的时候，宝宝皮肤还是很黄，睡眠也不好，每天都很爱哭，最后去医院，医生说这是病理性黄疸，需要进行治疗。

病理性黄疸需要及时治疗
不留遗憾

马大夫：病理性黄疸一般病因复杂。如果感觉孩子黄疸越来越重（尤其是刚出生的几天内快速增加）、长时间不退或退而复现；宝宝情绪不稳，要么比较烦躁、容易闹腾，要么无精打采，也不好好吃奶，体重增长不理想。出现上述表现，一定要带宝宝及时就诊。

以为晒太阳能治黄疸，结果把宝宝皮肤晒伤了
好遗憾呀

宝妈：宝宝出现了黄疸，听医生说是生理性的，一般半个月就会消退，可是到了12天的时候还是一点都没见好，我每天看到宝宝皮肤黄黄的很担心，有一次听邻居说晒太阳能去黄疸，我就找了个天气好的时候带宝宝出去晒了2小时太阳，可宝宝黄疸并没消退，反而有灼伤的情况。

新生儿晒太阳要注意时间
不留遗憾

马大夫：新生儿的视网膜细胞和视神经尚未发育完善，还很脆弱，阳光直射容易损伤。加上新生儿的皮肤非常娇嫩，日晒时间长了很可能造成低温晒伤。晒太阳时要注意保护宝宝的眼睛和会阴，并且要避开阳光最强的时段，以免晒伤。

新生儿为什么会出现黄疸

新生儿黄疸分为生理性和病理性两种。通常宝宝在出生72小时后会出现生理性黄疸。新生儿黄疸发生的严重程度与胎龄和喂养方式有关，早产儿较足月儿严重，母乳喂养儿较人工喂养儿严重。

生理性黄疸：由于新生儿血液中胆红素释放过多，而肝脏功能尚未发育成熟，无法将胆红素完全排出体外，胆红素聚集在血液中，即引起了皮肤变黄。这种现象先出现于脸部，进而扩散到身体的其他部位。

生理性黄疸程度较轻，表现为皮肤、黏膜及巩膜（白眼球）呈浅黄色，尿的颜色也发黄，但不会染黄尿布。足月儿黄疸一般在出生后10~14天消退，早产儿可能延迟到3周才消退，并且无其他症状。

病理性黄疸：母亲与宝宝血型不合导致的新生儿溶血症，宝宝出生时有体内或皮下出血，新生儿感染性肺炎或败血症，新生儿肝炎，胆道闭锁等都可引发病理性黄疸。

通常病理性黄疸出现早、程度较重，皮肤呈金黄色或暗褐色，巩膜呈金黄色或黄绿色，尿色深黄以致染黄尿布，眼泪也发黄。持续不退或加重，或黄疸消退后又重新出现。

如何应对生理性黄疸

1. 生理性黄疸属于正常现象，不需要治疗，一般在出生14天后自然消退。
2. 很多母乳喂养的宝宝，由于母乳的原因，黄疸消退得会慢些，不用过于担心。
3. 注意保暖，确保体温的稳定，关注呼吸变化及身体状态。
4. 若黄疸程度较严重，可根据医生诊断采用光照疗法。

病理性黄疸要及时治疗

当黄疸出现早，程度较重，或者持续不退，或退后反复时，考虑可能为病理性黄疸，应及时就医。同时要加强喂养、多晒太阳。

怎样在家自测黄疸

在自然光线下观察宝宝的皮肤或眼白。

肤色较白的宝宝检测皮肤

具体做法是用手指轻轻按压宝宝的前额、鼻子或前胸等部位，随即放开手指，并仔细观察按压处的皮肤是否呈现黄色。

肤色偏暗的宝宝检测眼白

仔细查看一下宝宝的眼白（巩膜）是否显黄。

脐疝、脐炎

 宝宝哭闹很厉害导致脐疝

宝妈： 儿子出生后就爱哭闹，放下哭，抱着也哭。后来发现他肚脐鼓起一个包，哭闹时鼓出很高，手按感觉很软，颜色透亮。我以为宝宝得了什么重病，吓得赶紧带他去医院，医生检查后说是脐疝。

 **不要让孩子过度哭闹**

马大夫： 肚脐位于腹壁正中部，在胚胎发育过程中，这是腹壁最晚闭合的部位。同时，脐部缺少脂肪组织，是全部腹壁最薄弱的部位，腹腔内容物容易于此处突出形成脐疝。宝宝打喷嚏、咳嗽、哭闹都会导致脐疝。宝宝出现脐疝，平时要注意不要让宝宝太过用力和哭闹，以免加重病情。

 宝宝肚脐沾了尿液感染了

宝妈： 儿子出生6天了，前几天给他换尿片时没穿好，睡到半夜听到他哭得很厉害。起床一看，他的尿向上冲，已经浸湿了脐部，我就用毛巾给他擦干，然后继续哄他睡了，第二天早晨看到脐带那里发红，第二天晚上竟然发现有白色脓性分泌物，吓得赶紧抱着孩子去了医院。

 新生儿脐部要保持干燥清洁

马大夫： 要避免宝宝的肚脐沾上尿液，可以每天用医用棉棒蘸医院开的肚脐护理液或酒精为宝宝消毒。务必保证肚脐的干爽清洁，直至肚脐上的结痂自行脱落。

脐疝的症状

在肚脐部位出现隆起的包块，包块可能为进行性隆起，或只在宝宝哭闹或紧张时出现。咳嗽或哭闹用力时包块增大，皮肤很薄、呈微青色，手指触碰可有冲击感；安静平卧或睡眠时包块则缩小或消失。

脐疝有哪些并发症

脐疝很少出现并发症，但是有些宝宝的部分小肠可能会嵌顿，称为绞窄性疝。这种并发症会导致疼痛、呕吐、隆起变得坚硬，不能将包块推回腹内。如果发生这种情况，应马上就医，一般会急诊手术，重新将小肠推回腹腔，并修补腹壁组织，防止造成不可逆的损伤。

脐疝如何治疗

大多数情况下，脐疝不需要治疗。宝宝1岁的时候，脐疝将自行消失。即使有些疝气能持续存在很长时间，不过到了4岁，90%的疝气会消失。如果宝宝4岁后脐疝仍然存在，可以对腹壁缺损进行修补。通常在术后迅速恢复，并能在几周内恢复正常行动。

脐疝的护理

脐疝宝宝要注意休息

脐疝宝宝应注意适时平躺休息。应尽量避免哭闹、咳嗽、便秘、生气、剧烈运动等。对稍不如意就哭、性格急躁的宝宝应尽量多抱一抱。包块隆出时，可用手轻轻将其推回腹腔。

新生儿脐炎怎么护理

1. 当宝宝脐部略有红肿（属于轻度发炎），或有少量黏液渗出时，可用消毒棉签擦净渗出物，然后用3%的过氧化氢清洗，再用75%的酒精棉球湿敷脐部，每天2次。
2. 局部光照10分钟（要注意防止烫伤），有利于脐部的愈合。
3. 如果室内温度较高，且阳光可照到室内，可将宝宝的脐部曝露在阳光下晾晒，每日1次，每次10分钟。
4. 有脓性分泌物并带有臭味时，应遵医嘱服用药物。

阴囊水肿

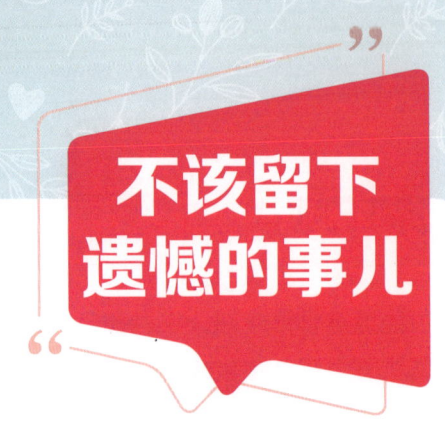

不该留下遗憾的事儿

好遗憾呀 — 用注射针抽吸阴囊积水，让宝宝白白遭罪

宝妈：儿子满月后，左侧睾丸肿大，已经能达到右侧睾丸的2~3倍。当时医生诊断为阴囊水肿，称一年后可自愈。但我害怕这会影响孩子将来的生育能力，便强烈要求用注射针抽吸其中的液体，可过段时间又水肿了。真后悔没听医生的话，让宝宝白白遭罪！

不留遗憾 — 不要轻易用注射针抽吸，以免发生化脓

马大夫：在反复抽吸的过程中，如果因为消毒不良导致化脓就麻烦了，即使是没有发生化脓，出血使睾丸发生粘连，粘连之后，万一需要手术治疗，不但手术很困难，而且容易损伤睾丸。特别是阴囊水肿和疝气同时存在时，一定不要用针刺，因为容易损伤肠管。

好遗憾呀 — 没有注意宝宝保暖而导致阴囊水肿

宝妈：二胎生了个大胖儿子，公公婆婆笑得合不拢嘴。见我把宝宝包得严严实实的，婆婆劝道："男孩儿火力旺，不用像大丫头一样伺候！"婆婆的话一向很对，便照着做了。结果，宝宝感冒了，且持续了很长时间，打喷嚏、呼吸困难，后来发现他的阴囊有些肿大。去医院检查后得知，竟然是感冒导致的！

不留遗憾 — 阴囊水肿预防大于治疗

马大夫：日常生活中家长也要注意宝宝的保暖，最好使室温保持在22~24℃。温度过低容易引发感冒、鼻塞、打喷嚏等，这些症状均可能引起宝宝腹腔内压力增高，导致阴囊水肿的发生。同时，应注意宝宝的卫生，家长要勤给宝宝换尿布或纸尿裤，保持宝宝下身干爽。要给宝宝准备专用浴盆，防止病菌感染。

什么是阴囊水肿

在胚胎时期，腹股沟处有一腹股鞘状突，可以帮助睾丸降入阴囊。有些婴儿出生后，此鞘状突关闭不完全，导致腹腔内的腹腔液进入阴囊内形成阴囊水肿。阴囊水肿表现为阴囊肿胀，或一边阴囊比另一边大，以单侧多见，但是也有两侧同时水肿的情况，有水肿的患处比较容易受伤，有时会疼痛，一般在2~3个月就会自然吸收。但是宝宝超过1岁，阴囊水肿就难以自行吸收愈合，若长久未消退，有可能因积水过多影响睾丸的血液循环，久而久之造成睾丸萎缩。

阴囊水肿和疝气的区别

疝气

如果是疝气，按摩肠管会返回腹腔，睾丸会恢复正常大小。如果是阴囊水肿，即使是按压睾丸也不会变小。

阴囊水肿

阴囊水肿时，医生用手电照阴囊，会看到光线能够透过，因为只是睾丸外侧积存了水，所以睾丸本身并没有问题。

阴囊水肿需要手术吗

阴囊水肿是常见疾病，婴儿2~3个月的时候会自然吸收，不留痕迹，即使是吸收很慢，通常1年内也能吸收完全。

如果1年后水肿仍不消退，那时再考虑手术也不迟。可是如果睾丸和腹腔间的通道是敞开的，一按睾丸，其中的水分很快地流向腹腔，这种情况应及早手术。

在阴囊水肿的同时，有时会发生同侧腹股沟疝，如果腹股沟疝无论如何也不能还纳时，就要手术治疗，同时也可以治疗阴囊水肿。

出生1年以后出现的阴囊水肿不能自然痊愈，如果半年后还没有好转，就要考虑手术。

斜颈

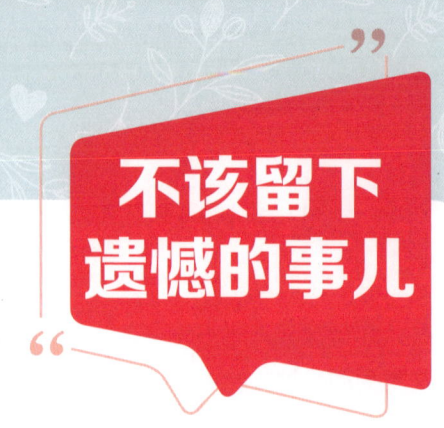

不该留下遗憾的事儿

好遗憾呀 病急乱投医，延误了宝宝的治疗

宝妈：满月后，宝宝出现了斜颈，我着急得不行，于是找了一家私人推拿医院，坚持天天带宝宝去做推拿。可是宝宝的症状并没有得到缓解。我和老公商量后，去了市里的正规医院检查、推拿，一段时间后，症状果然有所缓解。

不留遗憾 到正规专业的医院进行治疗，以免延误病情

马大夫：目前有许多私人诊所为了盲目追求疗效，在未明确患儿病情时就采用一刀切的治疗方法，结果不仅病没治好，反而使患儿出现诸多后遗症。因此，治疗斜颈一定要选择专业医院进行规范治疗。

好遗憾呀 没有推拿按摩，直接等待手术，导致宝宝面部畸形

宝妈：宝宝未满月时出现了斜颈，满月后包块已经长得很大了，医生说可以先尝试推拿治疗，若是效果不佳，1岁以后再进行手术。我感觉推拿应该没什么效果，因为宝宝的包块似乎太大了，于是决定等到1岁后直接手术。可是没想到，随着宝宝年龄增长，面部竟然出现了畸形！

不留遗憾 即使打算做手术，也要及早进行推拿干预

马大夫：首先需要说明的是，包块能否通过推拿来恢复，除了看大小，还要看包块质地软硬、宝宝转头灵活与否及宝宝体质强弱。推拿疗效不佳的宝宝，需等到1岁以后再进行手术治疗。有些家长直接选择等待手术治疗，便不再进行推拿干预，这是错误的。因为随着宝宝月份增大，容易出现面部畸形，更有甚者会出现斜方肌废用性萎缩等情况。

什么是斜颈

　　足月分娩的婴儿，在出生后第2周，有时会在颈部的右侧或者左侧触及一元硬币大小的质硬筋疙瘩。一般不是偶然发现的，多数是发现宝宝面部总是朝向某一侧，勉强让他转向另一侧时，手一触到颈部就发现了筋疙瘩。

　　斜颈的宝宝脸只向一侧（有筋疙瘩侧的对侧）转，所以有把一侧头部睡偏的可能。当宝宝颈部能挺直、会自由转动时，有筋疙瘩的一侧就会发出"咯啦咯啦"的响声，或者出现发红的现象。要尽量让他用自己的力量转动颈部，切忌用外力勉强转动。

如何判断宝宝是不是斜颈

一看

在宝宝安静、放松的时候，将他放在床上，让他以最舒服、最自然的姿势平躺。如果发现宝宝头部的中轴线与身体的中轴线之间有明显的角度，就有可能是斜颈。

二摸

两只手的中指和大拇指固定住宝宝的头，手掌轻轻按住他的肩膀，防止他乱动。两侧要对称着摸，如果摸到宝宝脖子的一侧有半个小拇指那么粗的一条肌肉或硬硬的小包块，就说明宝宝是斜颈。

小儿斜颈用手术吗

　　颈部筋疙瘩出现后的1周内逐渐增大，有些妈妈往往会认为孩子这样下去会恶化。一般4周左右筋疙瘩开始逐渐变小，1年之后就基本消失了。如果开始的筋疙瘩很大，有时1年也不能消退，就要考虑手术了。不手术任其发展，面部或头部就会左右不对称，不过这种情况非常少见。

斜颈需要及时矫正

　　虽然婴儿斜颈是比较普遍的现象，而且将来通过趴等运动可以自我修复，但是仍然要尽早积极地矫正。因为早发现、早干预可以防止孩子出现偏头等。

按摩脖子硬处肌肉，矫正斜颈

　　斜颈一般在孩子15～20天时就能发现，发现后早早矫正，通常1个月就能恢复正常。而矫正的方法很简单，与检查时的手法相同，用中指持续按揉宝宝脖子较硬处的肌肉。

　　方向：顺时针或逆时针方向都可以，但是要固定朝一个方向揉，不要来回变换方向。

　　时间：每天至少揉3次，每次至少15分钟。揉的时间越长越好，只要不影响孩子吃、睡，能多揉就多揉。

　　力度：按压时，能下压0.5厘米左右的力度是合适的。

便秘

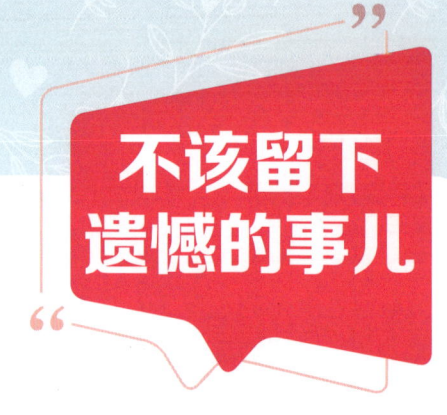

不该留下遗憾的事儿

好遗憾呀　误以为宝宝便秘而喂了温水，破坏了纯母乳喂养

宝妈： 宝宝出生几天后，每2~3天才排便一次，听说未满月的宝宝容易便秘，担心之下，便给宝宝喂了很多温水，希望能治疗便秘。后来问过医生才知道，宝宝当时的排便情况是正常的。都怪自己没有常识而破坏了纯母乳喂养！

不留遗憾　出生半个月内，每2~3天排便一次是正常的

马大夫： 宝宝出生后一直是每天排便2~3次。过了半个月，就变成了每天1次，后来又变成了2~3天1次。快1个月时，又变成了每天1次。这种排便情况是正常的，只要宝宝精神饱满，吃奶情况良好，妈妈不必过于担心。需要强调的是，宝宝便秘时，可以给宝宝揉揉肚子，不必喂温水。

好遗憾呀　以为时间长了宝宝总会排便，没用开塞露

宝妈： 记得宝宝出生半个月时，突然4天没排便了，我想给宝宝用开塞露，被老人阻止："今天不拉，明天不拉，总会拉的。"于是又等了两天，依然没动静。用手按按宝宝的肚子，硬硬的。给宝宝揉肚子时他就不停地哭，最后还是用了开塞露。唉，如果早点用的话，宝宝就不会这么难受了！

不留遗憾　便便不能积累太长时间，应尽早排出

马大夫： 便便在宝宝肠道中停留时间越长就会积累越多，同时会变硬、变干，那样就更难排出。而且由于排便时会很痛，宝宝会下意识地将大便憋回去，使得便秘进一步加重。因此，有问题就要尽早解决。

配方奶喂养的宝宝为什么容易便秘

奶粉冲调过浓

对于混合喂养或人工喂养的宝宝,有些妈妈总怕宝宝吃不饱,冲奶粉时就会擅自加大奶粉量或减少水量,其实,奶粉冲得太浓会使奶液中的蛋白质增多,水分补给不足,易引起大便干结。但是,也不能把奶粉冲得太稀,否则会导致蛋白质含量不足,引起营养不良。只要按照奶粉外包装说明冲调,就能符合宝宝生长发育需要,不能随意增减奶粉量。

额外添加钙和维生素 D

配方奶中已经添加了宝宝成长所需的钙和维生素 D。若再额外补充的话,就会造成宝宝肠道内不能被吸收的钙与脂肪酸结合形成钙皂,引发便秘。

揉揉肚子防便秘

每天睡觉前帮宝宝揉揉小肚子,按顺时针方向轻揉 5 分钟左右,能加强肠胃蠕动,也是一个哄睡的好方法。这样,宝宝每天起床第一件事情就是排便。

什么情况下需要看医生

1. 宝宝出现精神状态不佳、呼吸困难、拒奶、吐奶或呛奶等症状。
2. 便秘伴有腹胀、腹痛、呕吐等情况。
3. 便秘伴有肛周脓肿、肛裂、痔疮等。
4. 先天性肠道畸形导致的便秘。

宝宝便秘如何使用开塞露

对于常见的便秘,除了补充益生菌外,妈妈还可以使用开塞露刺激宝宝一次排尽大便,给宝宝使用开塞露应注意以下几点:

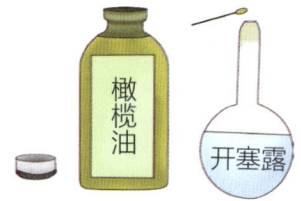

1. 在开塞露药物瓶颈部开口处涂些橄榄油。

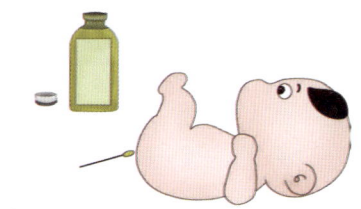

2. 在宝宝肛门处涂些橄榄油。

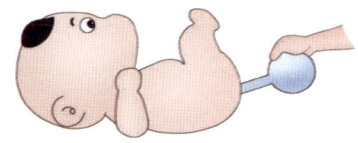

3. 将开塞露缓慢插入肛门到达开塞露颈部后,挤出药液。

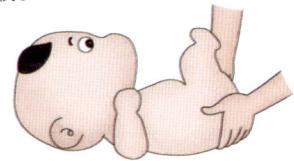

4. 拔掉开塞露颈部后,用手夹住肛门,保持数秒即可。

腹泻

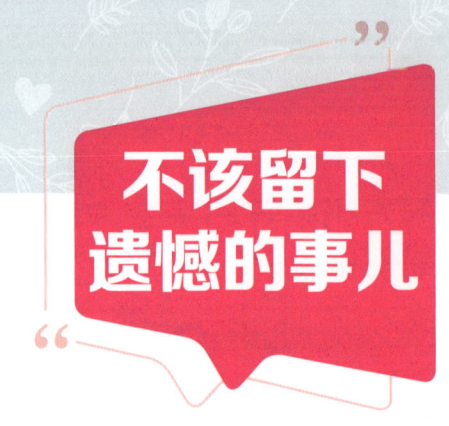

不该留下遗憾的事儿

好遗憾呀 宝宝腹泻，立即用了止泻药

宝妈：宝宝快满月时出现了腹泻，我性子急，直接给宝宝用了止泻药。宝宝很快就好了，我对自己的果断感到庆幸，没想到后来受到了医生的批评。医生说，宝宝腹泻并不需要立即用止泻药，查找腹泻原因才是关键！

不留遗憾 不要急于用止泻药

马大夫：宝宝腹泻是细菌、病毒、真菌、过敏等对肠道黏膜刺激引起的吸收减少或分泌物增多的一种现象，它是肠道排泄废物的一种自我保护性反应，通过腹泻将肠道有害物质排出体外。急于止泻容易导致肠道内病菌、毒素等滞留肠道，会对宝宝肠道造成一定的伤害。

因此，在确定病因之前，不要给宝宝乱用药。

好遗憾呀 见宝宝腹泻而停止喂奶，结果加重腹泻症状

宝妈：宝宝未满月时腹泻了，不敢给用止泻药。见宝宝拉的次数越来越多，便决定暂时不喂奶了，以为宝宝肚子里没有"内容"，自然就不会再泻了。万万没想到，宝宝腹泻症状居然加重了！问过医生后才知道，正是因为停止喂奶才使腹泻加重了。

不留遗憾 正常喂奶即可，腹泻会逐渐好起来

马大夫：宝宝腹泻时会丢失大量水分，停止喂奶会加重脱水和酸中毒；同时肠胃内食物太少，宝宝处于饥饿状态，会增加肠壁消化液的分泌，加重腹泻。因此，宝宝腹泻时可以正常喂奶，即使腹泻次数较多，也会逐渐好起来的。

新生儿腹泻早发现

新生儿期,妈妈几乎每天都和宝宝在一起,所以只要用心观察宝宝的便便情况,很容易及时发现宝宝腹泻的症状。

母乳喂养儿的正常大便

每天大便次数达七八次,甚至达到11~12次,外观呈厚糊状,有时稍带绿色,如果宝宝精神好,吃奶好,体重增长正常就没问题。

人工喂养儿的正常大便

大便通常呈淡黄色或土黄色,比较干燥、粗糙,如硬膏样。如果奶中糖量较多,大便可能变软,略带腐败样臭味,每次排便量也较多。有时大便里还混有灰白色的奶瓣。

细菌、病毒等感染性腹泻

往往发热在先,开始多有呕吐表现。细菌性感染导致的腹泻,大便中可见黏液,甚至脓血样物质,每次排便量并不多;病毒感染导致的大便为稀水样,也可形容为"蛋花汤",每次排便量很多,容易脱水。

非感染性腹泻

往往是食源性因素,大便含有消化不良的颗粒物,不伴发热,偶有呕吐。

腹泻宝宝的护理

宝宝腹泻时,妈妈在不刻意止泻的前提下应做到:

1. 注意预防和纠正脱水,可以让宝宝喝补液盐水。
2. 在医生指导下,针对腹泻原因适量用药。
3. 母乳妈妈注意清淡饮食,少吃辛辣刺激、过于油腻的食物。同时,宝宝可以吃些益生菌,平时注意腹部保暖。
4. 大便后及时擦净大便,用细软的纱布蘸水擦净肛门周围的皮肤。及时更换纸尿裤或尿布。
5. 宝宝用过的东西要及时清洗、消毒,并在阳光下曝晒,以免交叉感染。

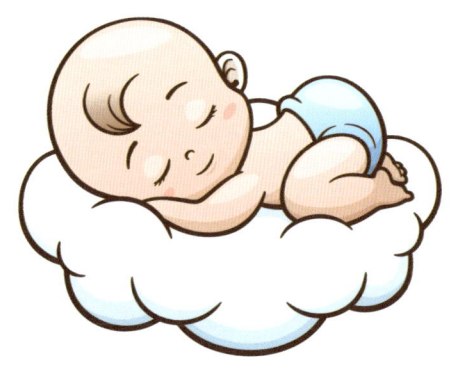

咳嗽

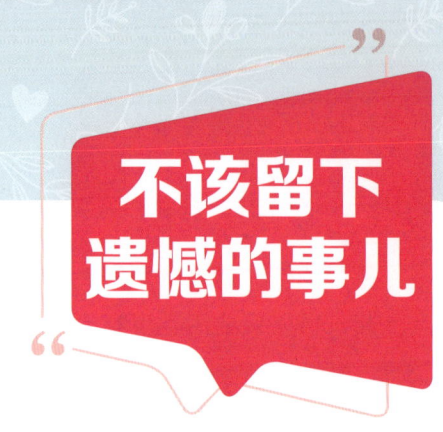

 担心宝宝咳出肺炎，盲目用了止咳药

宝妈： 快满月的时候，宝宝白天突然咳嗽了几声，小脸憋得通红。担心宝宝咳出肺炎，便立即给宝宝吃了止咳药。后来才知道宝宝咳嗽也是一种自我保护，不用立即用药。

 咳嗽通常是一种自我保护，不用立即止咳

马大夫： 很多家长担心宝宝咳嗽会导致肺炎，其实恰恰相反，是肺炎、感冒引起的咳嗽，咳嗽只是疾病表现出的一种症状。一般来说，引起宝宝咳嗽的病因主要有以下几种：

1.常见病因：普通感冒、流行性感冒、支气管炎、咽炎、百日咳、哮喘、过敏性鼻窦炎、肺炎、肺结核等疾病引起的。

2.罕见病因：引起宝宝咳嗽的病因十分罕见或者比较隐匿。

3.其他病因：呼吸道异物，比如吃奶时呛到了；一些有刺激性的气体，宝宝吸入后会引起咳嗽。

咳嗽是几乎每个宝宝都会出现的症状，时间有长有短，程度有轻有重。其实，咳嗽是身体一种重要的防御机制，是咽喉、气管、支气管黏膜对刺激的一种反应。大多数情况下，咳嗽是缓解病痛的自我保护，能清除咽部和呼吸道分泌物中的有害物质和异物。但如果咳嗽的时间过长、频繁、剧烈，常提示存在潜在疾病，应积极处理。

宝宝的咳嗽有多种

1. 通过宝宝咳嗽的声音,可以判断宝宝可能患有的疾病。比如,如果宝宝咳嗽声音类似犬吠,可能患有急性喉炎。
2. 宝宝咳嗽如果在夜里较为严重,白天较轻,则可能是由过敏引起的。
3. 如果宝宝呼吸带有咝咝的鸣音,可能是哮喘。不过,支气管炎、肺炎等疾病也可能有这种症状,需要到医院进一步确诊。

宝宝咳嗽,排痰比止咳更重要

宝宝咳嗽时,喉咙里有许多痰液,而由于呼吸系统发育不够完善,不能像成人那样将痰液顺利咳出,通常会直接吞咽下去,通过大便或呕吐排出体外。如此一来,大量病菌便堆积在呼吸道内,容易导致感染。因此,家长应学会有效地帮助宝宝排痰。

拍背法

让宝宝侧卧,轻拍其背部。

饮水法

少量多次,给宝宝饮用足够量的水。

肺炎导致的咳嗽如何护理

1. 房间应保持空气流通,室温维持在 20℃左右,湿度以 60% 为宜,经常给宝宝饮水及少量多次喂奶。
2. 家长或医生应该帮助宝宝保持呼吸道通畅,及时清除上呼吸道分泌物,经常变换体位,减少肺瘀血,以利于炎症吸收及痰液的排出。
3. 为避免交叉感染,轻症肺炎宝宝可在家中或门诊治疗,对住院的宝宝应尽可能将急性期与恢复期的患儿分开,不同病因的患儿分开,如细菌性感染与病毒性感染分开。

来自天南地北的问题大汇集

1 新生儿脱发是怎么回事？

马大夫答： 有些新生儿出生的时候头发很好、很黑，2~3周后有的地方会脱发，这是正常现象，随着孩子逐渐长大，头发也会越长越好的。不过造成新生儿脱发的原因目前尚不清楚。由于婴儿出生后，大部分头发毛囊在数天内由成长迅速期转为休止期，一般经过9~12周后，毛囊会重新形成毛球，重新长出新发。如果有脱发加重的迹象，可到医院儿科就诊。

2 "螳螂嘴"是不是病？

马大夫答： 新生儿哭的时候，常常可以看见口腔两边颊黏膜处较明显地鼓起如药丸大小的东西，有人称其为"螳螂嘴"，其实它是颊黏膜下的脂肪垫。新生儿吸奶时靠脂肪垫的吸力造成口腔内负压，使乳汁易于流出。新生儿颊部的脂肪垫是每一个正常新生儿所具有的，它不仅不会妨碍新生儿吸奶，反而有助于吸吮，属于新生儿的正常生理现象。

3 要给宝宝绑腿吗？

马大夫答： 刚出生的婴儿，出生后不需要像以前人们带孩子那样把腿绑上，其实，这种做法限制了孩子在睡觉时的自如动作，固定的姿势使肌肉处于紧张状态。新生儿罗圈腿是一种正常体态，没有必要进行人为矫正。

Part 3

特殊宝宝的养育与护理,健康发育没遗憾

早产儿

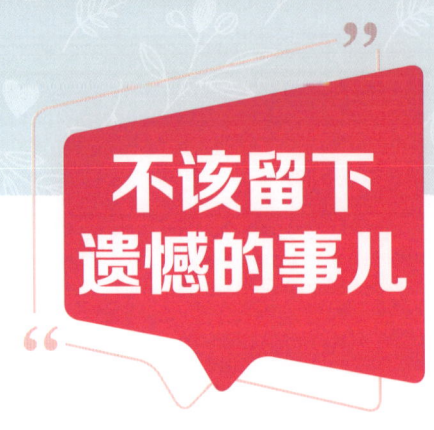

好遗憾呀
对护理缺乏全面了解，随意换医生

宝妈：宝宝早产，怕冷，出院后，我便回到广州老家坐月子，平时检查、咨询都是去附近的医院。可是宝宝的身体状况越来越差，只好给住院时的主治医生打了电话，在医生的远程指导下，宝宝的身体渐渐调理过来。原来，对早产宝宝的护理不仅仅要注意保暖，更要注意后期并发症的防控。

不留遗憾
早产儿护理事项多，及早了解

马大夫：早产宝宝问题多，家长要经常咨询，切忌随意换医院、医生。因为原来负责宝宝的医生对其状况了解得更全面、充分，遇到问题会综合考虑各方面因素，在处置上比较得心应手。如果随便换医院、医生，对宝宝的情况不够了解，如发生意外，很难准确快速地给出解决方案。对早产宝宝的护理，除了注意保暖（早产儿的室内温度以 20～25℃为宜，被窝温度应保持在 30～32℃），还有很多护理事项也很重要：

1. 防止感染。早产儿免疫力低下，尤其要注意防止感染。除照顾早产儿的人外，尽量不要让外人进入早产儿房间。需要特别注意的是，在给早产儿喂奶、换尿布或纸尿裤时，不仅要保持双手干净，衣服也要保持干净。

2. 定期检查。家人要定期带早产儿回医院追踪检查及治疗，以确保早产儿健康成长。

早产儿有点弱、有点轻

早产儿各器官的功能还不完善，生活能力比较弱，吮吸能力比较差。各种消化酶不足，消化吸收能力比较差。贲门括约肌比较松弛，胃容量小，故比足月婴儿更容易溢奶。肠道肌张力低，容易腹胀。

早产儿通常体重比较轻，刚出生时看上去很瘦，不像足月儿那样丰润，需要在新生儿监护中心监护至体重增至2500克，才可以出院。

早产儿的喂养

合理补充微量元素

早产儿比足月儿生长发育要快得多，对维生素A、维生素C及钙、铁等的需求量也比足月儿多。早产儿体重增长是否合理，是判断喂养是否科学的重要标志，一般每日体重增长25克较合理。另外，若不及时给早产儿补充营养，易患贫血和佝偻病，体质也会很弱。

喂奶

对于早产儿来说，更需要母乳喂养，这样有助于提高孩子的机体免疫功能。因为早产儿的胃容量很小，每次喂奶量宜少，时间间隔宜短。

直接喂母乳

这种方法适用于出生时体重相对较大，且已经有吮吸能力的早产儿。同时妈妈母乳充足。

奶瓶喂养

可用于体重较大并已有吮吸力的早产儿。用小号奶瓶，橡皮奶头要软，开孔2～3个，大小以倒置时奶液正好能滴出为度。注意，早产儿用奶瓶喂养时，家长一定要时刻观察奶瓶的流奶量和宝宝的进食情况。因为奶流若过快，宝宝来不及吞咽，容易导致宝宝呛奶窒息；反之，若奶流过慢，吮吸费力，易使宝宝疲倦而拒食。

胃管喂养

胎龄小于34周的早产儿通常肠道功能不健全，无法进食时，需要通过胃管输入所需营养。每日测体重，记录哺喂量、尿量、观察有无腹胀、呕吐、腹泻、血便等情况。喂养过程中需增加奶量时，观察宝宝对喂养的耐受情况。

巨大儿

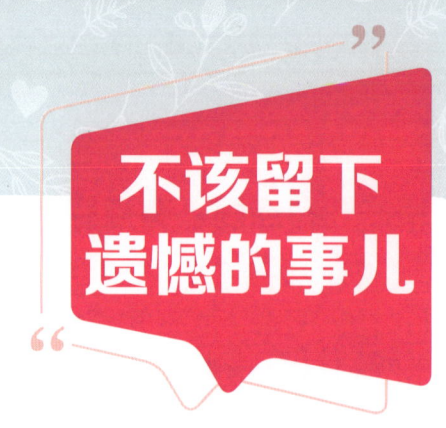

不该留下遗憾的事儿

以为宝宝体质好而没进行特别护理

宝妈： 宝宝是个巨大儿，回家后一直挺健康的，没生病，我以为他遗传了老公的好体质，便没进行那么细致的护理。没想到后来各种疾病接踵而至，真后悔自己太大意了！

巨大儿抗病能力弱，要进行特别护理

马大夫： 巨大儿除了给母亲分娩带来麻烦外，生下后往往体质"外强中干"，身体抗病能力弱，因此需要在医生指导下进行特别护理：

1.监测心跳的节律、频率等。严密观察新生儿的面色是否红润，口周及皮肤黏膜、甲床有无发绀等缺氧征象。

2.新生儿娩出后要观察呼吸的频率、节律、深浅度等。

3.体温的监测：新生儿体温过低可引起硬肿症、肺出血等，新生儿体温过高可引起惊厥、低血糖等，因此要给新生儿适当保暖，维持体温恒定。

4.血糖的监测：出生后半小时、2小时、24小时常规监测血糖，以后每1~2天监测一次，维持血糖在45毫克/分升（2.5毫摩/升）。

5.预防感染：房间要定时开窗通风，保持空气清新流通，减少探视人次。

遗传和妊娠糖尿病容易导致巨大儿

怀孕晚期是胎儿体重快速增长的时期，有的胎儿会长得过大。一般来说，体重超过 4 千克，就属于巨大儿了。从遗传角度来讲，高大的父母更容易孕育出巨大儿。其次，妈妈在怀孕期间患有妊娠糖尿病，也容易生出巨大儿。

需要强调的是，妈妈孕期患有糖尿病，需要格外关注刚出生宝宝的血糖情况。

加强巨大儿的护理

首先，巨大儿要预防低血糖，于生后 1~2 小时开始喂糖水；积极治疗高胆红素血症，多选用蓝光治疗；由于巨大儿还易发生低钙血症，应补充钙剂，多用 10% 葡萄糖酸钙加入葡萄糖液体中静脉滴注。

另外，巨大儿对外界的适应能力较差，肺部并发症较高，更应关注呼吸系统健康。

巨大儿容易血糖低，会影响母乳喂养

新生儿虽然需要营养，可他们刚出生还不能很好地进食，需要时间慢慢适应。再加上出生头 2~3 天妈妈的奶水少，对于新生儿来说，往往需要吸吮很长时间才能获取"很少"的热量。

巨大儿在出生后可能会出现血糖快速降低的情况，仅仅依靠从母乳中获得的热量很难维持他们的血糖水平。因此，巨大儿经常需要接受配方奶或糖水的额外补充。通常情况下，巨大儿需要等到血糖水平稳定后才能进行纯母乳喂养。

如何喂养巨大儿

喂养量不能少

可能有家长觉得巨大儿就是因为"吃太多"所致，在喂养的时候会控制孩子的食量。巨大儿喂养量应以宝宝体重与正常新生儿体重的折中数计算，比如普通宝宝是 3 千克，而巨大儿是 5 千克，那么就可以按 4 千克重宝宝的食量喂养。其实如果宝宝吃得很多，但是他的身高和体重成比例生长，那么就不用担心。如果宝宝体重猛增，但个子没什么变化，而且肌肉不紧实，那么就要注意喂养方法是否得当。

提倡母乳喂养

妈妈的乳汁是宝宝最好的口粮，所以要尽量选择母乳喂养宝宝，即使是自身奶水不足，也要让宝宝吃完母乳再补充奶粉。

足月小样儿

不该留下遗憾的事儿

好遗憾呀 因宝宝体重低，没坚持纯母乳喂养

宝妈：宝宝体重比正常标准低，属于足月小样儿，所以在母乳喂养的同时还喂了"低体重营养奶粉"。一天，向医生咨询如何增加喂养量，医生却说："只要母乳充足，进行全母乳喂养就可以。"唉，真是画蛇添足，事先咨询就好了！

不留遗憾 母乳喂养即可，无需额外补充营养素

马大夫：足月小样儿各脏器的发育程度与正常儿相仿，在喂养方面，是完全可以进行正常母乳喂养的，只是在喂养量和频率上与正常儿有些差别，没必要额外补充任何营养素。无法哺乳的情况下，在甄选配方奶的品类时，才需要选择专门的"低体重配方奶"。

好遗憾呀 因宝宝睡得少而搂着宝宝睡觉

宝妈：女儿出生2.3千克，其他方面都很正常，只是睡眠挺少的，一天不到10小时。于是，我每天晚上都搂着宝宝睡，几天下来，感觉她睡得更差了。无奈之下只好咨询医生，原来这样做对宝宝有很大害处！

不留遗憾 找到宝宝睡不好的真正原因

马大夫：搂着宝宝睡，宝宝很容易吸入妈妈呼出的二氧化碳，可能会导致宝宝睡眠不安。睡得不好，多是饿了或者是凉了，所以起身喂喂奶、换换尿布，平时还可以做做抚触等，都有助于宝宝睡眠，不可盲目地用一些想当然的方法解决。

早期足量喂养，防止低血糖

实际上，足月小样儿是由于胎内营养不良导致的。在排除宫内感染或先天畸形等原因后，可按营养不良宝宝的喂养原则喂养。一般来说，小样儿的代谢比同体重的早产儿高，热量需求相对较多，早期足量喂养非常重要，这不仅可以防止低血糖的发生，促进体重增长，还有利于脑神经发育，减少智力低下等后遗症的发生。

充足营养，尽快增加体重是关键

小样儿喂养的特点，主要是尽快增加体重。恢复在子宫内成长的正常速度是决定小样儿以后健康的关键。比如说一个体重为2.2千克重的足月小样儿，在一切正常后可按体重为3千克宝宝的需要喂养。

小样儿较体重相似的早产儿容易喂养，因为他在母体内孕周并不少，所以各脏器的发育和生理上的成熟度与足月正常儿相仿。之所以成为小样儿，主要是由于子宫内供应养分不足与缺氧所致，加上在胎内把肝糖原消耗殆尽、皮下脂肪也被动用。缺氧导致胎粪排入羊水，从而污染皮肤或被吸入和吞咽，娩出时往往呈现窒息、酸中毒和低血糖。

不同体重小样儿的喂养

小样儿出生后在医院里已经接受补充葡萄糖和适量矿物质的处理。小样儿出生后要尽量母乳喂养。对不同出生体重的小样儿，要采取不同的喂养方式：

1. 接近2.5千克的小样儿可直接吸吮母乳；低于2.3千克、吸吮母乳有困难的小样儿，可把人乳挤出装入奶瓶哺喂。喂养量不宜过大，要等宝宝适应后逐渐增加。
2. 母乳喂养者，开始时每日喂8~10次，每次5~10分钟，如宝宝在吸奶时无疲劳和食欲减退现象，可适当延长吸吮时间。
3. 小样儿采用人工喂养者，应选择小样儿的配方奶，以半脱脂较为理想，因为宝宝对脂肪消化吸收能力差。配方奶喂养的宝宝喂奶时间间隔较母乳要长一些。
4. 足月小样儿体内维生素、矿物质贮存量少，生长速度又快，应在医生指导下及时补充维生素D、钙、磷、铁等营养素。

无论宝宝是否特殊，
都用生长曲线陪伴他成长

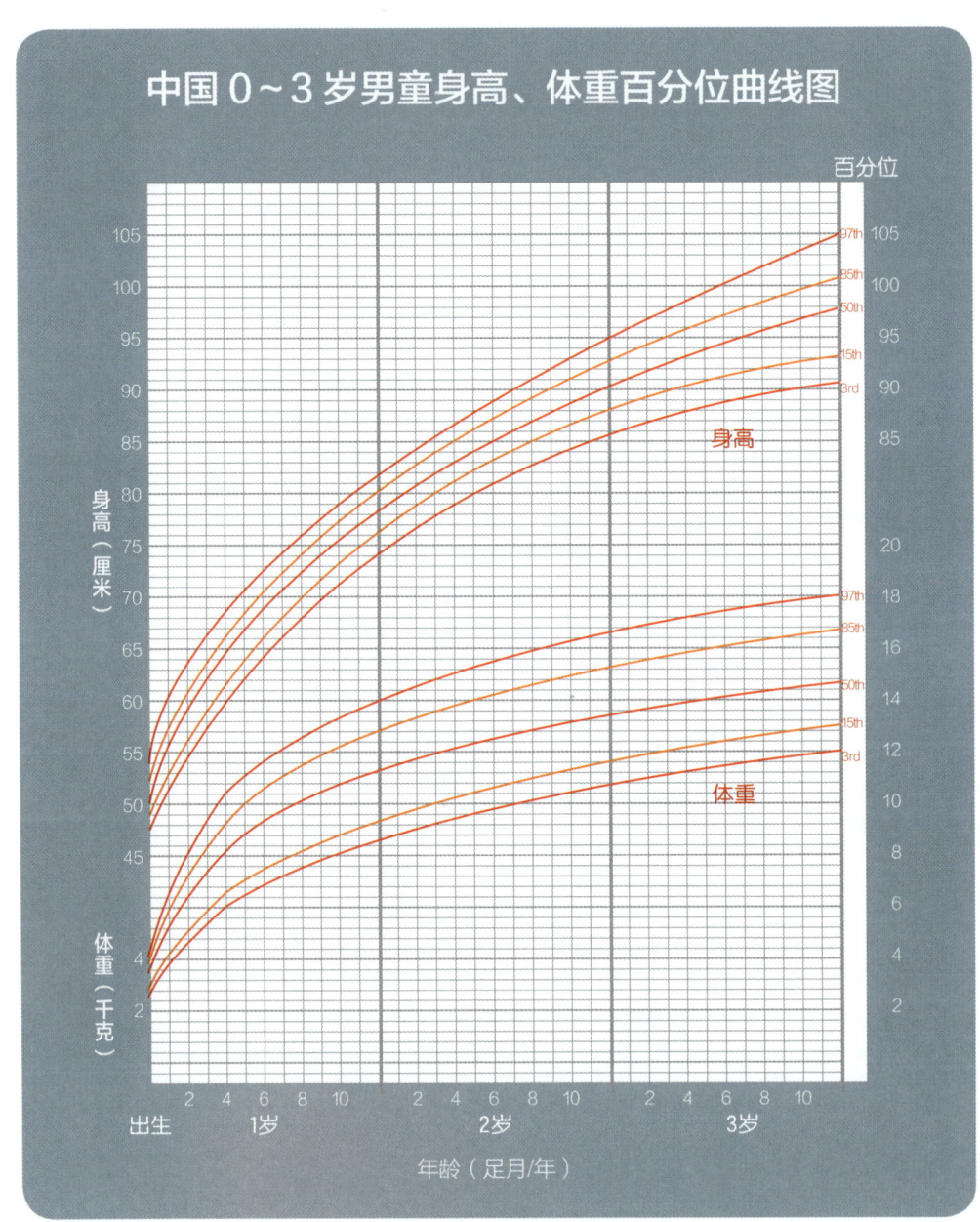

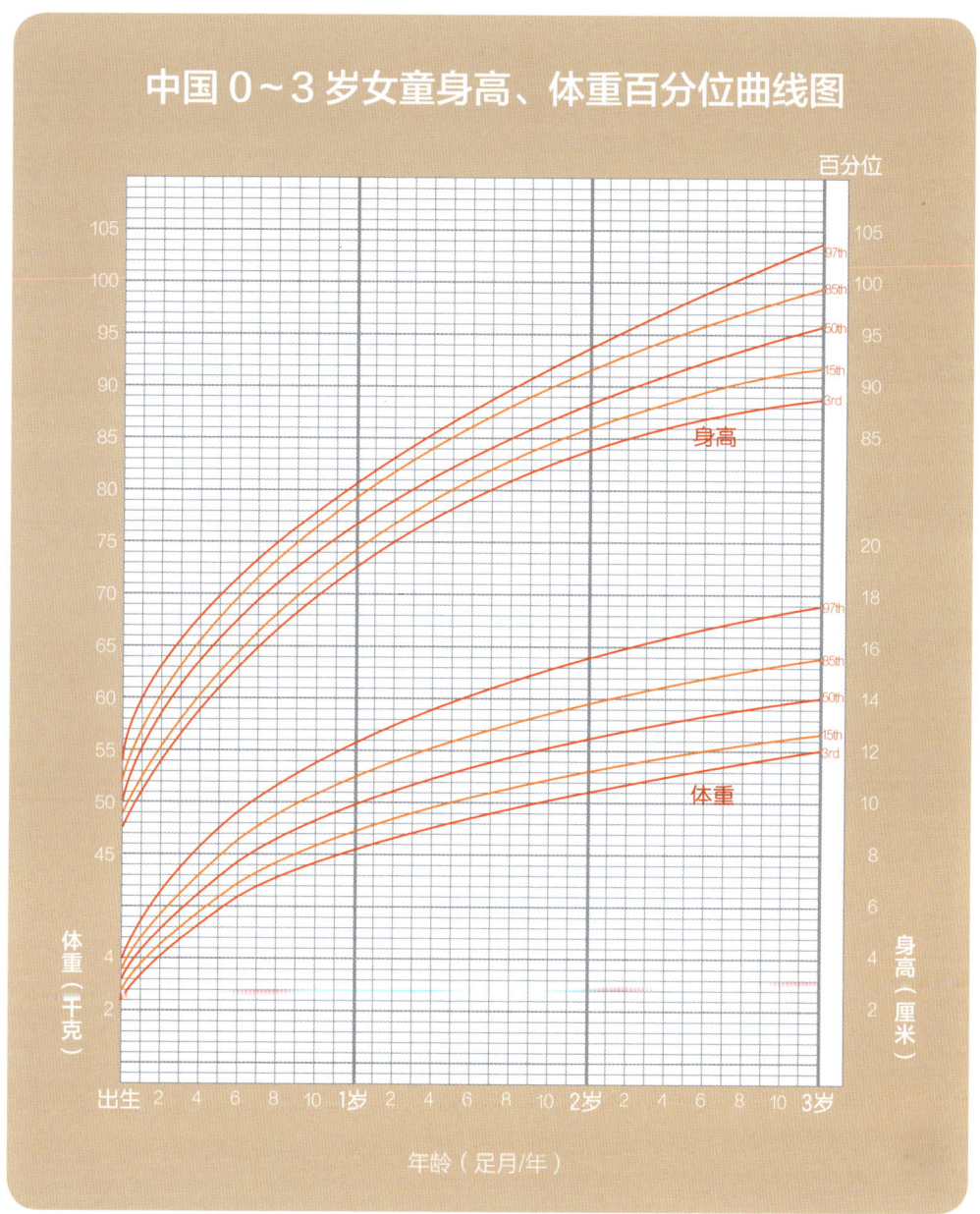

注：这两页为0~3岁男孩和女孩的身高、体重发育曲线图。以男孩为例，该曲线图中对生长发育的评价采用的是百分位法。百分位法是将100个人的身高、体重按从小到大的顺序排列，图中3rd、15th、50th、85th、97th分别表示的是第3百分位、第15百分位、第50百分位（中位数）、第85百分位和第97百分位。排位在85th~97th的为上等，50th~85th的为中上等，15th~50th的为中等，3th~15th的为中下等，3rd以下为下等，属矮小。

生长曲线说明什么

可以看到，曲线图上有3%、15%、50%、85%、97%等曲线。

生长曲线位于第3百分位至第97百分位之间，都属于正常范围，并不是高的正常，低的就不正常。

如果宝宝出生时，位于第15百分位，1个月后立即上升到第97百分位，并非说明长得好，反而说明异常增长。

某一次的测量数值所处的百分位，不能说明什么问题，应该持续测量各个时期数值，监测生长曲线。

体重、身高应该综合起来看：宝宝体重超过正常范围，也许身高也超了，所以还要看体重指数（BMI）是否正常。

造成曲线下落的原因

1. 运动能力增长。坚持记录就会发现，当宝宝学会翻身、爬、走等技能时，生长曲线就可能会出现下落，增长趋势会变缓。这是因为宝宝动得多了、消耗多了，体重增长比小时候天天躺着、吃吃睡睡的时候长得慢了。

2. 疾病产生消耗。宝宝要是有腹泻、发热等疾病，折腾几天，体重增长肯定会受到影响，有的宝宝还会因为腹泻而变瘦。疾病产生的消耗也会影响生长曲线变化。

3. 自然生长阶段。宝宝的生长并非匀速，而是呈小阶梯状。一个阶段内相对快些，接下来的阶段里又会慢一点，之后可能会再度加快，这个特性也使得生长曲线可能会呈阶梯状的变化。

4. 测量数值不准。量错了，太有可能了！宝宝大便前后，体重数据可能就差很多。而且宝宝还小，有时候不是很配合，数据更容易出现误差。

当生长曲线出现以下情况时，应给予关注

1. 生长曲线超过97%百分位线。

2. 生长曲线低于3%百分位线。

3. 生长曲线出现大幅度波动，甚至跨越一条百分位线。

4. 生长曲线变得平坦（停滞期），也就是说，体重或身长/身高一段时间内没有增加。

这些情况不用担心

1. 生长曲线平稳增长，过程中伴随有缓慢的上升或下滑。

2. 生病时生长变缓慢或体重下降，但疾病恢复后呈现"追赶式生长"。

3. 当孩子处于超重或肥胖状态时，体重或BMI呈现缓慢下降或者停滞以达到正常状态，同时身高在正常增长。